品掌故 话中医

主　编　李具双

副主编　李淑燕　姜乃菡　邱云飞

编　委（按姓氏笔画排序）

刘亚丽　李具双　李淑燕

邱云飞　赵东丽　姜乃菡

U0346505

中国中医药出版社

·北京·

图书在版编目（CIP）数据

品掌故　话中医 / 李具双主编 .—北京：中国中医药
出版社，2019.6
ISBN 978-7-5132-5539-4

Ⅰ.①品… Ⅱ.①李… Ⅲ.①中国医药学—文化
研究 Ⅳ.① R2-05

中国版本图书馆 CIP 数据核字（2019）第 068642 号

中国中医药出版社出版
北京经济技术开发区科创十三街 31 号院二区 8 号楼
邮政编码　100176
传真　010-64405750
河北仁润印刷有限公司印刷
各地新华书店经销

开本 880×1230　1/32　印张 10.25　字数 227 千字
2019 年 6 月第 1 版　2019 年 6 月第 1 次印刷
书号　ISBN 978 - 7 - 5132 - 5539 - 4

定价　49.00 元
网址　www.cptcm.com

社 长 热 线　010-64405720
购 书 热 线　010-89535836
维 权 打 假　010-64405753

微信服务号　zgzyycbs
微商城网址　https://kdt.im/LIdUGr
官 方 微 博　http://e.weibo.com/cptcm
天猫旗舰店网址　https://zgzyycbs.tmall.com

如有印装质量问题请与本社出版部联系（010-64405510）

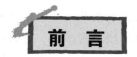

前　言

当前，随着中华民族的复兴，中国人民逐渐恢复了文化自信和道路自信，自上而下都非常重视传统文化的发掘与弘扬，将祖国传统文化中的瑰宝——中医药文化的建设，提高到前所未有的高度，从国家层面制定了《中医药发展战略规划纲要（2016—2030）》，国家中医药管理局为了增强中医药行业文化自信，发挥中医药文化对事业发展的引领作用，推动中医药全面协调可持续发展，也制定了《中医药文化建设"十三五"规划》。然而现实的中医界，无论是临床还是科研教育，以及中医药文化的宣传普及，都是泥沙俱下，璞玉难分。有的以中医科学化为由，企图让独具特色的传统中医理论变成以结构分析为基础的现代科学，从而使中医丧失自己的特色，成为现代西医学的一部分；有的以沽名钓誉为最终目的，把中医玄虚化、神秘化，甚至以伪中医理论作为招摇撞骗的幌子。因而，以中国传统思维的视角，阐释中医理论诞生的文化土壤，宣传独具特色的古代中医理论、养生理念及方法，就具有一定的现实意义。

中医药文化是中华民族在长期与疾病斗争过程中积累的宝贵财富，不仅阐述了深刻的生命科学道理，还蕴含着丰富的人文哲学思想，更是中华民族精神的象征。千百年来，中医药文化不断发展，依靠的是广泛而深入的群众基础。正是历代人民群众在生产生活实践中与疾病做斗争，积累了大量的医疗经验，通过历代医家逐渐总结完善，使中医药文化成为具有中华民族特色的完整而系统的医药学体系。经过千百年的发展，中医药文化已经融入人们的日常生活，上至国家制定医药发展的相关政策，下至人们的医疗意识、饮食起居、养生保健等各个方面，中医药文化已然成为中国人民生活中不可分割的一部分。人民群众是中医药文化发展的沃土，无论是中医药学术思想的传承，还是中医药文化的发扬光大，都离不开深厚的群众基础。但是，随着现代科学的不断进步，尤其是互联网技术的飞速发展，人们开阔了眼界、丰富了知识，不断涌入人们脑海的是大量的现代科学信息，而传统文化的烙印却被无情地淡化、弱化。特别是在现代科学知识教育下的青年人，甚至不能理解古人的思维方法及认识事物的特点，以致社会上不断出现叫嚣中医不科学、中医不治病的现象。那么，从传统文化的视角，阐释、普及古人对人体生理病理的认识，则是弘扬传统文化的应尽之职。

中医理论之所以不能被今人充分理解，一个重要的原因是它的名词术语的多义性，比如"阴阳"，以现代视角看，"阴阳"可以为无数的事物分类，天为阳、地为阴，男为阳、女为阴，朝阳的一面为阳、背阳的一面为阴，等等，很难说有什么高深的理论和学说。中医以阴阳阐释人的生理病理，并形成阴阳理论，自然让今人难以理解。但我们退回到中医理论形成的年代，以古人的思维视之，则诸多困惑皆豁然而解。早期的中医理论也是建立在简单的解剖结构分析基础上的，从中医的经典著作《黄帝内经》对五脏六腑，甚至经脉长度的论述来看，古人非常重视对解剖结构的分析，但问题是，在中医学单科独进，没有现代生理生化等学科支撑的古代，简单的解剖并不能促进医学的进步。面对这个困境，古人并没有止步不前，而是依据中国人民特有的思维特点，独辟蹊径，舍弃形而下的解剖分析，从形而上的征象入手，分析正常人显于肌表的征象，比较病人显于外的异常征象，也即通过望、闻、问、切对病人显于外的异常表现进行综合分析，司外揣内，由征象而推及病因，然后寻找、积累对证的药物以解除异常症状，即所谓对证下药，从而形成了独具特色的中医理论体系。用阴阳阐释人体的生理病理，也如是解。古人求诸形而下的解剖之路走不通，则求诸身外，所谓仰观俯察，验之于人。天为阳，出阳光雨露风雨，变化不定，古人总结曰"天阳化气"。人的六腑法天，即六腑的功能像天的功能。这其实很好理解，寒冷的时候我们喝碗热汤，吃点辛辣的食物，肌肤能迅速温暖，古人认为这是阳性的六腑所化的阳热之气到达了肌表腠理，功能是温煦身体、抵御病邪。地为阴，有水、土、山川，能生长万物，古人曰"地阴成形"。我们的先人认为人五脏的功能就像土地。饮食入胃，中焦把水谷精华转化为血液，通过经脉进入五脏，滋养五脏，并把五脏的功能由经络输布到四肢百骸，让身体健康成长，犹如大地有水土而能生万物一样。所以人体最根本的阴阳是五脏所出的血和六腑所出的气，也就是气血阴阳。地无阳光雨露的滋润则是死寂的空间，人无六腑阳气的温煦则经脉凝滞，身体冰凉。气血阴阳相随相伴，不能偏亢，阴阳失衡则百病由生。从这个角度看，中医治病，不是像西医那样去治疗具体的细菌、病毒，而是调理人体的气血阴阳关系。气血阴阳和调，正气存内，则邪不可干。

《素问·禁刺论》言："肝生于左，肺藏于右。"很多人看到这样的描述，就认为古人连基本的解剖知识都没有，中医理论谈何科学？这也是典型的以今律古，没有传统文化思维的表现。先人知道形而下的解剖分析不能促进医学的发展，自然是轻体而重体之用。肝的形态结构在古代中医理论中不是研究的重点，而肝显于外的象，正常的象和异常的象才是他们研究的重点，简单地说，就是肝的功能才是古人研究的重点。中医理论认为肝藏血，人能够健康成长，全靠蕴含了各种精华物质的血液滋养，故手得血而能握，足得血而能步，眼得血而能视。肝功能不好的人明显的特点是面黄肌瘦、皮肤粗糙、毛发干枯。养生延年的关键是顺应四时阴阳的变化规律，即春生、夏长、秋收、冬藏。一天之中，太阳从东方升起，从西边落下。一年之中，春天万物生机勃勃，秋冬万物肃杀。人养生要顺应自然，春天是万物生长的季节，对应的脏器是肝，而人体的肝脏是储藏精血的器官，人健康生长靠精血，所以春天就要养肝。因为在五行中，肝属木，对应的季节是春季，从方位来说，春属于东方，形成肝、木、春、东的取类比象关系，而古人又把东方归为左，比如史书中的"江左"即江东。"肝生于左"，即春天是肝的功能旺盛的季节。东方为左，则西方为右，对应的季节是秋，配五行为金，脏器是肺，故"肺藏于右"。养生要顺应春夏秋冬四时季节的变化规律，不能违逆。《素问·四气调神大论》："春三月，所谓发陈，天地俱生，万物以荣。夜卧早起，广步于庭，被发缓形，以使志生……此春气之应也，养生之道也。逆则伤于肝，夏为寒为变，奉生长者少。"意思是说，春天是万物生长的季节，人养生也要顺应自然的变化规律，好好养护肝，让肝多藏血生血，以便更好地长养身体。所以春天要早起，不要睡懒觉，早早起来锻炼身体，松散头发，舒缓形体，这样好让身体在春天自由地生长。违反了这个规律，就会伤害肝脏，到了夏秋会产生诸多疾病，因为在该养长的季节你养得少，就像春天是庄稼施肥生长的季节，你不去辛勤耕种，夏秋自然收获甚少。

所以，没有传统文化的思维，就不能很好地继承和发扬中医药文化，而在社会大众不理解古人的思维方法，不认同中医药的时候，何谈发展中医药？中医要生存，信任是前提，了解是基础，培养出一批信任中医、了解中医的群众是中医生存的有力保障。针对这些问题，宣传中国传统文化，从中国人的思维特点出发，深入浅出地阐释中医的基本理论，则是我们应尽的义务。

那么，从哪里切入比较好呢？我们经过深入思考，决定从涉医的掌故入手。掌故原指旧制、旧例，后来指关于历史人物、典章制度等的故事或传说。在浩如烟海的古代医学著作和其他古籍中，保存了许多有关医家和中医药知识的掌故、名言和警句。这些掌故，令人深思，启迪智慧，且诙谐幽默，充满了知识性和趣味性，不仅能丰富我们的医药知识，也是传播中国传统文化很好的资料。我们精选历代中医药掌故，对掌故的出处、产生的背景以及今天所具有的意义，进行深入解读，以人们喜闻乐见的形式，阐释蕴含在成语、掌故中的中医药文化知识。广大读者通过对这些掌故的学习了解，在丰富祖国传统文化的同时，认识、了解博大精深的中医药文化，为中医药文化的传播和发展做出贡献。

本书是从同名网络课的讲稿发展而来。"品掌故 话中医"课程是应河南中医药大学通识课建设的要求而开发，其传播平台是著名的慕课开发平台智慧树网站。各个学校把开发好的慕课上传到智慧树网站，供参加共享的全国高校学生选修。我们认为这是向全国青年学子传播中医药文化的一个大平台，也是一次难得的机会，于是就接下了学校交给的任务，组织学科的老师备课以准备拍摄，但真正进入写讲稿的阶段，发现这个课

前言

要远远难于我们平时给本科班的授课。平时讲课都有全国统一的教材，有完整的理论体系，讲课老师吃透教材就可以进行教学了。而《品掌故 话中医》中所涉及的掌故，缺乏现代人系统、全面的阐述和解读，我们需要对每一个掌故的出典，以及在当今传统文化教育中所具有的意义进行新的解读，极大地增加了工作量和工作难度。更为重要的是，作为一门课，需要有章节，有一定的理论联系，而历史上流传下来的众多涉医掌故，都是分散不系统的，需要我们对众多的掌故进行分析总结，概括这些掌故所反映的内容，并对掌故的内容进行基本的分类，这样才能构成一门课或者一本书的基本理论框架。经过大家反复的讨论研究，最后将本书分 7 章，涉及相关掌故 70余个。第一章儒医一家，李具双撰写，主要通过"巫医同源""儒医不分""不为良相，愿为良医"等掌故，介绍中医的起源及其与儒的关系，以及大医皆大儒的原因。第二章成语医趣，李淑燕撰写，选择与中医药有关的成语，比如"不可救药""病入膏肓""望梅止渴"等，介绍它们的出处及与中医药的关系。第三章医家史话，姜乃菡撰写，介绍历代名医大家在诊疗疾病过程中形成的掌故，比如"扁鹊'六不治'""仓公决生死""郭玉'四难'""华佗五禽戏"等，通过这些奇妙有趣的故事，一窥其中隐藏的一整套古代医家系统认识疾病、治疗疾病的理论，帮助我们了解中医灿烂的历史，以及中医药文化的博大精深、中医理论的圆融通达。第四章讽喻世情，李淑燕撰写，通过一些带有讽刺性的故事如"不死之药"等，展现古人对沉迷于追求长生不死和愚昧迷信之人的辛辣讽刺，对庸医进行揭露和痛斥，对患有抑郁症、焦虑症、健忘症等病人的同情。第五章医史人物，第一节、第五节姜乃菡撰写，第二节、第四节李具双撰写，第三节李淑燕撰写。该章介绍皇甫谧等八位医家曲折而丰富的人生经历，从医的经过及其在临床与理论研究方面所取得的显著成绩。他们或儒而为医，或自学而为大家，或世代相传而代有名医，但都有一个共同的特点，就是有深厚的传统文化根底，由儒而为名医。第六章本草拾趣，一至四节邱云飞撰写，第五节李具双撰写。该章通过充满各种传说的本草趣事，揭示药物及其药性发现的过程，让大家能了解更多中药文化知识、感受中药文化魅力。第七章生命贵养，李具双撰写。通过养生名言"法于阴阳，和于术数""春夏养阳，秋冬养阴"等，介绍古人关于养生的基本理念与方法。养生贵在顺应四时阴阳的变化规律，同时深刻理解"百病生于气"，做到心态安和，不以物喜，不以己悲，处世以善，勤于动脑，这样就能成为"仁者寿，智者寿"的健康长寿之人。

通过凝聚了中国传统文化精髓的成语掌故，传播中医药文化，是我们在新时代所做的一点尝试。书中汲取了前辈的部分观点，由于本书的编写特点，恕不能一一明示。鉴于编者的经验和学识所限，疏漏在所难免，敬请达者批评指正，以便再版时修订提高。

感谢河南中医药大学教务处彭新、张瑞、申义彩老师，对"品掌故 话中医"课程的建设提供了很多帮助；医古文教研室的赵东丽博士一直参与该课程的建设与视频拍摄工作；叶磊副教授、刘亚丽博士，对讲稿的修订提出了很多建议，在此一并表示感谢。

李具双

2018 年 8 月 18 日

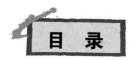

目 录

目录

第一章

《儒医一家》

中华民族有着悠久的历史，创造了灿烂的文化，中医药文化是中华文化瑰宝中的重要组成部分。本书选择凝聚传统文化精髓的医林掌故，通过对历代涉医掌故深入浅出的解读，使读者了解中医学发展的历史，以及蕴含于其中的中医理论及养生保健理念。本章从繁体字"醫"的构造这个独特的角度，和大家一道探究医学的起源以及医与巫、儒的关系。医起源于巫，随着社会的发展，医和巫分道扬镳，但是早期的医仍然有巫的影子，其最高目标是助君王治天下，故有"上医医国"之说。在中医学发展过程中，儒与医又相互渗透，民间谚语"秀才学医，笼中捉鸡"就揭示了这种现象。作为文化人的秀才，他们熟知中国传统文化，其人生目标是弘扬儒家思想，齐家治国平天下，然而在其仕途不顺的时候，不是去从事农圃工商等行业，而是步入医林，悬壶济世，于是有"不为良相，愿为良医"这个掌故。然而，中医入门容易精通难，大医少庸医多，汉代就有"有病不治，常得中医"的谚语。所以，要成为大医，必须谙熟中国传统文化，精通《黄帝内经》《神农本草经》《伤寒论》这三代之书。从这些有趣的掌故中，我们可以得出，谙熟中医经典又具有深厚的传统文化基础，能像唐代王冰指出的那样，勤奋钻研，探微索隐，就会成为一代大医，治病如庖丁解牛，妙手回春。

第一节　看病、治国我都行

1. 巫医同源

早期的医生是怎样治病的？和今天一样吗？下面从繁体字"醫"的构造入手，探究医的起源及其与后代的区别。古代的汉字属于表意体系的文字，先民在造字的时候把词的意义组合进字形里面，字形的每个构件都有一定的意义。东汉许慎《说文解字》指出，造会意字的方法是"比类合谊，以见指㧑"，意思是，把相关的构件组合到一块，从而指明所要表达的含义。因此，我们今天可以通过对古汉字的形体结构分析，探究先人的思想。

繁体字的"醫"，可以拆分为三个相对独立的构件，从这些构件中，可以看出先人在造"醫"字的时候，所要表达的意义。第一个构件就是简化字的"医"。《说文解字·匚部》："医，盛弓弩矢器也。"即医是盛放箭的袋子。《国语》："兵不解医。"士兵在打仗的时候，睡觉也不能解下箭袋子。装有箭的袋子和医疗有什么关系呢？有的人认为可能是古人没有今天的银针，是扎针用的。这个说法值得商榷。在金属针之前，古人用竹针。箴，从竹，和"针"的意思相同，说明在金属针之前用竹针。再说了，哪有医生出门背一袋箭头去看病的？史书上也没有这样的记载。

第二个构件"酉"，甲骨文中像个酒坛子。大家可能会认为酒可以治病消毒，和医有关系嘛！的确，《说文解字》说："酒所以治病也。"即酒是用来治病的。班固的《汉书·食货志》还指出"酒是百药之长"。但是，从现代医学看，古代酒的治疗作用是很让人怀疑的，因为古代酒的度数很低，《水浒传》中描写武松打蒋门神时喝了几十碗酒，他喝的酒不可能是今天的高度白酒。古人喝的不是今天的烧酒，而是天然发酵酒，类似于农家自酿的米酒，度数是很低的。今天能杀菌的高度烈酒出现得比较晚，明代医药学家李时珍在《本草纲目·烧酒》中指出："烧酒非古法也。自元时始创其法，用浓酒和糟入甑，蒸令气上，用器承取滴露。凡酸坏之酒，皆可蒸烧。近时唯以糯米或粳米或黍或秫或大麦蒸熟，和曲酿瓮中七日，以甑蒸取。其清如水，味极浓烈，盖酒露也。"烧酒之法并不是自古有之，而是从元代开始。一般用糯米、高粱、大麦等蒸熟，然后加酒曲，放瓮中十日，用甑锅蒸馏，滴出的酒液清亮如水，味道浓烈。所以，"酉"这个构件在这里解释为医生用来消毒治病的酒，并不妥当。

第三个构件"殳"，就是今天的部首"攴"，甲骨文中像手里拿着可以击打的工具。从"攴"的字都和暴力有关，如"收"的意思是逮捕。《三国志·华佗传》说有个小官吏跟华佗索取药，恰值华佗被"收"，就是被逮捕而没能拿到药，后来果然如期死掉了。"攴"是击打的工具，"医"是古代放箭的袋子，"酉"是一种酒器，这三个构件和医生治病都没有必然的联系。那么，繁体字的"醫"，到底表达的是什么意思呢？

先谈"酉"。它和酒有关，但据李玲璞先生的研究，早期酒的治疗作用，并不是今天所说的杀菌消毒、活血化瘀，而是和"巫"一样，用来沟通鬼神（李玲璞《古汉字与中国文化源》）。古人认为，酒具有沟通人神关系的灵性，古代的巫做法事的时候需要先喝酒，喝得晕晕乎乎的，跳着跳着就能见到鬼神了。"医"字古代写作"醫"，还写作"毉"。《集韵》："醫，治病工也，或从巫。""或从巫"就是说从巫的"毉"

是异体字，和醫字在意思上没有区别。"酉"和"巫"作为偏旁可以互换，也说明酒和巫具有相同的功能，因为在汉字体系中，可以互换的部首，意义都是相同的，比如稻糠的"糠"还可以写作"穅"。糠的偏旁从"米"，也可以从"禾"，在古人看来，米、禾的意义是一样的。

繁体"醫"的部首可以是"酉"也可以是"巫"，透露出古代医生这一职业的由来及其特点。巫是巫祝、巫师的意思，从事歌舞娱神或凭借某些器具、咒语以降神驱邪除灾。男的叫觋，女的叫巫，也可以通称作巫。远古的时候，医疗条件非常差，人们把疾病灾患都归咎于鬼神，以巫为医，是因为巫可以沟通神灵，让人满足鬼神的条件，消灾祛疾，降福于人。《说文解字》解释说，巫是用舞蹈的形式让神仙下来帮助解除疾病。而巫的功能，也是酒所具有的，因为它们都有降神之功。

"医"字里面的"矢"是箭头，在这里表示什么意思呢？巧的是，疾病的疾也有"矢"这个构件。据有的学者考证，"疾"的疾病义，应是其后来义，先秦古籍中多为伤害、妒恨义，为嫉妒的"嫉"本字。疾有"矢"这个构件，是表示由于嫉恨而产生的射偶等巫蛊行为。古人迷信，恨一个人而又拿他没有办法，就扎一个木偶人用箭射他的心。《红楼梦》中描写赵姨娘嫉恨宝玉和王熙凤，就买通马道婆，剪俩纸人写上宝玉和王熙凤的生辰八字，在要害部位贴上鬼脸，结果让宝玉和凤姐中了魔，宝玉变得痴痴傻傻的。当然，巫蛊用此术，医祛除巫蛊之疾也用这个技术。医字，不论从酉还是从巫，以及矢，都和巫蛊禁咒有关，这也是早期巫医同源的又一个佐证。

同样，"殳"也就是"攵"，应是巫者做法事的时候所持驱鬼的器具。古代的巫者，都拿有桃杖之类的器具，用以驱邪。《马王堆汉墓帛书》所收《五十二病方》中，有个祝由方"取桃枝东向者以为弧"，就是取朝东方向生长的桃枝制成弓。为什么用桃木呢？古人认为桃木可以趋避邪魅。桃弧，是先秦常见的巫术工具，《左传·昭公四年》有"桃弧棘矢，以除其灾"的记载。桃木制的弓，棘枝做的箭，可以禳除凶邪。用桃木做成的木板叫"桃符"，也用以辟邪除灾，后来人们把画着神荼、郁垒二神的桃木板挂于门上，用以辟邪。南朝时期宗懔《荆楚岁时记》："正月一日……插桃符其旁，百鬼畏之。"宋代孟元老《东京梦华录·十二月》："近岁节，市井皆印卖门神、钟馗、桃板、桃符，及财门钝驴，回头鹿马，天行帖子。"所谓帖子就是年画，钟馗用以辟邪为大家熟知，桃板、桃符也是辟邪的。"回头"指回头貔貅，传说能纳财，只进不出，"鹿马"有生财有路（鹿）、马到成功之义。能进财自然也要有能守财的年画，"财门钝驴"就是守财不出的年画，意谓财缓缓地出。人们认为驴笨，跑不快，钝驴就更慢了。对贴春联的描述，最著名的莫过于王安石的《元日》诗歌："爆竹声中一岁除，春风送暖入屠苏；千门万户曈曈日，总把新桃换旧符。"诗人描绘了春风融融，春日曈曈，千家万户喜迎春节而竞相燃放鞭炮，家人团聚，喜饮屠苏酒，将门板上的旧桃符换成新桃符的喜庆祥和景象。在宋代，桃符已经由纸张代替桃木板，称之为"春联"或者"春贴纸"了。

殷商时期还没有医的专称，一律通称为巫，名医就是大巫。古人曾经以巫术治病，以巫者为医，在文献中，就有大量关于巫医同源的记载。《山海经·海内西经》："开明东有巫彭、巫抵、巫阳、巫履、巫凡、巫相，夹窫窳之尸，皆操不死之药以距之。"晋代的郭璞注："皆神医也。"《山海经·大荒西经》也记载："有灵山，巫咸、巫即、巫盼、巫彭、巫姑、巫真、巫礼、巫抵、巫谢、巫罗十巫，从此升降，百药爰在。"郭璞注曰："群巫上下此山采之也。"群巫在灵山上上下下，采集百药。在古人眼里，人之所以生病，是因为神灵降灾，鬼魂附体，而且，早期的医疗条件有限，针砭不行，只能求助于鬼神。《左传》记秦国的医和为晋平公诊病，说晋侯的病"非鬼非食，惑以丧志"，意思是说，晋侯的病因，不是因为鬼怪，也不是因为饮食，而是因为惑于女色。《尚书》记载周公祈祷武王的疾病之后，武王的病就好了。这些都说明，早期"鬼神"是致病的重要病因，用巫术驱除鬼神，自然是巫医应做之事。《淮南子·说山》：

病者寝席，医之用针石，巫之用糈藉，所救钧也。

病人卧床不起，医生用针石治疗，巫婆用精米、草垫来赶疫鬼，求神保佑，他们的方法各异，而拯救对象则是相同的。说明在《淮南子》的年代，巫医已经分离，但还都为人治病，就是到了晋代，葛洪在《抱朴子》中还指出：

疫疠之时，巫医为贵，异口同辞，共论药石。

疫病流行的时候，医和巫最受重视，他们异口同声，都讨论怎样用药物治病。说明在晋代，巫和医虽然分道扬镳，各行其术，但都还为人治病。《千金要方》《外台秘要》中提到的"禁病法"中，有许多是巫术的孑遗；宋代、明代都设有祝禁一科。

中医的经典著作《黄帝内经》，解释了为什么巫用祝由的方法能治好疾病。《灵枢·贼风》："黄帝曰：'其祝而已者，其故何也？'岐伯曰：'先巫者，因知百病之胜，先知其病之所从生者，可祝而已也。'"早期的巫用祝由的方法就能治好病是为什么呢？岐伯解释说，早期的那些巫是最早的知识分子，他们知道战胜疾病的方法，又知道疾病产生的因由，然后祝说病由就可以治愈疾病。

《灵枢》这句话告诉我们一个重要的事实：早期的巫，不是我们今天想象的那些只会跳大神的巫婆，他们是各类工匠的祖先，懂天文、知地理，当然更知道疾病的病因，然后对症治疗，对于"鬼神类"疾病，自然能够祛除。

2. 上医医国

巫医同源，其实巫不仅是医的源头，也是各类工匠的源头。早期的巫是当时最高的知识分子，他们上知天文，下明地理，君王贵族的大事都要征求巫的意见。氏族社会后期，随着生产力的发展，出现体力劳动和脑力劳动的分工，产生了人类历史上第一批知识分子——巫，他们掌管氏族社会里包括医疗在内的所有重大活动。在人类社会的早期，人们对自然和社会的各种现象认识有限，认为神灵统治世间的一切，四季的轮回、天气的异常变化、捕猎的成功与否、人的生老病死，都和鬼神有关。巫号称能沟通人神，很自然，对源于鬼神的疾病的治疗则非巫莫属。《公羊传·隐公四年》："弑隐公于钟巫之祭焉。"东汉何休注："巫者，事鬼神祷解以治病请福者也。"《公羊传》记载，鲁隐公在祭祀钟巫时，公子翚派人乘机把他杀了。东汉时期的何休注解说，巫是侍奉鬼神，用祷告的方法解除疾病，为人请福的人。《论语·子路》："人而无恒，不可以作巫医。"也以"巫医"连类合称。在相当长的历史时期，巫协助君王治理国家，那么从巫分化出来的医，他们的主要职责和功能是什么呢？从"上医医国"这个掌故中可以一窥究竟：

平公有疾，秦景公使医和视之，出曰："不可为也。是谓远男而近女，惑以生蛊；非鬼非食，惑以丧志。良臣不生，天命不祐。若君不死，必失诸侯。"……文子曰："医及国家乎？"对曰："上医医国，其次疾人，固医官也。"（《国语·晋

　　春秋时期的晋平公生病，秦景公派当时的名医医和为他诊治。晋国国君生病到秦国请医生，是因为秦晋两国之间长期保持姻亲关系，并因此形成了掌故"秦晋之好"。古人同姓不能结婚，基本上是张庄的姑娘嫁到李庄，李庄的姑娘嫁到张庄。在那个时期，年轻人的婚姻并不是出于爱情，大多是出于两个家族的利益，两个诸侯国或者两个大家族通婚联姻，是表示友好联合的一种重要方式，这种婚姻带有政治性质。处于西北部的两个相邻强国——秦国和晋国，既相争夺，又相利用，出现过多次通婚联姻的事情，后来，"秦晋之好"逐渐演变为成语。

　　医和通过望、闻、问、切，对晋平公的疾病进行了全面的诊断，出来告诉大臣说："平公的疾病治不好，因为好女色而使身体极度亏虚，大脑昏昏沉沉，这就是所说的蛊。国君的病不是鬼神造成的，也不是饮食不当造成的，而是迷惑于女色而丧失了心志。"文子即赵武，文是他的谥号，孟，老大的意思，因赵武在兄弟中排行老大，故又叫赵孟。大臣赵孟听了医和的话之后很困惑，就问："为什么疾病如蛊就治不好呢？"医和介绍说："从造字的角度看，器皿中放很多毒虫，让毒虫互相咬斗，最后能存活下来的毒虫就叫蛊，是最毒最厉害的了。其次，古人容器里储藏的谷物居然会变成飞蛾，掀开仓盖之后乱飞让人困惑不解，也叫蛊。在《周易》，大龄女子迷惑小男孩与之相亲，也叫蛊。"总之，非常恶毒，困惑难解，有违常理人伦之事，都叫蛊。晋侯迷恋女色，不分白天和夜晚都和女人混在一起，使身体亏虚，神志昏聩，不理朝政，其病无药可治，故曰蛊。

　　医和还做出了一个惊人的判断："这个国家的良臣将要死

去，上天也不能保佑。如果晋君不死，必然要失掉诸侯的拥护。"赵孟对医和涉及国事的诊断非常震惊，认为这个判断不仅和自己的性命相关，也超越了医生的本职，就急切地问："医生除了看病，难道还涉及国家政事吗？"医和说："上等的医生首先能医国，其次才是医治病人。协助君王治理国家，本来就是医生的职责啊！"

医和为什么说上等的医生首先能治理国家，并且认为这是医生的本职工作呢？要明白这个问题，还得从医的来源说起。前面我们谈到巫医同源，医是从巫的队伍里分化出来的。巫助国君治天下，在巫和医的功能没有完全分开的情况下，医自然继承了巫的基因，其人生目标和理想，也不是仅仅治病救人，而是助君王治理天下。所以，医家的第一要务是"医国"——治理国家，其次才是"医人"——救治病人。

古代的中医叫方技，方技原指开方用药的技术。班固《汉书·艺文志》指出，方技是让人们的生命生长不息的一种工具。而管理好方技是帝王官员的职责。远古的时候名医如岐伯、俞跗，后来的扁鹊、秦国的医和，都能从社会上人们的病情推论到国情，通过诊治的疾病情况，推知国君的政事如何。"论病以及国，原诊以知政"，同样说明了当时医的最高目标，是协助君王治理国家。

中国的传统观念也总是把医人与治国联系在一起。《吕氏春秋·审分》："夫治身与治国，一理之术也。"修身养性和治理国家，方法和道理是一样的。明代刘基的《郁离子·喻治》，就以医生治病来比喻君王治国，强调医生要"知证""审证"，对证下药才能药到病除；君王治理国家，也要先明病证，有的放矢，才能天下大治：

治天下者其犹医乎？医切脉以知证，审证以为方。证有阴阳虚实，脉有浮沉细大，而方有汗下、通便、补泻、针灼、汤剂之法，参、苓、姜、桂、麻黄、芒硝之药，随其人之病而施焉，当则生，不当则死矣。是故知证知脉而不善为方，非医也，虽有扁鹊之识，徒哓哓而无用；不知证不知脉，道听途说以为方，而语人曰我能医，是贼天下者也。故治乱证也，纪纲脉也，道德、政刑方与法也，人才药也。

君王治理天下与医生治病的方法差不多吧？医生切脉就能知道病证，审视病证然后对证下药。病证有阴、阳、虚、实之分，脉象有浮、沉、细、大之别，治法有汗下、通便、补泻、针刺艾灸、汤剂等疗法，药物有人参、茯苓、生姜、桂枝、麻黄、芒硝之类，随病人的病情不同而对证下药，用药得当则病人能活，疗治失误则病人丧命。所以说识病证懂切脉但不会开药方，这不是好医生啊，即使有扁鹊的学识，只会乱嚷乱叫，于治病无补；不识病证不会切脉，仅凭道听途说来开方药，并且向人们吹嘘我是良医，这是贼害天下之人啊。所以说治理乱世就像是治病识证，抓纪纲就像是切脉，道德、政刑就像药方和疗法，人才就像是良药。

刘基是用治病之理，来阐述治国之道。晋代葛洪在《抱朴子内篇·地真》中也认为，一个人的身体就好比是一个国家，胸腹的位置就是宫廷的位置，人的四肢，就好像是国家的四周边境，骨节分明就好比百官各司其职。所以，一个人如果知道如何调养身体，就能知道怎么治理国家。治理国家需要君臣相互辅助，医家治病，也把药分为君、臣、佐、使。《神农本草经集注》指出："药有君臣佐使，以相宣摄。合和者……可一君、三臣、九佐使也。"医家在制药方时，药必须有主药、辅药，主药、辅药相互宣发制约，才能使药方发挥最好的治疗效果。人体健康需使气血通畅，国家治理讲究政通人和。

气血阻滞就会产生疾病，国家政治运行不畅，社会就会出现混乱。因此，古人认为治国与治身的道理是相通的，故唐代医家孙思邈《备急千金要方·诊候》说："古之善为医者，上医医国，中医医人，下医医病。"所以说，古代名医大巫：看病、治国我都行！

"上医医国"论的出现，在社会上产生了深远的影响。一些文人志士每以"活国医""医国策"自诩。宋代陆游《小疾偶书》："胸次岂无医国策，囊中幸有活人方。"诗人将心怀抗敌救国之志的自己比作"上医"，期盼胸中的"医国策"与囊中的"活人方"能被朝廷采纳，用于抗击金兵，收复北方河山。南宋英雄词人辛弃疾在《赠张医道服为别，且令馈河豚》中说："万金不换囊中术，上医元自能医国。"治病犹治国的道理早已深入人心。因此，钻研医道，悬壶济世，成为"上医"，充分体现出古代医家人格价值的理想追求，也说明了早期的医并没有完全摆脱巫的影响。

第二节　秀才学医，笼中捉鸡

1. 儒医不分

中医界有个流传广泛的谚语：秀才学医，笼中捉鸡。秀才就是古代的知识分子，有传统文化根底的秀才，学起医来就像在笼子里捉鸡一样容易。为什么呢？因为中国古代文化是一个整体，各门学问都是相通的，有共同的理论源泉与共同的哲学指导，中医理论不过是中国传统文化的一部分罢了。中国的文化喜欢探讨一些宏观的规律，具体的问题都可以从哲学的高度直接来指导，无论是社会学、伦理学、天文学、医学，都是这样，理解了"天人相应""阴阳五行"学说，各门学问都会一通百通，所以秀才们学起医来就像"笼里捉鸡"一样容易，也正因为这个原因，古时候秀才的出路往往是"不为良相，则为良医"，且有"儒医不分"的提法：

庆历中有进士沈常，为人廉洁方直，性寡合。后进多有推服，未尝省荐。每自叹曰："吾老倒场屋，尚未免穷困，岂不知天命也？"乃入京师，别谋生计。因游看至东华门，偶见数朝士，跃马挥鞭，从者雄盛。询之市人："何官位也？"人曰："翰林医官也。"常又叹曰："吾穷孔圣之道，焉得不及知甘草、大黄之辈也？"始有意学医。次见市廛贷药者，巧言艰苦，复又耻为，疑贰不决。与同人共议曰："吾辈学则穷达方书，师必趋事名公，真非常流也。"是时医官赵从古为太医医师，常辄以长书请见。从古迎候，非谓轻怠。常曰："此来穷塞之人，因同人相勉令学医。闻君名公也，故来师问。"从古曰："医术比之儒业，固其次也。盖动关性命，非谓等闲。学者若非性好专志，难臻其妙。足下既言穷塞，是志未得遂，复却学医，深恐郁滞之性，未能精研。"常愠色曰："吾虽穷塞，乃自服儒，读孔孟之书，粗识历代君臣治国之道。今徒志学伎术，岂为高艺？"从古曰："恐非浅尝能矣。未谕上古三皇医教，且勿论如汉之张仲景、晋之葛洪、齐之褚澄、梁之陶隐居，非不服儒有才行辈。吾闻儒识礼义，医知损益。礼义之不修，唯昧孔孟之教；损益之不分，最害命之至，岂可轻哉？"（明·徐春甫《古今医统大全》卷三）

徐春甫早年习儒，家里也是世代业儒，因为自己身体多病，就弃儒习医，师从于名医汪宦。徐春甫古文功底好，喜欢博览医书，精通内、外、妇、儿各科，曾在太医院任职。他儒而习医，非常勤勉博学，36岁编纂皇皇巨著《古今医统大全》，100卷185万字，是我国现存最早的医学全书，在该书的卷三，讲了宋代进士沈常学医的经过。宋代庆历年间有个进士沈常，性格孤傲耿直，比他晚中的进士都获得了一官半职，而他一直待在家中，未获推举，非常郁闷。常常自我叹气说："我老死在科举考试的场所，未能博取功名，难道是不知天命如此吗？"任何朝代都是帝都机会多呀，于是就到汴京寻求谋生之计，游览到东华门，看见几个朝中人跃马扬鞭，随从众多，威风凛凛，不禁心生艳羡。经过打听得知，不过是翰林院医官，心中更是百味杂陈。心想，我穷究孔孟之道，怎么还不如懂得甘草、大黄的医家之流呢？于是打算学医。第二天在市场上看到卖药之人极尽花言巧语，讲述卖药行医的艰苦，又有些耻于学医，内心犹豫不决，就和朋友商量说："我们这些儒生，皓首穷经，钻研方书，要拜师学医的话，一定要拜名师。"医官赵从古为太医院的医师，名气很大，沈常就写了一封长信请求接见。赵从古出门迎候，并没有轻视怠慢他。沈常说："我是个贫穷困顿之人，因为同人的勉励劝我学医。听闻你是名医，所以前来拜师学习。"赵从古告诫他说："医术和儒学比较起来，确实次一等啊。但医学常常关乎人们的性命，并非等闲之事。学医的人如果不能专心致志，难以掌握其中的奥秘。你已经说了自己贫穷困顿，是进士未获举荐才转而学医，这让我深感担忧，你可能会因不得志而心情郁闷，不能够全心深入地研究医学。"沈常愠怒地说："我虽然贫穷困顿，还是一个儒生，饱读孔孟之书，略识君臣治国之道。现在只是有志于学点技术，并不是要达到极高的造诣。"赵从古说："医学恐怕不是浅尝辄止就能精通的。且不说上古三皇时期的医学教育，就是东汉的张仲景、晋代的葛洪等人，没有哪个不是倾心儒学有才德有造诣的人。我听说儒者懂礼仪，医生知补泻。不修礼仪，就不明白孔孟之道；不懂补泻，则害人性命。"徐春甫对赵从古的这段话很有感慨，指出，儒者习仁爱之学，齐家治国平天下；医者操岐黄之术，上以疗君亲之疾，下以救贫贱之厄，二者殊途同归，儒与医怎么能轻视呢？儒与医又怎么能分开呢？

儒医，旧时指读书人出身的中医。《宋会要辑稿》记载："政和七年（1117）……朝廷兴建医学，教养士类，使习儒术者通黄素，明诊疗而施于疾病，谓之儒医，甚大惠也。"从这里可以看出，北宋末年，朝廷大兴医学教育，医学由国子监统一管理，让学习孔孟之道的儒生通晓医学，精通诊疗技术，然后给人治病，这些由儒而习医的人叫儒医。

洪迈（1123—1201）是饶州鄱阳（今江西省鄱阳县）人，字景卢，号容斋，又号野处，南宋著名文学家，其《夷坚志》卷二记载了"世为儒医"的谢与权一则医事：

> 杨惟忠病时，面发赤如火，群医不能疗。子婿陈槱忧之，以问胡儵然。有蕲人谢与权，世为儒医，儵然引之视疾。既入，不诊脉，曰："证候已可见。"杨公夫人滕氏，令与众议药饵，朱、张二医曰："已下正阳丹，白泽圆，加钟乳、附子矣。"谢曰："此伏暑证也，宜用大黄、黄檗等物。"因疏一方，议不合。时杨公年六十余，新纳妾嬖甚，夫人意其以是得疾，不用谢言。谢退，谓儵然曰："公往听诸人所议。"才及门，众极口诋谢曰："此乃《千金》中一治暑方，用药七品，渠只记其五，乃欲疗贵人疾邪？"儵然以告谢，谢曰："五药本以治暑，虑其太过，故加二物制之。今杨公病深矣，当专听五物之为，不容复制。若果服前两药，明日午当躁渴，未时必死，吾来助诸公哭吊也。"儵然语陈槱，槱不敢泄。明日杨卒，皆如谢言。

杨惟忠生病的时候，面色红赤如火，群医医治无效。他的女婿陈槺非常担忧他的病情，就通过胡僑然请来世代为儒医的蕲春人谢与权。谢与权进屋看了病人，并不给病人诊脉，家人很好奇，而他说："病人的证候已经可以看出是什么病了。"病人的夫人就让他和其他医生一起商议如何开方用药，朱、张二位医生说："已给病人开了正阳丹、白泽丸，加了钟乳、附子等热性的壮阳药。"正阳丹出自宋代张锐的《鸡峰普济方》，主要治疗真阳不足出现的下部虚冷，主要由硫黄、阳起石、附子、干姜、胡芦巴等热性壮阳药组成。白泽丸出自《太平惠民和剂局方》，主治五劳七伤，真气不足，由阳起石、附子等热性药组成。谢与权说："这是伏暑证，即由暑热引起的一种急性外感热病，宜用寒凉药大黄、黄檗等清热。"据此开了一个方子，大家商议的结果是谢与权开的处方不合适。当时病人杨惟忠已经六十多岁了，新娶了一个小妾，非常宠幸，其夫人就猜想是因此得病，也不认可谢与权的诊断。谢与权出来之后对胡僑然说："你去听听他们的议论。"胡僑然刚进门，就听众人极力诋毁谢与权说："谢的方子不过是《千金方》中一个治疗暑热的方，本来由七味药组成，他只记得其中的五味药，就想治疗贵人的疾病吗？"胡僑然把他们的话告诉了谢与权，谢与权说："这五味药本来就是用来治暑邪的，考虑原方药力太猛，就加了两味药来缓和其药性。现在杨公的病已经很重了，应当专用这五味治暑的药，不能不加辨证地复制原方。如果病人服正阳丹和白泽丸，明天午时（11~13时）当出现烦躁口渴，未时（13~15时）一定会死亡，我来帮助诸位哭丧凭吊吧。"胡僑然把谢与权的话告诉了病人的女婿，但陈槺不敢把这话泄露出去。第二天杨惟忠果然像谢与权说的那样躁渴而死。

　　洪迈记载的这则医事，详细生动地记录了历代为儒医的谢与权与普通医生的显著不同。宋代帝王喜好医学，颁布成方《太平惠民和剂局方》，普通的医生都如朱丹溪所批评的那样，只知道昼夜背诵这些成方，不读中医的经典著作，不知道辨证论治，往往是执方待病，误认深重。给杨惟忠治病的朱、张二位医生，根据病人年老纳妾，且宠爱有加，就不加辨证地认为是纵欲伤精，迎合病人夫人嫉妒丈夫宠幸小妾，因而开出壮阳补火这样猛烈的大剂，最后置病人于死地。

洪迈对世为儒医的谢与权治病的过程描述非常细致。入诊但不给病人诊脉，仅以病人表现出的症状就决断病情，说明谢与权临床经验非常丰富。一般病症，需要脉症相参，而杨惟忠伏暑症状非常明显，据症就可以决病。其次，谢与权儒而为医，传统文化功底深厚，又饱读中医的经典著作，熟悉历代相传的经方验方，且能辨证论治，不是死守成方以待病人。用孙思邈治暑方，而根据病人的情况去掉制衡大黄、黄檗等过于寒凉的药物，集中药力清病人的暑热，时医不解其中的奥秘，反而污蔑谢与权只记得其中的五味药。时医与儒医的高下之别跃然纸上。

儒医大量出现于宋代，和当时的思想文化背景、社会政治因素有着密切关系。宋代帝王对医学十分重视，在北宋的 9 位皇帝中，至少有 5 位熟悉医学。据《宋史》记载，宋太祖曾经亲自为其弟艾灸治背，宋太宗也一向喜欢医术，收集单方验方千余首。帝王极力推动，医学又是帝王体现其仁心爱民的最好方式，因而使人们对医技与医生的看法大为转变，文人知医诵医成为风尚。文人士大夫不仅不以知医行医为下贱可耻，反而认为医为仁术，为儒者之能事。在这种社会风气的熏染下，文人士大夫普遍通晓医学，不仅著书立说，而且参与医疗活动，悬壶济世，像高若讷、孙奇、孙兆、陈高等都是当时有名的儒医。而多数文人士大夫则是广泛涉猎医学领域，通晓医学，积极编撰方书，或者参与政府组织的修订医学典籍工作，如苏轼、沈括、陆游、朱熹、欧阳修、王安石、范仲淹、辛弃疾、司马光、黄庭坚、范成大、苏颂、洪迈、郑樵等。

总的来说，统治者爱好医，上行下效，而儒者把治病救人与儒家的兼济天下思想结合起来，积极参与医疗行业，对医学的发展起了积极的作用。一方面，文人士大夫普遍涉猎医学领域，他们整理编撰方书，探求中医之理，谙熟养生之道，在笔记杂著中记载了丰富的医学史料，引用药名作诗填词等，促使了医学知识的广泛传播，推动了医学理论的发展，并因此而创造了丰富多彩的中医药文化。另一方面，他们借儒学研究医理，将仁义纳入医德，"仁爱""修身""孝亲""利泽生民"等儒家思想渗透到医学的方方面面，使医生队伍素质明显提高，弘扬了"医乃仁术"的传统医道，提高了医家的人文境界。

儒医一家，以及大医皆大儒，对我们今天发展传统中医药文化有着深刻的启示：中医学绵延两千余年，深深植根于祖国传统文化的沃土之中，新时代的医生，不仅要具有深厚的传统文化底蕴，也要具有丰富的人文素养，才能成为医术精湛、道德高尚的苍生大医。

2. 不为良相，愿为良医

儒与医是一个根生出的俩兄弟，同根而异流。一般认为，后代的各类工匠，都起源于巫。早期识字懂文的巫，流于乡野之后，主要以傧相，也就是以主持红白喜事为谋生的手段。春秋以前，"学在官府"。到了春秋晚期，社会急剧动荡，"天子失官，学在四夷"。周王朝崩溃，丧失了自己的职守，本来属于官府的学术教育，逐渐流散到各地民间，出现私学开始勃兴的现象。孔子曾对子夏说："汝为君子儒，无为小人儒。"所谓"小人儒"，是指以自己的知识为人主持礼仪活动谋生的人。"君子儒"就是不再从事主持红白喜事，靠插科打诨谋生，而是用自己的知识，传播礼乐，担负起创立礼治，教化社会重任的人。孔子不屑于仅主持红白喜事，遂开创学在民间，从事教育活动，为了广收学生，实行有教无类，并创立了儒家学说。后来，把学习孔孟学说的人称为儒。因而，历代的儒者在仕途不顺的时候，不是选择其他百工为职业，而是选择医为自己的职业，就因为医在治病救人的同时，还能传播儒家伦理道德规范，起到教化社会的作用。宋代名臣范仲淹把儒生的这个社会理想概括为"不为良相，愿为良医"。通过为相或为医，来实现儒生治国平天下的理想。

范仲淹为北宋名臣，幼年丧父，家境贫寒。据楼钥《范文正公年谱》记载，范仲淹"二岁而孤"，母亲谢氏贫困无依，只能抱着两岁的范仲淹，改嫁淄州长山人朱文翰，范仲淹也改从其姓，取名朱说。弱冠之后，得知家世，伤感不已，毅然辞别母亲，前往应天府（今河南商丘）求学，投师戚同文门下。数年寒窗生涯后，范仲淹已博通儒家经典的要义，于大中祥符八年（1015），由"寒儒"成为进士。范仲淹居贫而有志于学，形成了一个成语叫"断齑划粥"。宋代释文莹《湘山野录》记载，范仲淹四岁时随继父迁至长山，励志苦读于醴泉寺。因家境贫寒，便用两升小米煮粥，隔夜粥凝固后，用刀切为四块，早晚各食两块，再切一些腌菜佐食。成年后，范仲淹又到应天书院刻苦攻读，冬天读书疲倦发困时，就用冷水洗脸，没有东西吃时，就喝稀粥度日。一般人不能忍受的困苦生活，范仲淹却从不叫苦，立志"不为良相，愿为良医"。该掌故的由来，最早见于宋人笔记：

范文正公微时，尝诣灵祠求祷曰："他时得位相乎？"不许。复祷之曰："不然，愿为良医。"亦不许。既而叹曰："夫不能利泽生民，非大丈夫平生之志。"他日，有人谓公曰："大丈夫之志于相，理则当然；良医之技，君何愿焉？无乃失之卑邪？"公曰："嗟乎！岂为是哉！能及小大生民者，固惟相为然；既不可得矣，夫能行救人利物之心者，莫如良医。果能为良医也，上以疗君亲之疾，下以救贫贱之厄，中以保身长年。在下而能及小大生民者，舍夫良医，则未之有也。"（宋·吴曾《能改斋漫录》卷十三）

据南宋吴曾《能改斋漫录》记载，范仲淹从小就与众不同，志向高远。有一天，他到庙里求神问卦，抽了一支签，祷告说："有一天，我也能做宰相吗？"卦象显示不能。他又祷告说："如果不能，我希望做个良医。"显示还是不能。范仲淹叹气说："既不能为相平天下，又不能成为良医，那我将来如何实现平生的志向呢！"别人对范仲淹的这个想法感到很奇怪，就问他："男子汉大丈夫，立志做宰相，可以理解；可是，你怎么又想做个医生呢？志向是不是小了点？"范仲淹叹口气说："我在乎的哪里是这个呀！能为天下百姓谋福利的，莫过于做宰相；既然做不了宰相，能以自己的所学惠及百姓的，没有什么职业能比得上做医生了。倘若能做个好医生，上可以疗治君亲的疾病，下可以解除百姓的疾苦，中可以养生健体、益寿延年。身处底层而能救人利物、为老百姓解除疾苦的，还有比当医生更好的职业吗？"从此，中国历史上便有了这句励志名言——"不为良相，愿为良医"，它激励后代儒者以天下为己任，不能入相，则以医术救治天下百姓。如明末清初的傅山，早年就以天下兴亡为己任，具有强烈的"利他"之志，为自己取号"公他""公之它"，就是这一思想、志向的表现。他在《起用杜句戏作》一诗中说："利他不道苦，自愧未能工。"在明亡后他以行医为掩护，进行反清复明的斗争。

为什么医和儒会有如此共同的选择呢？因为儒和医有着共同的根，他们皆源于巫，在所追求的"道"上也是相同的。儒者的最高人生目标是修身、齐家、治国、平天下。他们传播礼教，为社会提供礼仪规范；出仕做官，是以儒家的理想治理社会。中国古代的儒士阶层，所承担的社会功能，就是作为"礼治"社会的卫道士，通过一切媒介传播礼教，使中国社会具备了独特的秩序。没能入官为相的儒者，用医术解除民众的疾苦，在基层传播仁爱之学，能间接地实现儒者的人生理想和追求。医学是一门自然科学，但其研究对象是人，而人又生活在群体中，这就使医学带有社会属性。医学在维护、传播礼教这个意义上，有助于儒士，特别是在野的绅士们实现他们的社会功能。中医的经典著作《黄帝内经》最早对医学的社会功能作了如下概括：医学能"上以治民，下以治身，使百姓无病，上下和亲，德泽下流，子孙无忧，传于后世，无有终时"（《灵枢·师传》）。意思是说医生通过其卓有成效的医疗效果，使子女孝敬，兄弟友悌，上下和睦亲善，皇帝的恩德惠泽也通过医生之手传播到穷乡僻壤、家家户户，从而使太平盛世流传至子孙万代。这样看来，儒家的礼教也不过有如此功能吧？宋代学者林亿就指出，医术虽然是一门技艺，但却是每个儒者都应掌握的。以治国平天下为人生最高目标的儒生，在学而优却不得仕时，也就是无官可以做的时候，把医当成一种"兼善之道"，以经世济民，是一种很正常的选择。

另一方面，医学的社会属性与儒士实际完成的社会功能有相同之处。医学本身作为一种"仁术"，是为儒士认可的。明代的开国元勋之一刘基提到："天下之术多矣，唯医以救死扶生为功效。"当今天下的技术门类很多，只有医是以救死扶伤为目的。古人之所以医、相并称，是认为两者在社会功能上只有量的差异，没有质的区别。因为相的贤明与否，关系到国家天下的安危；医的良庸，关系到人的健康寿夭。功德大小不等，但都是拯救众生，所以北宋名医许叔微说："医之道大矣。可以养生，可以全身，可以尽年，可以利天下与来世，是非浅识者所能为也。"

总之，儒与医同根而异流，两类职业在长期的封建社会中常常互相渗透，藕断丝连。儒者的社会地位相对较高的时候，社会能为儒者提供他们发挥才能的场所，此时儒者多能实现自己的社会理想，专门从事医的人就很少。然而，古代读书人的就业门路是很窄的，说是读书做官，其实能做上官的毕竟是少数，而且朝代越往后，官场越是险恶。我们看明清时期，官员上朝，有的需要戴着护膝，怕跪的时间长了受不了。当不上官怎么办？除了一部分人恪守儒道，继续修身齐家过耕读生活之外，多数人还有两种职业选择：其一是当先生，设馆授徒或受聘私塾，教书育人，继续传承儒家薪火；其二便是当医生，悬壶济世，走上救死扶伤、治病救人之路。宋以后，特别是在异族统治中原的时期，儒在统治阶级的眼中不过是看门狗，动辄得咎，处境远不如汉唐，故儒者习医者日多。

人世间的灾难，莫过于疾病。中华民族能够繁衍至今，医生的功德不可估量，而儒家思想对医的影响至深至远。"但得世间人少病，何妨架上药生尘"。一批批儒医以推己及人、舍己救人的理念和胸怀，把儒家的仁爱思想推到了极致。直到近代中国，不少志士仁人志在救民于水火，也是从学医开始，诸如孙中山、鲁迅、郭沫若等。更多人则是选定这一职业，终生未再脱离，而儒与医的完美结合，最终造就了我国博大精深的中医文化宝库。

第三节　入门容易学精难

1. 医不三世，不服其药

中医的经典著作《黄帝内经》，形成于战国至秦汉时期，文辞古奥艰涩，没有一定的古代文化素养不能真正读懂。更为重要的是，中医的理论和技术，是古人在长期的临床实践中积累下来的，最后以经典著作的形式沉淀并代代相传，如《黄帝内经》《神农本草经》《伤寒论》。所以，医生必须谙熟古代的经典著作，《礼记·曲礼下》指出"医不三世，不服其药"，但后世对这句话的理解出现了分歧。清代黄凯钧有比较详细的论述：

《左传》云：三折肱知为良医也。从未有人注及三折肱之意。予谓：古之医者，自备药笼至病家延医后，向笼取药，或君臣未配，或轻重失宜，取而复置，置而复取，总以郑重为事，此为三折肱也。又《礼记》云：医不三世，不服其药。后注者，多以世业之谓，非也。医必父而子，子而孙，如是其业则精，始服其药，若传至曾元，更为名医矣！其间贤者不待言，其不肖者若何？因其世业，而安心服其药。设为所误，生死攸关，虽愚者不为也。况医道可通仙道，远数十百年，偶出一豪杰之士，聪明好学，贯微彻幽。然而上世并非医者，舍是人而必求所谓三世者，有是理乎？凡医者必读上古《神农本草》、黄帝《素问》《灵枢经》，及仲景《伤寒论》三世之书，方为有本之学，从而服药，庶无误人。三世者，三世之书也。汉儒谓：《神农本草》、黄帝《素问》、元女《脉诀》，为三世之书。聊记以质博学之君子。（黄凯钧《友渔斋医话》卷八）

黄凯钧，清代医家。《友渔斋医话》刊于 1812 年，该书以笔记的形式，记录了作者在辨证论治等方面的心得，内容广泛，有一定的参考价值。所谓医话，是医生的笔记或随笔，既是心灵感悟，也是临证的总结。它没有一定的体例，多记录个人临床治病的心得、读书的体会、治病的验案、传闻的经验和对医学问题的考证讨论等。在《友渔斋医话》中，提出了他对"三折肱为良医"及"医不三世，不服其药"的理解，指出《左传》提到三折肱知为良医，但从来没有人解释三折肱是什么意思。黄凯钧认为，古代医家自备药笼，到了病人家里之后，从笼中取药，或因药物君臣配伍不恰当，或因药物的剂量不合适，总是放了又取，取了又放，以郑重为事，这就是三折肱的意思。折，并非折断之义，而是弯曲。肱，胳膊。《礼记》中说"医不三世，不服其药"，后代人大多认为意思是说医生如果不是祖传三代，就不要吃他的药。黄凯钧指出，这样理解也不对。如果一定要父亲传儿子，儿子传孙子，像这样代代相传医术才精通，才能服他的药，那么这样传到曾孙、玄孙，自然是名医了！他们其中有才的不用说了，那些不才的会怎样呢？就因为他是祖传，而安心服他的药吗？假使为其所误，生死攸关，即使愚笨的人也不这样做啊。医学不容易学，往往几十年上百年才出现一个杰出的医家，所以，学中医的人都必须读上古的《神农本草经》《黄帝内经素问》《灵枢经》及张仲景的《伤寒论》这些三代之书，其学问方为有本之学。病人服其药，或许不会误治病人。三世，是指三代之书。

明代史学家宋濂也认为，"三世"指三世之书，不是指祖传三代。宋濂善于写赠序，在《赠医师葛某序》一文中，认为医师"必通于三世之书"，而不是父子相传。他指出所谓三世之书，"一曰《针灸》，二曰《神农本草》，三曰《素女脉诀》"。《脉诀》用来切脉察证，《本草》用来辨别药性，《针

第一章

儒医一家

灸》用来祛除疾病。只有具备这些条件者，才可以言医。他还举例说，他的家乡有个姓严的医生，家中三代从事医疗，他行医，平时只看《和剂局方》，即宋代官方颁布的《太平惠民和剂局方》，其他的医书都不看，对新的理论也糊涂不清，其医疗效果自然不理想。朱丹溪家里世代习儒，到他才凭医术闻名，就是因为朱丹溪博览古今医书，各家的著作没有不精通的。葛医生也是以精通《针灸》等三代之书，而达到精通医术境界的。宋濂此论影响颇为深远。

不论从历代卓有成就的医家看，还是从现实社会实际医疗水平看，代代相传的医生，其技术并不一定都优于同辈，只有像张仲景那样"勤求古训，博采众方"，深入钻研中医经典，广泛学习各家的理论和技术，才能成为杰出的医家。清代名医叶天士就是非常典型的例子。在中国医学史上，叶天士是一位具有巨大贡献的医家，后人称其为张仲景、华佗再世。当时的尚书沈德潜曾为他立传说："以是名著朝野，即下至贩夫竖子，远至临省外服，无不知有叶天士先生，由其实至而名归也。……君不以医自名，并不欲以医传后，临殁，诫其子曰：'医可为而不可为，必天资敏悟，又读万卷书，而后可藉术济世。不然，鲜有不杀人者，是以药饵为刀刃也。吾死，子孙慎无轻言医。'"（清·沈德潜《归愚文钞余集》卷五）意思是说，叶天士名声遍朝野，下至贩夫童子，远到外地边民，没有人不知道他的鼎鼎大名，这是因为他有真正的学识、技术，自然就有不俗的声誉，实在是名副其实啊！由此可见当时其知名度之高。后人对其医术总结说：诊疾深明病源，立方不拘成法，投药每有奇效，治疗常多变通。史书称他"名满天下"，为众医之冠。民间则普遍传说他为"天医星下凡"。这样的一位杰出医家，虽然有家学渊源，但主要还是靠后天的勤学博记。叶天士的祖父、父亲都以医为业，但叶天士十四岁那年，他父亲就弃家离世，家里没了顶梁柱，生计艰难，为了养家糊口，他便游走江湖，行医应诊，补贴家用，同时拜父亲的门人朱某为师，继续学习。叶天士信守"三人行必有我师"的古训，只要比自己高明的医生，他都愿意行弟子之礼拜他为师；听到某位医生有专长，就欣然而往，必待学成后始归。从十二岁到十八岁，先后拜过师的名医就有十七人，其中包括周扬俊、王子接等著名医家。他认为"学问无穷，读书不可轻量"，虽身负盛名，而在繁忙的诊病之余，仍手不释卷，体现了学无止境的进取精神。后人说他"固无日不读书"。叶天士在世八十年，一生门徒众多，其子继承家传，以医为业。叶天士临终前警戒他的孩子说："医可学又不可学。说可以学，一定得学医的人天资聪明，还要勤奋不倦，刻苦钻研，读万卷书，广泛吸取前人的成果，然后才可以借医术治病救人。不然的话，很少有不杀人的，而且这种杀人，是以治病的名义，用药物作刀枪杀人啊！我死了之后，你们在学医的问题上，一定要慎重、慎重、再慎重，不要轻易地谈医。"老人临终前的谆谆教诲，既可以看作一代大医极端负责的仁者之言，也是对学医子孙的激励与鞭策。即使如此，叶天士六十余年行医生涯，子孙及门徒耳濡目染，但其中也没有出现如他那样的旷世名医。这也充分说明，父子代代相传，并不一定能成为名医。

"医不三世，不服其药"，一般认为，一个医生如果不精通《黄帝内经》《神农本草经》《伤寒论》等三代的经典著作，就轻易不要找他看病，服他的药。为什么中医特别强调阅读经典，要有师承，注重临床实践呢？中医的理论和技术，是中国古人在长期和疾病做斗争过程中的经验总结，它深深地植根于中国传统文化的沃土，具有和书法、绘画等艺术形式一样的特点，需要在继承的基础上创新。和现代科学不同，现代科学是建立在实验的基础上，实验分析是创新的关键，故现代科学不以继承古代的经验为要务。中医强调要熟读经典，在充分继承古人技术成果的基础上，再跟师临床，才能逐渐掌握中医的诊疗技术。故中医入门容易，学精难。名医大医少，庸医误治多。明代方孝孺《医原》引古谚语，专门论述了学医用药的不易，指出："医岂易言乎？药岂易用乎？其病在乎心也而药其肺，在乎寒也而以为热，病乎实也而以为虚。病不能自言，受药而死者，无所控诉，故医得用其术，而莫之诘也。谚有之曰：山川而能语，葬师食无所；肺腑而能语，医师色如土。此言用药之难也。"（《逊志斋集》卷十二）方孝孺以诘问的语气问道，医难道是轻易谈的吗？药难道能随便用吗？如果病在心而治疗肺，病人是寒证而误认为是热证，病是实证而误诊为虚证。疾病自己不能说话，吃了庸医的药而死，却没有地方可以控诉，因此医生得以用其技术，而很难有人能责备他。古代的谚语说：山川如果会说话，风水先生就没有混饭吃的地方；人的脏腑如果会说话，庸医们会吓得面色如土。不用说，古谚语所揭示的，是普通民众对术士庸医的辛辣讽刺，同时也说明精通医学的不易。唐代大医孙思邈指出，学医的人必须广泛探究医学的源流，深入研究，勤奋不倦，不能道听途说一点皮毛，就认为医学理论完全掌握了，这是严重的自我贻误啊！

2. 有病不治，常得中医

中医易学难精，古人根据他们的经验，总结出"有病不治，常得中医"这个谚语。这个谚语有悠久的历史，出自东汉·班固的《汉书·艺文志·方技略》中"经方"的小序：

经方者，本草石之寒温，量疾病之浅深，假药味之滋，因气感之宜，辨五苦六辛，致水火之齐，以通闭解结，反之于平。及失其宜者，以热益热，以寒增寒，精气内伤，不见于外，是所独失也，故谚曰：有病不治，常得中医。

中医之名，是近代才出现的，和西医相对而言。中国的传统医学古代叫方技，即组方治病的技术。班固对方技的解释是："方技者，皆生生之具，王官之一守也。"指出方技是使人们的生命生长不息的一种工具，管理好方技是帝王官员的职责。从这个角度来说，现代的西医和中医一样，都属于方技，是祛除疾病，使百姓延年益寿的一种工具，管理好医药事业是卫生部门官员的职责。经方，指历代相传的经效方。现在一般指汉代及其以前的经典医药著作中记载的方剂，比如张仲景《伤寒杂病论》中的方剂。经典医方治病，是根据草木金石药物寒热温凉的不同属性，也就是说根据药物的四气——温凉寒热，再测度病人病位的深浅，疾病是在表还是在里，病性是虚是实、是寒是热，根据药物温凉寒热功能不同，制成水、火之剂。《黄帝内经》指出：水为阴，阴为味；火为阳，阳为气。药物及我们吃的食物，都可以分为阴阳水火。以味为主，阴性的食品或药物，也就是凉性的或平性的，功能是生精血入五脏，以长养身体，故《黄帝内经》说"精不足者，补之以味"。精血不足的人，用五味补养。以气为主，阳性的也就是热性的食品或药物，走肌肤腠理、头面四末，功能是温煦我们的形体、抵御病邪，《黄帝内经》说"形不足者，温之以气"。肌肤寒凉，阳热不足的人，用阳热之气的食品或药物温养。其实，这个道理我们都知道。身体瘦弱就多吃有营养的食品，喝老鳖汤；手脚冰凉，阳气不足，就吃羊肉喝羊肉汤。制成以味为主或以气为主的方剂，用来疏通郁闭，解除人体的瘀结，使病人恢复到正常的状态。如果辨证失误，用热药来治热病，用寒药来治寒病，造成人体内的精气受损，而又不能立即显现于

第一章 儒医一家

外部，这不是小的过失啊。这段话最后引用了民间谚语"有病不治，常得中医"。

"有病"无疑是与"健康"对应的一个概念，不健康状态就是有病！正常人自我感觉身体不舒服，就想到自己是否患病了。就中医而言，凡是五脏六腑的阴阳虚实偏亢，都谓之有病。那么，有病为什么不治呢？是不能治疗还是不去治疗？要根据上下文来确定它的意义。班固指出，经方治病，是用中医的理论，判断病人疾病的深浅，也就是判断疾病是在表还是在里、在气还是在血、在五脏还是在六腑。病位清楚了还要确定病性。判断病人是虚证还是实证，病理表现是寒还是热。治疗的原则：虚证采用补法，实证采用泻法。目的是让病人恢复正常状态。但是，那些庸医水平差，治疗不当，用热药增加人们的热病，用寒药增加人们的寒病，对病人的身体造成极大的伤害，班固指出，这不是一般的过失。在这样的语言环境下，班固引用了古代的谚语"有病不治，常得中医"。这里的有病不治，是针对大医难得、庸医众多，往往容易误治这样一个语言环境。我们今天也有这样的体会，有些小病被医生过度治疗，往往越治身体越虚弱，在这种情况下，自然得出一个结论，与其被庸医误诊误治，伤害身体加重病情，倒不如不治。

有些小病不找庸医乱治误治，过几天也会好，原理是什么呢？实际上，这正是生命的奥秘。我们的身体具有强大的自愈功能，大多数疾病实际是身体自己治愈的，这也是具有长期医疗实践的医生的实际体验。从出生到死亡，我们的身体时时刻刻都在变化，然而却始终有着强大的平衡能力、适应外界变化的能力，从而保持自身的稳定，即便出现了某种较大程度的异常情况，也能很快有正确处理的措施，消除这种异常，恢复稳定的常态。病人只要稍微配合一下，比如静养、心情放轻松、饮食清淡，就能更加快速地痊愈。著名中医大家蒲辅周就曾指出：有很多病，只宜调而不宜治。与其药石杂投，损伤胃气，不如不服药。我自己就有痰饮宿恙，多年来，我一直不服药，中西药一概不服。唯注意调饮食，适寒温而已，虽然衰弱，但又多延了一些岁月。希冀吃药来健康长寿，无异于痴人说梦。治病用药无非是借药性之偏，来纠正疾病的阴阳之偏。从古至今，未见有吃药长寿的。

为什么有病不让庸医乱治，就"常得中医"？"常得中医"怎么理解？最常见的有两种解释。其一，中医，中等水平的医生。有病与其让下等水平的医生乱治，导致精气内伤，还不如不治，让机体自我修复，这如同得到一个中等水平医生的治疗。这个解释也有依据。孙思邈《备急千金要方·诊候第四》曰："古之善为医者，上医医国，中医医人，下医医病。又曰：上医听声，中医察色，下医诊脉。又曰：上医医未病之病，中医医欲病之病，下医医已病之病。"把医生分为上、中、下三类。其二，"常得中医"的"中"读zhòng，即符合医疗的原则。有些小病与其被庸医误治，伤害身体，倒不如不去治疗，不去治疗让身体自愈，常常能符合医疗原则。医疗的原则和目的是什么呢？是祛除疾病，延年益寿。很多小的疾病，靠我们自身的免疫力是完全可以自愈的，比如一般的感冒，就是西医，也强调不要动辄输液，过度治疗。清代著名医家徐大椿在《医学源流论》中指出："古谚有不服其药为中医之说，自宋以前已有之。盖因医道失传，治人多误；病人又不能辨医之高下，故不服药。虽不能愈病，亦不至为药所杀。况病苟非死症，外感渐退，内伤渐复，亦能自愈，故曰中医。"指出古代的谚语就有不服药符合治病原则这一说法，究其原因，大概是医道失传，一般的医生治人多误。病人不能辨别医生水平的高下，则采取保守的办法，不轻易吃药。这样虽然不能治愈疾病，但不至于被乱用药所伤害，何况病不是急症重症死症的话，比如说感冒发烧已经退了，内伤也渐渐恢复了，这个时候静心调养，也能自愈。所以说有病不让庸医乱治，也符合治病的原则。

必须指出，有病不治是有条件的，这个病如徐大椿所说，不是死症重症，是能够自愈的小病轻病。大病不治是要命的。宋代医家许叔微在《伤寒九十论》中指出："病不服药，犹得中医。此为无医而设也。若大小便不通，必待其自瘥乎？"有病不服药，符合治病的原则，但这是为没有良医而设的。像大小便都不通这样的重症，难道也要等病人自愈吗？

"有病不治，常得中医"，强调的是人患了病，不是大病重病，可以先不急着去治，如果去就医就需要非常慎重，一定要选择医德高尚、医术精湛，真正有水平并可信赖的良医就诊，否则庸医杀人不用刀、不见血。如果这样宁可不治疗，也不能冒险让庸医治疗来耽误病情，甚至死亡。如果是一般的感冒等小病，靠人体自身的免疫力，加上适当的休息也会痊愈。得了一般的小病不去治疗，是符合治病原则的。

第四节　一招在手，造福天下

1. 张熟地

中医入门容易，学精难，庸医多，大医少，但历史上还是出现了许多杰出的医家，正如唐代王冰指出的那样，他们勤奋钻研，探微索隐，最后掌握了中医的理论和技术，治病如庖丁解牛，能妙手回春，被誉为"扁鹊再世""华佗重生"。这些名医如西汉时期的淳于意、三国时期的张仲景、唐代的孙思邈，他们都能使医学不断创新，像鲜花绿叶那样交替繁荣，明代的杰出医家张景岳就是一个例子。张景岳（1563—1640），明末会稽（今浙江绍兴）人，名介宾，字惠卿，号景岳，因其室名通一斋，故别号通一子，是明代著名的医学家，因为善用中药熟地黄，人们又称他为"张熟地"。

张景岳是中医温补学派的代表人物，当时人称他为"医术中杰士""仲景以后，千古一人"，其学术思想对后世影响很大。祖上以军功起家，家境富裕。张景岳自幼聪颖，喜爱读书，广泛接触诸子百家，其父张寿峰是定西侯门客，素晓医理，故幼时就有机会学习《黄帝内经》。十三岁的时候，跟随父亲到北京，师从京畿名医金英。景岳博览群书，通晓易理、天文、音律、兵法，对医学领悟尤多。性格豪放，壮年从军，足迹遍及长城内外，所到之处，遇名医高人则学习之，医术大进。由于数年戎马生涯无所成就，使景岳功名壮志"消磨殆尽"，于是抛弃功利之心，解甲归隐，潜心医道。五十七岁时返回南方，专心从事于临床诊疗，著书立说，其医技大进，名噪一时，被人们奉为仲景、东垣再生。明崇祯十三年（1640）去世，终年七十八岁。晚年汇集自己的学术思想及临床各科经验，辑成《景岳全书》64 卷。内容丰富，囊括理论、本草、成方、临床各科疾病，是一部全面而系统的临床参考书。清道光八年（1828）章楠《医门棒喝》说："尝见诵景岳者，其门如市。"可见张景岳理论影响之深远。

张景岳号称张熟地，是因为喜欢用熟地黄滋阴。他为什么强调滋阴呢，或者说张景岳强调滋阴的社会背景是怎样的呢？张景岳早年推崇丹溪之学。元代医家朱丹溪认为，宋金时期的医家多用《太平惠民和剂局方》中的医方，方中药大多辛热燥烈，热性的药吃多了伤阴液。朱丹溪根据这个情况指出，当时的人气有余，但是阴液不足。阳有余，在治疗上就用寒凉泻火之药；阴不足，在治疗上自然多采取养阴滋补之法。

关于中医理论中阴阳的基本含义，这里做个简要介绍。古代的中医理论，没有现代诸学科理论的支撑，要想很好地阐释人体的生理和病理，采取的是道法自然，取类比象。古人仰观天象，俯察地理，验之于人。按阴阳来分类，天的属性为阳。天有什么特点呢？有阳光，有雨露，有风雨，有阴晴，古人总结叫"天阳化气"，即天产生各种气象。地的属性为阴，有泥土，有山水，可以生长万物，古人叫"地阴成形"，就是大地可以生长各种各样有形的物质。阳化气，阴成形，用最熟悉的例子来说明就是男人为阳、女人为阴。男女阴阳相合，新的生命诞生，但还是要由女人来生孩子，这就是阴成形。古人认为五脏的功能和大地差不多。五脏生血液、精髓等阴性的物质，让人得以健康成长。人六腑的功能和苍天差不多。苍天有阳光，给万物以温暖；有雨露，给万物以滋润。人六腑的功能像天，例如寒冷的冬天，北风吹，雪花飘，从外面回来时冻得手脚冰凉，喝一碗热粥，很快身上暖和了。饮食入胃，能让手脚迅速暖和，这个功能就是由阳性的六腑发出来的，叫六腑出阳气，温煦肌肤，抵御病邪。五脏阴气，六腑阳气平衡则人没有病，失衡则百病由生。所以，中医治病是调理人体的气血阴阳平衡，不是像西医那样，去找到针对的药物杀死细菌或者病毒。

张景岳强调滋阴和当时的社会背景有关。张景岳生活在社会安定富足的明代，私淑温补学派前辈人物薛己（1486—1558），薛己身为明太医院使，主要为皇室王公贵族诊病。王公贵族饮食多肥甘厚腻，而且妻妾众多，宫廷斗争也多，饮食不节、房室纵欲和忧愁烦恼都伤阴，阴虚不足自然喜欢补。就是今天的社会，凡是喜欢吃补药的，大多不是穷人，都是因为条件太好，男人吃的肚子像怀孕八个月的妇女，外强中干，三高体质：高血糖、高血脂、高血压，有的还好色。景岳出身贵族，交游多是豪门大贾，在长期的临床实践中，发现病人并不是身体健壮，阳热亢盛，相反，很多病人是外强中干，身体虚衰，于是创立"阳非有余，真阴不足"的学说。认为并不是阳有余，而是阴不足。阴精不足，在治疗上自然要补阴。滋阴最喜欢用的药物是熟地黄，故有张熟地之号。

　　张景岳是中医大家，其学说及治疗原则自然有理论依据。《素问·阴阳应象大论》曰："形不足者，温之以气；精不足者，补之以味。"阳表不足，也就是人肌体表现为虚寒怕冷，比如女孩子手脚冰凉，就是形体的阳热不足。形体的阳不足怎么治疗呢？温之以气。隋代杨上善注曰："谓寒瘦少气之徒，补其阳气也。"意思是说人瘦弱，手足凉，用温热的食物或者药物来补人体阳热的不足。比如，寒冷阴雨的一天，在外面淋雨后冻得手足冰凉，直哆嗦，这就是形体的阳热不足，回到房间喝碗热乎乎的汤尤其是姜汤，很快就手脚暖和了。因为体表寒冷是阳热不足，姜辛辣性温热，喝姜汤温补了阳气，自然手很快热乎乎的。还比如，有的女孩子冬天手足凉，晚上暖不热，有经验的妈妈就会让孩子吃羊肉，喝羊肉汤，甚至喝一段时间羊奶。因为羊肉羊奶都是热性的，人体手脚凉是阳热不足，治疗自然是补阳热。如果一个人瘦弱多病、脸色蜡黄、弱不禁风、头发干枯，则是阴精不足，简单地说，就是营养不足。精不足，即人体的精血不足，则要补之以味。中医理论认为，我们吃的水谷，有营养的部分上升变为血液进入五脏，五脏把各自的功能通过血液，由经脉流注全身，用来长养身体。所以古人说，手得血液滋养而能握，足得血液滋养而能走，眼

第一章 儒医一家

得血液滋养而能看。精血不足，自然不能长养身体，人面黄肌瘦、手足无力。治疗的原则是滋阴，方法是"补之以味"。杨上善指出："五脏精液少者，以药以食五种滋味而补养之。"五脏精血少的病人，病轻的话让他吃滋阴的食物，重的话让他服滋阴的药物。所以虚弱黄瘦的人，可以炖老鸭汤，吃山药等熬的小米粥之类。张景岳退伍回乡之后，在家乡悬壶济世，因为名气大，自然能找他看病的多是官宦缙绅。有钱人妻妾众多，好色容易伤精；平时喜欢吃鱼肉等肥腻的食物，这些容易伤脾胃。脾胃受伤则不能运化水谷、吸收营养，自然是虚弱多病。这些都是阴精不足而产生的疾病。

张景岳治疗阴不足之病，为什么喜欢用熟地黄呢？古人认为吃什么补什么。现在有钱人壮阳吃虎鞭之类，就是认为老虎的那东西厉害，人吃了也威猛如虎。按阴阳来分类，地上为阳，地下为阴。地黄生长在地下，属性为阴，再经过一系列的方法加以炮制，比如九蒸九晒，使地黄滋阴的效果更加明显。熟地黄像血块，张景岳认为其滋阴效果最好。本草著作指出，熟地黄表面乌黑有光泽，质软而柔韧，味甘，性微温，具有滋阴补血、益精填髓等功效。主治肝肾阴虚，腰膝酸软，骨蒸潮热，盗汗遗精，血虚萎黄，须发早白等症。《本草纲目》指出，地黄"填骨髓，长肌肉，生精血，补五脏内伤不足，通血脉，利耳目，黑须发"。

张景岳一生主张温补，重视滋阴，善用熟地黄，他对熟地黄的评价很高，认为熟地黄味甘、微苦，味厚气薄，阴中有阳，大补血虚，滋培肾水，填骨髓，益真阴，养五脏之元精，乃补血益精的要药。故凡一切阴虚导致的疾病，或因生病而导致的阴虚，熟地黄均为必用之药。《景岳全书·新方八阵》所定新方186首中，使用熟地黄的就有48首方。新方"补阵"

28 方中使用熟地黄的就有 22 方，占补阵总方数之 78.6%。

张氏从理论到实践，从组方到用药，从善用熟地黄到重用熟地黄，体现了他不但重视熟地黄，而且对熟地黄的临床应用有极为丰富的实践经验，因而后世称之为"张熟地"。

2. 小大方圆

"小大方圆"这个掌故最早出自《旧唐书·孙思邈传》：

胆欲大而心欲小，智欲圆而行欲方。《诗》曰"如临深渊，如履薄冰"，谓小心也；"赳赳武夫，公侯干城"，谓大胆也；"不为利回，不为义疚"，行之方也；"见机而作，不俟终日"，智之圆也。

据《旧唐书》记载，唐代医家孙思邈是京兆华原人，就是今天陕西省铜川市耀州区人，生活在隋唐两代，寿百余岁。史书说他七岁时每天就能背诵千余字文章，被认为是神童。年轻的时候善于谈论老子、庄子及先秦诸子百家之言，因感慨于六朝时期朝代更替频繁，王室变故多，故隋朝征聘他为国子博士，也就是当时的最高学府国子学中的教授，唐高宗授官谏议大夫，思邈都固辞不受。云游于陕西的太白山、四川的青城山等地，长期在民间行医，治病救人。唐高宗时期，孙思邈遇到了当时的著名诗人、学者宋令文、孟诜、卢照邻等人。唐初诗人卢照邻患有顽疾，医治不好，就问孙思邈："高明的医生凭什么能治好疾病？"孙思邈说："医生诊病，是从显露于外的征象，看隐蔽的实质，也就是通过望、闻、问、切，观察病人显于外的异常表现，判断疾病的病因和病位，然后用药物疏通，用针灸治疗。"在谈到医生应该具备的素质时，孙思邈指出："胆欲大而心欲小，智欲圆而行欲方。"并引用《诗经》之文来阐述小、大、方、圆的意思。后来这句话被浓缩为"小大方圆"。

小，心细。心欲小，在诊病的时候要非常仔细。诗出自《诗经·小雅·小旻》，指对面临的事情诚惶诚恐，非常小心谨慎，就好像面临深渊大谷，又好像脚踩在薄薄的冰面上。古时候没有今天先进的诊疗仪器，需要对病人各个方面进行详细的观察，然后四诊合参，才能准确地判断病人的病因病机。所以孙思邈强调医生在诊病的时候要特别心细周到，不能像张仲景批评的那样看了病人几眼就开方药，诊了手部的寸口脉而不诊足部的趺阳脉。脖子的人迎、手部的寸口、足部的趺阳脉，三部脉象不互相参考，这样草率对待病人，是非常不人道的。

大，胆大。胆欲大，就是在做决断的时候一定要果断，不能优柔寡断，如果病人病情危重，医生还没完没了地仔细思考，会延误病情，甚至危害生命。所引诗出自《诗经·周南·兔罝》，谓良医在决断的时候，如勇敢威武的武将护卫公侯，该出手时就出手，不优柔寡断。方，规则、规矩。行欲方，就是诊断、治疗要遵循规矩。决策果断不是鲁莽，不是手忙脚乱，而是遵循一定的操作规范。这一点在医疗上非常重要，如果因为病情紧急，就不顾操作规范，很容易酿成事故。"不为利回，不为义疚"出自《左传·昭公三十一年》，意味君子不会因私利而违礼，也不会因道义的付出而愧疚。这里指一个好的医生就像古代的仁爱君子那样，做事有原则不苟且。圆，圆通、变通。智欲圆，就是在特定情况下，要会变通，不能死板教条。遵循规则不是指在任何情况下都要死守规则，不知道变通。在有些情况下处理事情要变通，也就是所谓的圆。比如在某种情况下，没法做到详细的仪器检测，但抢救生命急迫，只能根据已有的条件做，不能死搬教条，等条件具备了再抢救。"见机而作，不俟终日"出自《周易·系辞下》，谓智者能洞察细微，一旦有机会能立即抓住，而不是坐等终日。孙思邈用之强调医生在诊病过程中，要圆通灵活，不能坐等条件具备，而是要明察秋毫，只要有一线生机，就牢牢抓住，以救人为要务。

明代医家张景岳把"小大方圆"和"仁（神）圣工巧"并列而言，进一步强调不仅要具备胆大、心细、行方、智圆的素质，还要有良好的医德，在诊治疾病的时候望、闻、问、切四诊全面，不能草率应付病人：

> 然必也小大方圆全其才，仁圣工巧全其用，能会精神于相与之际，烛幽隐于玄冥之间，斯足谓之真医，而可以当性命之任矣。（《景岳全书·病家两要说》卷三）

一个好的医生，在诊疗疾病的时候，一定心要细、胆要大、行要方、智要圆，具备这样全面的才能，而且在诊断的时候要望、闻、问、切四诊全面，不能看两眼就开方。在诊断病人的时候聚精会神，病情隐晦不清时，能明察秋毫，洞悉疾病隐微的征兆，这样的人才足以称得上是真正的医生，才可以承担起拯救生命的重任。"神圣工巧"即中医的四诊望、闻、问、切，出自《难经·六十一难》：

> 望而知之谓之神，闻而知之谓之圣，问而知之谓之工，切脉而知之谓之巧。

《难经》指出，通过望诊就能知道疾病的医生可以称作神，通过闻诊知道疾病的叫圣，通过问诊而知道疾病的曰工，通过切脉而知道疾病的称巧。因此，神、圣、工、巧又代指中医的望、闻、问、切。

中国人民在长期和疾病做斗争的过程中，积累了丰富的诊疗经验，摸索出了一条有中国特色，与建立在结构分析基础上的现代医学完全不同的诊疗体系。现代医学诊断疾病依靠仪器检测，但古人没有这个条件。古人通过总结正常人表现于外的特征，比较病人表现于外的异常特征，通过这些异于平常的特征来判断疾病所在，即所谓司外揣内。观察疾病显现于外的症状的方法主要有四种，谓之四诊：

望诊，即看眼睛、舌头、肤色变化等，来判断疾病所在。

闻诊，主要是听患者语言气息的高低、强弱、清浊、缓急等变化，来分辨病情的虚实寒热。

问诊，询问病人既往病史与家族病史、起病原因、发病经过及治疗过程，主要痛苦所在，自觉症状，饮食喜恶等情况。

切诊，指摸脉象。医生用手指按病人手腕动脉搏动处，借以了解病人脉象变化，辨别脏腑功能盛衰、气血津液虚滞的一种方法。

"小大方圆"与"神圣工巧"，从不同角度强调了一个大医应该具备的素质和技能。医学作为一门技艺，关乎人命，故自古以来，品德高尚的医家，都以救死扶伤为己任，对为医的品德和技能，有严格的要求。在临床处置病情方面，秉承孙思邈的教诲：诊断时心细、决断时果断、处置时合规、特殊情况下变通。神、圣、工、巧，也就是望、闻、问、切，意在强调诊断的时候要周到全面，不能像张仲景批评的那样"相对斯须，便处汤药"，心不在焉，瞅了病人两眼就开方子。张景岳认为，只有做到了这两方面，才能承担拯救性命的重任，才能成为德高艺精的大医。

第五节　德艺双馨为大医

1. 大医之德

《大医精诚》一文出自唐代孙思邈《备急千金要方》，是中医学典籍中论述医德的一篇极重要文献，为习医者所必读。

《大医精诚》论述了成为一个杰出医家应该具备的两个条件：第一是精，要求医生要有精湛的医术。古代的中医没有现代的医疗设备作为诊疗的辅助，其诊疗技术都是从师父那里学习，然后在临床实践中慢慢地体会，根据病人显现于体表的各种异常特征，由这些异常的特征，也就是所谓的证候，推知病因病机，最后对证下药。在这个过程中，全面收集病人的信息非常重要，所以要求学医的人必须广泛探究医学的源流，谙熟医理，掌握各种治疗技术。第二是诚，要求医生要有高尚的品德修养，看见病人的痛苦，有一颗感同身受的心，进而发愿立誓"普救含灵之苦"，而且在治疗过程中不能逞能，不能为了显示自己有才，动作快而草率行事，追求名誉，更不能依仗自己的技术谋取钱财。从此以后，"大医精诚"不仅成了神州大地所有业医者的基本标准，也成了医家终生奋斗的目标和最高境界。关于"大医之德"，孙思邈也有详尽的论述：

凡大医治病，必当安神定志，无欲无求，先发大慈恻隐之心，誓愿普救含灵之苦。若有疾厄来求救者，不得问其贵贱贫富、长幼妍媸、怨亲善友、华夷愚智，普同一等，皆如至亲之想。亦不得瞻前顾后，自虑吉凶，护惜身命。见彼苦恼，若己有之，深心凄怆。勿避险巇、昼夜寒暑、饥渴疲劳，一心赴救，无作功夫形迹之心。如此可为苍生大医，反此则是含灵巨贼。自古名贤治病，多用生命以济危急，虽曰贱畜贵人，至于爱命，人畜一也，损彼益己，物情同患，况于人乎。夫杀生求生，去生更远。吾今此方，所以不用生命为药者，良由此也。其虻虫、水蛭之属，市有先死者，则市而用之，不在此例。只如鸡卵一物，以其混沌未分，必有大段要急之处，不得已隐忍而用之。能不用者，斯为大哲亦所不及也。其有患疮痍下痢，臭秽不可瞻视，人所恶见者，但发惭愧、凄怜、忧恤之意，不

第一章

儒医一家

得起一念蒂芥之心，是吾之志也。（《备急千金药方·大医精诚》）

文章对医生品德方面的要求，主要体现在以下几个方面：首先，作为一个大医，诊疗疾病的时候思想上要安定神志，没有私欲贪求，表现出慈悲同情之心，决心拯救人类的痛苦。其次，要视病人如亲人，无论贫富美丑，都一样看待。如果有病人来求医诊救，不论是贵贱贫富、老幼美丑、是仇人还是亲近的人、是汉族还是少数民族、是愚笨的人还是聪明的人，一律同样看待，像对待自己的亲人那样。第三，抛却名利，救人至上。在救治病人的时候，不能瞻前顾后，考虑自身的利弊得失，爱惜自己的身家性命。看到病人的烦恼，就像自己的烦恼一样，内心悲痛。病人来请，不要避忌艰险、昼夜、寒暑、饥渴、疲劳，全心全意地去救护病人，不能产生推托和摆架子的想法，像这样才能称作百姓的好医生。与此相反的，就是人民的大害。第四，心怀至善，物尽其用。孙思邈信佛，佛家强调不杀生。他说，自古以来，有名的医生治病，大多都用活物来救治危急的病人，虽然人们以畜生为贱，以人为高贵，但是在爱惜生命的问题上，人和畜生都是一样的。损害别的有利自己，是生物之情共同憎恶的，何况是人呢！杀害畜生的生命来求得保全人的生命，这样距离医生救生的愿望就更远了。孙思邈说，我《千金要方》中的方子不用活物做药，就是因为这个原因！至于虻虫、水蛭这一类药，市场上有已经死了的，就买来用它，不在此例。只是像鸡蛋这样的东西，因为它还处在小鸡成形前的状态，一定是在紧急的情况下，不得已才忍痛用它。能不用活物的人，这才是识见超越寻常的人，也是我比不上的。第五，关爱病人，不忌恶臭。如果有病人患疮疡、泻痢，污臭不堪入目，别人都不愿看的，医生只能表现出从内心感到难过，产生同情、怜悯、关心之情，不能产生一点不快的念头，这就是我的志向。

医学关乎性命，孙思邈认为不仅医生要有精湛的技术、高尚的道德，对为医者的形象也有具体的要求：

夫大医之体，欲得澄神内视，望之俨然。宽裕汪汪，不皎不昧。省病诊疾，至意深心。详察形候，纤毫勿失。处判针药，无得参差。虽曰病宜速救，要须临事不惑。唯当审谛覃思，不得于性命之上，率尔自逞俊快，邀射名誉，甚不仁矣。又到病家，纵绮罗满目，勿左右顾盼；丝竹凑耳，无得似有所娱；珍馐迭荐，食如无味；醽醁兼陈，看有若无。所以尔者，夫一人向隅，满堂不乐，而况病人苦楚，不离斯须，而医者安然欢娱，傲然自得，兹乃人神之所共耻，至人之所不为，斯盖医之本意也。（《备急千金要方·大医精诚》）

首先，要澄神内视。澄神，就是纯净思想。内视，也作内观，不要胡想乱看。如果一个医生内心充满私欲和贪恋，看到病人首先想到的是能从他身上挣多少钱，这样的人就不能称为大医。没有杂念和贪欲，才能聚精会神地为病人诊治疾病，才能心胸宽广、不卑不亢，有庄重严肃的形象。其次，有对患者极端负责的责任心。没有私利之心，一心一意为病人解除疾苦，在诊病的时候专心致志，详细审察病人的形体证候，丝毫都不要有过失，这样扎针用药，才不会出差错。另外，虽然说对疾病应当迅速救治，但更为重要的是临证不惑乱，要周详仔细，深入思考，不能在人命关天的大事上，轻率地炫耀自己才能出众、动作快捷，从而猎取名誉，这样做就太不仁道了！最后，不能贪图享受。比如说，到了病人家里，纵使病家丫鬟小姐美丽漂亮，也不能左顾右盼，偷着张望；琴瑟之声入耳，不能好像有所欢愉；美味佳肴，轮流进献，吃起来也像没有味道一样；各种美酒一并陈设出来，看了就像没看见。孙思邈说，我为什么这样要求医生呢？比如我们到餐馆吃饭，如果有一个人在墙角悲泣，满屋子吃饭喝酒的人都会不快乐，更何况病人的痛苦一刻也没有离身，如果医生心安理得地自我欢愉，傲慢地洋洋自得，这是人神都认为可耻的行为，是道德高尚的人所不做的事，这些是医生的基本品德。

孙思邈将治病救人作为医生的最高宗旨、最高境界，而所有因治病救人产生的个人利益，都只能服从这一最高宗旨。这种高尚思想，对于每个医生，都是深深的教益。他要求医生以救死扶伤为己任，不能贪财好利，对于今天处理好医患关系，也有很好的借鉴意义。

2. 鏧方石碣

孙思邈有关"大医精诚"的论述，熏陶感染了一代又一代的医家，他们把技术精湛、品德高尚作为自己的终生追求，在中国历史上出现了很多把医作为仁术，以解除民众疾苦为己任，德艺双馨的杰出医家，李杲就是其中的佼佼者。

李杲，字明之，今河北省正定人，晚年自号东垣老人，生于 1180 年，卒于 1251 年，是中国医学史上"金元四大家"之一。所谓金元四大家，就是金元时期出现的四位杰出的医家，他们分别是河北的刘完素、李杲，河南的张子和，浙江的朱震亨。明代李廉编的《医史》卷五收录的砚坚撰写的《东垣老人传》，记载了这样几件事，充分反映了李杲的个性和人品：

李杲家境非常富裕，金朝大定初年，朝廷对真定与河间两路的户籍进行核对，结果显示李杲家的财富在两路当中居于首位。但李家并没有为富不仁，而是乐善好施。他家的宅院内有一片空地，就在那里建了一座书院，有读书人生计艰难的话，就免费供应他们生活学习，最后还资助他们科考。金朝泰和年间，连年发生饥荒，百姓大多外出逃难或被饿死，李杲竭尽全力用钱粮进行救济，救活了很多逃难的百姓。

李杲年轻的时候，为人忠诚守信、厚重端庄，对结交朋友的事情非常慎重；跟人相处的时候，没有戏言。当时富人喜欢去的舞榭歌台、妓院酒楼，李杲是从不光顾。李杲如此洁身自好，同辈的人很妒忌他，就私下商定备下一桌酒席，在酒桌上让妓女轻浮地挑逗勾引他。开席后有一个妓女就去拉扯他的衣服，抚摸挑逗他，他立即恼怒地骂了起来，并脱下衣服烧了。有一次，他以地方豪绅的身份接待南宋使节，酒席桌上南宋使节听说他年纪轻轻却很有操守，就用话暗示一个妓女让他饮酒。他推辞不过，稍微饮了一点酒，就大吐着退席而出。

关于李杲学医的经过，也很有意思。李杲的母亲王氏患了重病卧床不起，让乡里的数名医生救治她。可能是他家比较有钱，请的医生比较多，张医生治了无效就换李医生，医生判断的结果又不一样，有的说是寒证，有的说是热证，所有的药都尝遍了，竟然不知道是什么病，他母亲就这样糊里糊涂地死了。李杲非常伤心，不断责备自己，认为是自己不懂医术而让母亲早逝。就立下誓愿说：如果遇到了良医，一定要跟他努力学习来弥补自己的过错。后来听说河北易水的洁古老人张元素医术闻名天下，就带着金银绸缎去拜见他。学了几年后，尽得其传。

李杲拜名师刻苦学医，尽得张元素所传，但并不是以自己的高超医技谋取钱财，而是把医作为仁术，用自己的技术解除民众的疾苦。他高尚的医德还形成了一个掌故：鍥方石碣。

进纳得官，监济源税。彼中民感时行疫疠，俗呼为大头天行。医工遍阅方书，无与对证者，出己见，妄下之，不效；复下之，比比至死。医不以为过，病家不以为非。君独恻然于心，废寝食，循流讨源，察标求本，制一方，与服之，乃效。特寿之于木，刻揭于耳目聚集之地，用之者无不效。时以为仙人所传，而鏊之于石碣。（明·李廉《医史》卷五）

李杲在河南济源做官的时候，那里的百姓患上了流行性传染病"大头天行"。当地的医生查遍了医书，没有找到能治疗这种病的方子，就根据自己的见解胡乱地给病人用泻下药；所开医方病人服了之后没有疗效，还继续给病人泻下，以致病人病情加重，直到死亡。当地的医生都不把这种行为当作过错，病家也不认为有什么不对。唯独李杲在心中深感哀痛，于是废寝忘食地依据病情探讨病因，分析症状探求病根，创制了一个方子，给病人服下之后，取得了很好的疗效。李杲特意让人把这个方子雕刻在木版上印刷出来，分别张贴在行人聚集的地方让人们抄用，凡是用这个方子治疗的人，都取得了很好的疗效。当时的人以为方子是仙人传授的，就把它雕刻在石碑上面。后来人们不断传颂他的事迹，形成了掌故：鏊方石碣。鏊，凿刻。碣，圆顶的石碑。

另一件能反映李杲高尚品德的事，是李杲收徒传授医技。砚坚《东垣老人传》记载：

壬辰北渡，寓东平；至甲辰还乡里。一日，谓友人周都运德父曰："吾老，欲遗传后世，艰其人奈何？"德父曰："廉台罗天益谦父，性行敦朴，尝恨所业未精，有志于学，君欲传道，斯人其可也。"他日，偕往拜之。君一见曰："汝来学觅钱医人乎？学传道医人乎？"谦父曰："亦传道耳。"遂就学，日用饮食，仰给于君。学三年，嘉其久而不倦也，予之白金二十两，曰："吾知汝活计甚难，恐汝动心，半途而止，可以此给妻子。"谦父力辞不受。君曰："吾大者不惜，何吝乎细？汝勿复辞。"君所期者可知矣。临终，平日所著书检勘卷帙，以类相从，列于几前，嘱谦父曰："此书付汝，非为李明之、罗谦父，盖为天下后世，慎勿湮没，推而行之。"（明·李廉《医史》卷五）

自古以来，以技艺谋生的人，皆秘其技术不轻易外传，即使传授，也是传其子女，且传男不传女。对传授给外姓者，就更加严格，要求弟子人品好，能事师如父。李杲收徒，完全颠覆了一般技艺之人收徒传技的目的，充分表现了李杲高尚的医德和博大的胸怀。

李杲跟张元素学医有成之后，并没有以医为业。金兵南下之后，李杲为了躲避战乱从济源逃到汴梁，在古都开封，他才凭医术在达官贵人之间进行交往。1172 年金兵攻破开封，李杲向北渡过黄河，逃到了山东东平，后来回到了故乡。有一天对朋友说："我老了，想把医术传给后世，深感适当的人很难找啊！"他的朋友就把品行敦厚的罗天益介绍给他。一天，朋友带着罗天益拜见李杲，李杲见了罗天益就问："你来我这学习是为了做赚钱的医生呢？还是为了做继承和弘扬祖国医学的医生呢？"罗天益说："只是继承和发扬医学罢了。"李杲收罗天益为徒之后，罗天益的日常费用和饮食都靠李杲提供。学了三年之后，李杲认为罗天益能长期坚持而不懈怠，就送给他二十两银子，说："我知道你生计艰难，担心你意志动摇，半途而废，现在可以用这些银子来供养你的妻子儿女，你继续学习。"罗天益非常震惊，坚决推辞，不愿接受。李杲说："我把大的医道都毫无保留地传授给你，哪里会吝惜这些银子呢！你不要再推辞了。"李杲临终的时候，把平常所写的书都校勘好按类分列，摆在书案上面，嘱咐罗天益说："这些书交给你，不是为了我李杲，也不是为了你罗天益，而是为了天下后世的人们。你要小心保存，不要让它埋没失传了，要推广并使它流传下去。"

为了传扬医学大道这个共同的理想，李杲和罗天益走到一起，成为亲密的师徒。李杲不仅向罗天益传授医术，还承担他的全部日用饮食，并且赠送银两养活罗天益的妻子儿女，这样的胸襟怎能不让人敬仰感动呢？特别是李杲在临终前，把一生的著作清检校勘，按类分编，全部送给了罗天益，并嘱咐说：这些书给你，并不是为了你我，是为了天下后世人的养生健康啊！这种掷地若金的声音、高尚博大的胸怀，实在感人至深！

《 成语医趣 》

中华民族上下五千年，历史悠久，源远流长。在漫长的历史进程中，劳动人民创造了无数光辉灿烂的文化，这些文化都保留在各种各样的典籍中。而古代的典籍非常之多，数不胜数，古人还特意造了很多成语来形容书籍之富，比如浩如烟海、汗牛充栋、文山书海，等等。其中，汗牛充栋这个成语尤其形象：书太多了，装了几大车，导致拉车的牛累得不停地出汗。这么多书，有地方放吗？有啊，用了一个很大很大的屋子。古人非常聪明，他们通过各种方式创造出的成语，都很有趣。下面，就让我带领大家一起去古籍中游览探寻一下这些有趣的成语吧。当然啦，成语千千万万，我们只选择与中医药有关系的成语。其实，在我们的生活中，这些成语的使用率还挺高，甚至有些已经成为我们语言交流的常用语，由于太常用了，我们有时候可能都忘记了它们的最初来源和意义，比如不可救药、病入膏肓、望梅止渴等。除了成语，中医药文化中还有一些专用的术语，也是我们耳熟能详的，比如杏林、橘井等，这些成语和术语都是从哪里来的呢？它们最初的意思又是什么呢？它们跟中医药有什么关系呢？带着这些问题，让我们一起走进"成语医趣"。

第一节 长相不一样的两兄弟

1. 不可救药

"不可救药"，有时也写作"无可救药"。从字面上看，这个成语好像来自中医药书籍，但其实它出自《诗经》。《诗经》是我国最早的诗歌总集，分为《风》《雅》《颂》三大部分，其中《雅》又分《大雅》和《小雅》，在《大雅》里有一首诗叫作《板》，是西周的大臣凡伯所作，目的是讽刺周厉王。西周的第十代国王周厉王是历史上有名的昏君，他的名字是姬胡，"厉"是后人给他取的谥号。谥号就是古代的君主、大臣等有地位的人死后，人们根据他生平所作所为取的名号，用一两个字对这个人的一生做概括性的评价，算是盖棺定论吧。比如汉武帝的"武"、隋炀帝的"炀"，都是谥号。周厉王的谥号"厉"的意思是"杀戮无辜"，可见他是一个很可怕的人，有多可怕呢？根据历史记载，周厉王在位期间，贪财好货，横征暴敛，对劳动人民的剥削非常严重，同时他还剥夺了一些贵族的权力和财富，因此招致了贵族和平民以及奴隶等多方的不满。为了压制人们的不满，周厉王发展了一个特务组织，专门监视百姓，发现谁敢抱怨就立即杀死，导致人们在路上遇到，也只是互相看看，不敢交谈。由此产生了一个成语"道路以目"，形容人们对残暴统治的憎恨和恐惧。在这种情况下，人们忍无可忍，到处都有人反抗，西周王朝的统治摇摇欲坠。关心国家的大臣们都很痛心，忠心耿耿的老臣凡伯，极力劝谏周厉王改变暴虐的政治，实行德政，以挽救国家。但周厉王不听，一些奸佞小人也嘲笑凡伯，说他老糊涂了。凡伯非常气愤，挥笔写了一首长诗，表达自己焦急的心情，这首诗就是《板》。

"板"这个标题取自整首诗的第一句"上帝板板"，上帝，代指周厉王；板，即反，意思是周厉王违反常道。这首诗一共八节，其中第四节的内容是：

天之方虐，无然谑谑。老夫灌灌，小子蹻蹻。匪我言耄，尔用忧谑。多将熇熇，不可救药。

看到这样的诗句，有的人可能要头大了：哎呀，古人的话好难懂啊！其实，我们细细分析一下，就会发现没那么深奥了，这几句是凡伯对周厉王以及那些嘲笑他的人说的话，第一句"天之方虐，无然谑谑"。谑谑，嬉笑的样子。这句是说上天正在暴虐，你们不要再这样放纵玩乐了。古人敬天，对上天有无限的敬畏和忠诚的信奉，因此，凡伯就拿上天降下的异象，比如灾荒、洪水来警告周厉王和那些作恶的权臣，告诫他们不要一味地纵情享乐，盲目快乐。第二句"老夫灌灌，小子蹻蹻"。灌灌，诚恳的样子；蹻蹻，傲慢的样子。这句是说老夫我诚恳地劝告你们，但你们这些小子，太傲慢自得了，不把我老人家的话放在心上。第三句"匪我言耄，尔用忧谑"。匪，通"非"，否定词，不要；言，语气助词；耄，指人八九十岁的年纪，此指年老昏聩。这句是说我不是年老昏聩，还没老到那个程度呢，你们却来取笑我。第四句"多将熇熇，不可救药"。熇熇，火势炽烈的样子，此指一发而不可收。这句是说你们的气焰炽烈如火，简直就是病重到不能治疗了。从这一节的四句诗中，我们也大体可以看出整首诗的意思，是劝说周厉王和那些权臣，别再一味沉溺在纵情享乐中，要赶紧正视百姓的愤怒情绪，如果任其发展，就会无法阻止，就像人得了重病一样，再高明的医生也无法治愈了。后来的历史发展，果然不出凡伯所料，公元前842年，国人暴动，包围了王宫，周厉王仓皇出逃，最后死在外面。这首《板》与《诗经》中的另一首诗《荡》都以讽喻周厉王而著称，由此形成了一个词"板荡"，形容政局混乱、社会动荡，所以，这首诗的影响之大，可以想见。

我们注意到，"不可救药"这个成语就出现在第四句中。"不可救药"的字面意思是，病得太重，没办法治了，再高明的医生也束手无策。在这首诗中，用的是它的比喻义，比喻国家形势危急，不可挽救。今天，当我们看到一个人或者一件事情坏到无法挽救的地步时，会摇头叹息：唉，不可救药啊！很明显，这是一个贬义词。

"不可救药"这个成语涉及了中医的治疗方法。药，指治疗，这里并没有说明具体用什么方法治疗，不过，根据历史资料可知，先秦时期，治疗疾病的方法有很多，比如导引、汤熨、针灸等，现在我们比较熟悉的中医治疗方法还是喝中药。关于中药的起源，我们就会想到神农尝百草的故事：上古之时，人们草居露宿，生活条件非常恶劣，吃的是动物生肉和野生瓜果，喝的是生水，都很不卫生，所以，人们经常会得一些肠胃方面的疾病，甚至生病死去，寿命都很短。作为部落首领的神农氏，不忍心看到人们被疾病折磨，就下决心要寻找药材，治病救人，并且使人们能够延年益寿。他跋山涉水，走过了很多地方，发现了很多药材，每一种药材，他都要亲自尝一尝，以确定药效。在尝百草的过程中，神农氏了解到各种药物的特点和功效，最终写成了药物学专著《神农本草经》，为人类做出了巨大的贡献。但可惜的是，当他尝到断肠草的时候，中毒而死。其实呢，这是古代的传说，《神农本草经》并非一个人写成，而是秦汉时期众多医学家搜集、整理药物学经验成果的专著，在东汉时期集结成书。托名于神农氏，是为了提高这本书的地位。

"本草"是什么意思呢？中药不仅有植物药，还有动物药和矿物药，不过，由于植物药居多，使用也最普遍，所以自古以来，中药学就被称为"本草学"。《神农本草经》是我国现存最早的本草学著作，记载了365种药物，分为上品、中品、下品。无毒的是上品，为君；毒性小的是中品，为臣；毒性剧烈的是下品，为佐使。《神农本草经》开启了后世的本草学编写工作，以后每隔一段时间，随着新药物的出现和药物知识的丰富，不断有新的本草学著作出现。南北朝时期，梁代的陶弘景对《神农本草经》作了整理补充，编成《本草经集注》，丰富了《神农本草经》的内容。唐代，由于生产力的发展和对外交流的频繁，外国药物陆续输入，药物品种大大增加，于是，政府组织人编写了《新修本草》，又叫《唐本草》，这是中国也是世界上最早的一部国家药典。后来，又陆续出现了一些本草学著作。到了明代，伟大的医药学家李时珍，以毕生精力，实地考察，广泛采集，对本草学进行了全面的整理总结，历时27年，编成了《本草纲目》52卷，集历代药学专著之大成。

这些本草学著作中记载的药物，很多至今还被广泛使用，并且具有很好的疗效。长期的医疗实践证明，古代劳动人民通过长期实践积累下来的医药学遗产是非常丰富和宝贵的，我们应该珍视祖国医药学的伟大宝库，努力挖掘，发扬光大。

2. 病入膏肓

之前我们谈到"不可救药"这个成语，或者叫作"无可救药"，是指病得太严重了，用任何方法都不能救治了，病入膏肓了。有的人可能会说了：这个"病入膏肓"不也是成语吗？也是形容病到无法救治的严重程度啊。"不可救药"和

"病入膏肓"是一个意思嘛，就像两个长得不一样的兄弟啊。没错，"病入膏肓"和"不可救药"的意思差不多，从字面上看都是形容病重到没办法救治，也都可以用来比喻事态严重到不可收拾的地步。不过，这两兄弟却不是同一个妈生的。"不可救药"来自《诗经》，"病入膏肓"又来自哪里呢？

与"不可救药"一样，"病入膏肓"这个成语也不是来自中医药典籍，而是从另一部中国古代的儒家经典《左传》中来，《左传》是春秋末年鲁国史官左丘明编写的一部史书，其中记载了这样的一个故事：

公疾病，求医于秦。秦伯使医缓为之。未至。公梦疾为二竖子，曰："彼良医也，惧伤我，焉逃之？"其一曰："居肓之上，膏之下，若我何？"医至，曰："疾不可为也。在肓之上，膏之下，攻之不可，达之不及，药不至焉，不可为也。"公曰："良医也！"厚为之礼而归之。

这个故事是说，春秋时期，晋国的国君晋景公得了重病，遍寻国内名医，都治不好。最后他只好向秦国求医，为什么向秦国求医呢？因为"秦晋之好"啊，秦国和晋国不止一代互相婚嫁。后来，秦国的国君派了一个名叫缓的医生，前去医治。有人会问，怎么这个医生只有名没有姓呢？先秦时期，只有贵族既有姓又有名，比如周武王姓姬名发；姜子牙姓姜，名尚，字子牙。他们都是贵族，有姓有名。可是身份卑微的人，就只有名，没有姓了，那我们怎么称呼他们呢？方法很多，其中有一种是在名的前面加上这个人的职业，比如楚国的宫廷艺人，名是孟，职业是优，即滑稽杂耍艺人，就叫他优孟。再比如有一位琴师名叫旷，就称他为师旷。像优孟和师旷，都是身份地位比较低下的，所以没有姓，只有名。古代医生的地位也不高，故事中的这位医生缓，职业是医，名缓，所以称他为医缓。医缓还没到晋国的时候，晋景公做了个梦，梦见他的病变成了两个小孩，即文中所说的二竖子，"竖子"这个词，古文中有时用作对人的蔑称。比如鸿门宴上，眼看刺杀刘邦的计划无法进行下去了，范增叹了一口气，说："竖子不足与谋！"意思是，这小子坏了大事啊，不值得我与他计谋。《左传》里的这个"竖子"指小孩，二竖子，就是两个小孩。只见一个小孩慌慌张张地说："哎呀，大事不好啊，病人请了高明的医生，马上就要来了，我们这回在劫难逃了，怎么办呢？躲到什么地方去呢？"另一个小孩气定神闲地说道："不怕不怕，这没什么可怕的，我们躲到肓的上面，膏的下面，无论他用什么方法，都奈何我们不得。"后来，医缓到了，经过诊断之后，对晋景公说："您这病已经没办法治了。因为疾病在肓之上，膏之下，无论用艾灸法、针刺法，还是喝汤药，都不行。这病实在没办法治啦，无药可救啊。"晋景公听了，十分惊讶："你的医术真是高明啊！你所说的，竟然跟我梦见的两个小孩的说法一模一样，唉，看来吾命休矣！"最后，晋景公送了一份厚礼给医缓，让他回秦国去了。这就是成语"病入膏肓"的来历。

　　这个故事中的"膏肓"是中医学术语，膏，指动植物的油脂，具体到人，指的是心尖的脂肪。而"肓"字，需要注意的是，"肓"不能写作"盲"，两个字字形很相近，读音也要注意，读 huāng，不读 máng。肓指心脏与横膈膜之间的部位。简单来说，膏肓就是保护心脏的那层脂肪，中医学认为，在心脏的周围有一层薄膜，叫作心包，意思是这层薄膜把心脏包起来，在心包和心脏的中间有润滑心肌的浆液，可以使心脏活动时不跟胸腔摩擦而受伤。可以说，膏肓其实就是心包的一部分，心包是保护心脏的，所以，病入膏肓就是病邪侵入到了人体的最后一道防线，疾病缠身，不可救药了。可见，"不可救药"与"病入膏肓"是一个意思的两种说法。

除了"病入膏肓"，人们还从《左传》的这段记载中总结出了很多相关的词语："疾在膏肓""膏肓之疾""竖子居肓"，形容一个人病情危重，不可救药；"二竖为灾""二竖为虐"，指生病；"二竖""竖子""晋竖""疾竖"，指病魔；"膏肓"，指难以救治的部位；"医缓""肓医"，指良医。一个故事引出这么多成语和专用术语，古人创造语言的能力真是让我们赞叹啊。

医缓是春秋时期的医生，已经知道人体心脏部位的膏和肓，他是怎么知道的呢？是通过医学解剖。提起解剖，可能有人会以为是西方现代科学的产物，其实，它在中国医学史上历史久远的很呢。早在上古新石器时代，人们通过狩猎和宰杀牲畜，对动物的身体构造就有所了解，又通过观察战争中负伤或死亡的人，进一步了解到人体的内部结构。人们还把解剖的图画刻在石壁上，虽然比较粗浅，但已足够证明当时的人们对解剖的认识。先秦古籍《山海经》中记载着这样一个故事："鲧死三岁不腐，剖之以吴刀，化为黄龙。"意思是，人间发大水，天帝派鲧治水，结果不成功，就将鲧治以死罪。谁知鲧死后，尸体竟然三年不腐烂，天帝感到奇怪，就派了一个天神，用宝刀剖开鲧的肚子，竟然飞出一条黄龙，黄龙腾空而起，这就是鲧的儿子禹。我们熟悉的治水英雄大禹，就是这样剖腹而生。这么生动的剖腹传说，古人是怎么想出来的呢？那时人们的生活中，应该是有这样的解剖实践的吧？当然啦，神话传说仅仅是猜测，不过，中医经典著作《黄帝内经》中的记载却是确凿有据。《灵枢·经水》说："若夫八尺之士，皮肉在此，外可度量切循而得之，其死可解剖而视之，其脏之坚脆，腑之大小，谷之多少，脉之长短，血之清浊，气之多少……皆有大数。"这说明当时已经在利用尸体进行解剖研究了，并且明确提出"解剖"这个词。《黄帝内经》的其他篇章，比如《灵枢·经筋》《灵枢·骨度》《灵枢·脉度》《灵枢·肠胃》等，对人体的骨骼、脏腑、血管等，都有详细的记载。一些脏腑的命名，现代还在使用。其中记载的很多数据，经过核对，与现代人体解剖学极其相似，这些都说明，古人确实进行过人体的解剖和测量。后世的解剖学也有很大进展，北宋时期，医生通过解剖死刑犯的尸体，绘制了解剖图谱《欧希范五脏图》《存真图》。这两幅图虽然已经亡佚了，但一些资料却保留在后世的医书中，为我们提供了宝贵的参考。要说在我国医学解剖史上值得大书特书的，当推清代医学家河北人王清任。王清任在行医过程中，深感解剖的重要性，作为医生，天天跟人体打交道，怎么能不了解人体内部结构呢？他研究了古代的人体结构书籍和图形后，发现了不少问题，这让他疑惑不解，因此，他就自己去观察尸体，积累了大量的人体构造资料，最后写成了一本书叫作《医林改错》，里面画了二十五幅图谱。王清任的大胆实践，为中医解剖学的发展做出了贡献。

《左传》记载的医缓诊病的资料中，医缓提到"攻之不可，达之不及，药不至焉"指的是当时治病的三种方法——艾灸法、针刺法和汤药法。进一步证实了早在春秋战国时期，中医的治疗方法已经很全面了。

最后，有的人可能会有疑惑：医缓根本没有为晋景公医治，怎么算得上高明的医生呢？晋景公后来确实也死掉了。但我们仍然称医缓是名医，因为他虽然没有救活晋景公，甚至根本没有进行治疗，但他准确地说明了医理，所以，他仍然不失为一代名医。在中国古代，判断医生医术高明的标准，并非只是能够救活病人，同时还有其他的标准，比如准确判断病因病机，准确预测疾病的发展甚至病人的死期。这样的医生不是很神奇吗？所以即使没能救人性命，但我们仍然称这样的医生为神医。

第二节　其实我不是神仙

1. 杏林、橘井

上一节我们了解了两个成语——不可救药、病入膏肓，形容一个人病得很重，重到没办法治疗的地步，再高明的医生也是束手无策。听上去让人很悲观，很绝望。难道就没有几个给人以希望的成语吗？当然有啊，只要没到病入膏肓、不可救药的地步，即使看上去很严重的病，也总有医生能够救治，历史上有很多名医，比如扁鹊、华佗、张仲景等，人称神医、医圣，他们以高超的医术救人于危难之际，赢得了人们的爱戴。人们也创造出很多成语，来形容医学的神奇：妙手回春、药到病除、起死回生、悬壶济世、杏林高手、橘井泉香，等等，正与不可救药、病入膏肓是反义词。下面，我们就来了解几个给人以希望和光明的成语。

先说杏林，人们常用"杏林"作为医学界的代称。医生治好了病人，病人为感谢医生，赠送给医生一个匾额或者一面锦旗，上面写的通常是"杏林春暖""誉满杏林"这一类的题词。"杏林"的故事，见于葛洪的《神仙传》。葛洪生活于东晋时期，是道教中人，道教讲究的是修道炼丹成仙，葛洪也坚定地相信神仙的存在，并且认为凡人经过修炼，服食仙丹，可以成仙，所以他花费了大量的时间精力，长期从事炼丹实验，并且还写书来宣扬他的神仙理论。《神仙传》就是专门记载那些经过修炼而成仙的人，比如广成子、老子、彭祖等。跟"杏林"有关系的这位神仙叫作董奉。

董奉是三国时期吴国人，字君异，福建侯官（今福州）人，后隐居在庐山。董奉这个名字，不学医的人可能没听说过，其实他名气很大，与华佗、张仲景并称为"建安三神医"，建安是东汉末年汉献帝的年号。董奉跟葛洪一样，也是个修道之人，深谙养生之法，而且效果很好。有一个年轻人曾在侯官县做官，见过三十多岁的董奉，后来这个年轻人到别的地方去做官了，五十多年后经过侯官县，又见到董奉，大吃一惊，因为董奉的容貌竟然跟五十年前一样，没有变化。他就问董奉："我当年看见你是这样，现在我已白发苍苍，可你却比当年的我还年轻，这是怎么回事呢？你是不是修炼得道了呀？"董奉没有正面回答，只是含糊地说了一句："偶然罢了。"

董奉是不是成仙了呢？我们不知道，不过我们知道董奉的确医术高明，有一个刺史因病去世，已经三天了，董奉正好到当地去，听说此事，就跑到刺史家里，说：我能救活他。家属就问：人都死了三天，还能治吗？董奉说：能治，我有办法。家属赶紧引着董奉去看死掉的刺史。董奉拿出一颗药丸，塞到刺史口中，再灌进一些水，轻轻摇动刺史的头部，将药丸送下。家属们睁大眼睛看着这一切，只见刺史慢慢睁开了眼睛，手脚也跟着能活动了，过了半天，竟然坐了起来。董奉给开了一些调理的药物，过了几天，刺史完全恢复健康了。董奉使刺史起死回生了！可见他的医术是多么高明。当然，刺史并非真的死掉了，可能是得了尸厥症或者其他看上去像是死了实际并非真正死亡的疾病。不过，也得是董奉这样的名医才能治好。刺史感激董奉的救命之恩，就留董奉在家中，专门盖了一座楼让董奉住，每天好吃好喝的供着。董奉在那里住了一年就离开了。

三国时期，诸侯纷争，战乱频繁，政局混乱，董奉不愿做官，也不愿跟权贵们打交道，就隐居在庐山。为百姓治病，他医术精湛，救人无数，却从不索取酬金，但他对病家有一个特殊的要求：每治好一个重病患者，就让病家在山坡上栽五棵杏树；治好一个轻病患者，只需栽一棵杏树。百姓听了，都很高兴：董大夫人好啊，给咱们看病不收钱。所以四面八方闻讯前来求治的病人络绎不绝，而董奉都以栽杏树作为诊金。几年之后，庐山一带的杏树有十多万株，成了一大片杏林，郁郁葱葱，非常好看。杏子成熟后，董奉就在杏林里用草盖了一个仓房，并告诉人们，想要买杏的，不用告诉他，只要拿一斗粮食倒进仓房，就可以装同样容量的一斗杏子走。每年卖杏得来的粮食，董奉全部用来救济贫困的人和在外赶路缺少路费的人，救助了无数百姓。这就是"杏林"的来历。

董奉行医治病，救助百姓的高尚品德，赢得了百姓的爱戴，人们纷纷颂扬董奉高超的医术和高尚的医德，称他为"活神仙"。董奉去世之后，人们在他隐居的地方盖起了杏坛、真人坛等，以示纪念。并且还编出一些故事，来神化董奉，比如"虎守杏林"的故事，说的是庐山杏林长成后，董奉让鸟兽在林中嬉戏游玩，林中竟然不长杂草。曾经有人拿了很少的粮食，却装了很多的杏子，这时杏林里的一群老虎突然吼叫着追出来，那人吓得赶紧抱着装杏的罐子往回跑，由于惊惶逃命，一路上，罐里的杏子掉出去不少。到家一看，剩下的杏子正好和送去的粮食一样多。有时有人来偷杏，老虎就一直追到偷杏人的家中把他咬死，死者家人就赶快把杏还给董奉，并磕头认罪，董奉就让死者复活。最后，据说董奉并没有死，而是羽化成仙了。当然，这都是神话传说，为了突出董奉医术的高超。但"杏林"这个掌故真正想宣传的，却并非董奉高超的医术，而是他高尚的医德。唐代名医孙思邈提出"大医精诚"，只是医术精湛还不能算是大医，只有医术精湛加上医德高尚才称得上是大医。董奉正是这样的一位大医，他为人诊病不收诊金的事，至今传为美谈。"杏林"也逐渐成为医学界的代名词。

有一个词经常与"杏林"连用，那就是"橘井"。据说在西汉时期，在今天的湖南郴州，有一个医生叫苏耽，苏耽医术高明，乐善好施，常常为人治病不收诊金。有一次，苏耽有事外出，三年才能回来，临走之时，他对母亲说："明年天下将发生一场很大很凶险的瘟疫，咱家院子里那口井的井水和井旁边的橘树，可以救命。如果不幸染上了瘟疫，可取井水一升，橘叶一片，煎汤服下，必会痊愈。"第二年，当地果然暴发了严重的瘟疫。苏耽的母亲也未能幸免，但她早有准备，取了井水和橘叶饮服，使自己幸免于难。后来，她又把井水和橘叶分给患病的人们，人们纷纷颂扬苏耽的神奇和美德。据说瘟疫过后，有一条龙从井里飞出，冲上云霄，人们说这龙就是苏耽变化而成，专门来救人的。人们感念苏耽的救命之恩，给苏耽编了一个美好的结局，说他修炼成仙了，因此，苏耽又被称为苏仙。为了纪念苏耽，人们把苏耽当初隐居修炼的山称为苏仙岭，苏耽居住过的屋子称为苏仙观，如今已成为湖南地区的风景名胜。而那口井和橘叶一起，被称为"橘井"，并且慢慢演化为中医药的代名词。那么，为什么井水和橘叶能够治疗瘟疫呢？也是有一番医学道理的。橘子一身都是宝，可以入药，据历代的一些本草书记载，橘子可以止渴、开胃、润燥、生津；橘叶可以疏肝、行气、化痰、消肿。而井水，也有很好的药用

第二章 成语医趣

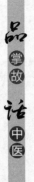
价值，可以消热解毒。

从"橘井"一词又衍生出另一个成语：橘井流香，说的是康熙年间，有一个高官叫陈鹏年，他患有筋骨疼痛之症，多年来，到处寻找良药，却总是不得。一个偶然的机会，有人向他推荐了镇江人唐守义秘制的一正斋膏药，据说药方来自一个神秘的人物。这个膏药，由麝香、木香、乳香等80多味中草药精制而成，具有舒筋活血、祛风止痛、化痞除瘀、消散顺气的功效。陈鹏年用了以后，顿觉神清气爽，竟然很快痊愈了！他大为惊奇，感叹不已，为一正斋膏药的疗效所折服，以后遇到人有身体疼痛的毛病时，他都向人推荐该膏药。后来，陈鹏年任河道总督，管理七省水利，河工们由于常年处在水湿环境下，多患有跌打损伤、筋骨疼痛、腰肌劳损等病症，陈鹏年就让人用一正斋膏药治疗河工，解除了河工们的疾苦。从此，镇江一正斋膏药声名远播，无论是达官贵人，还是平民百姓，都将一正斋膏药奉为神药。甚至有的地方女儿出嫁，以此膏药为陪嫁品。陈鹏年感念该药的神奇疗效，写下了"橘井流香"四个字，制成金字牌匾送给镇江一正斋，遂成为一正斋的镇斋之宝。

这两则医林掌故，合称为"橘井杏林"。从"橘井杏林"，又衍生出"龙蟠橘井，虎守杏林"这样两句相对的成语，有人把它进一步写成一副对联："董氏杏林凭虎守，苏家橘井有龙蟠。"历代文学家也以这两个掌故入诗词，比如元代范康《新水令·乐道》套曲："杏林中作生涯，橘井内为活计。"明代杨珽《龙膏记·闺病》："丹无橘井，医无杏林，投饵全无效也。"可见橘井杏林在历史中的影响。

2. 悬壶、虎撑

杏林和橘井都是有些神话色彩的掌故，人们为了表现医生或者药物的神奇，而附会上一些神话传说。在医学史上，还有一个掌故也与此类似，那就是"悬壶"。生活中，当我们不了解对方的情况时，常常会说："不知他葫芦里卖的什么药？"以前，葫芦确实是用来盛放药物的。据《后汉书·方术列传》记载：

> 费长房者，汝南人，曾为市掾。市中有老翁卖药，悬一壶于肆头，及市罢，辄跳入壶中。市人莫之见，唯长房于楼上睹之，异焉。因往再拜，奉酒脯。翁知长房之意其神也，谓之曰：子明日可更来，长房旦日复诣翁，翁乃与俱入壶中。唯见玉堂华丽，旨酒甘肴，盈衍其中，其饮毕而出。翁约不听与人言之。后乃就楼上候长房曰：我神仙之人，以过见责，今事毕当去，子宁能相随乎？……长房遂欲求道……随从入深山……遂能医疗众病。

类似的记载，也见于葛洪的《神仙传》以及一些杂史笔记。说的是汉代的某一年，河南一带闹瘟疫，死了许多人，医生们想破了脑袋，却始终找不到合适的救治办法。有一天，来了一位老人，他在集市上摆了个中药铺，铺子前悬挂着一个壶，壶里面装着药丸，专治瘟疫。这位老人医术高超，乐善好施，凡是有人来求医，他都从壶里倒出一粒药丸，让患者吃下。吃了药的人，一个个都好起来了。大家对老人感恩戴德，但是没有人知道老人的来历。管理集市的官员叫费长房，有一天傍晚，他从楼上往下看，看到一个奇怪的现象：集市散了之后，人们都回家了，这位卖药老人却纵身一跃，跳进了那个装药的壶里。费长房在楼上看得一清二楚，觉得这太不可思议了，断定老人是个了不起的神奇人，于是就带着礼物前去拜访。老人知道费长房已经发现了自己的不同凡人之处，就对费长房说："你明天再来。"第二天，费长房按时来到。老人带他一起进入壶中，没想到壶里别有洞天，只见雕栏画栋，富丽堂皇，而且有满桌的美酒佳肴，两人酒足饭饱后，从壶里出来。老人嘱咐费长房："你千万不能把这件事告诉别人。"过了些日子，老人对费长房说："我是神仙，因为有过错而被罚下凡，如今事已了结，可以离开尘世了。你愿意跟我一起走吗？"费长房决心向老人学习道术，便跟从老人进入了深山。学了十天，回到自己家里，才发现人间已过去了十年。从此，费长房成了名医，能医百病，驱瘟疫，令人起死回生。

这就是"悬壶"的来历，人们称卖药老人为壶公或者壶翁，称卖药、行医之事为悬壶济世。这里的"壶"即葫芦，在我国，葫芦最早称瓠、匏、壶，这三个字都可以在《诗经》中找到，《卫风》"齿如瓠犀"，《邶风》"匏有苦叶"，《豳风》"七月食瓜，八月断壶"。其中的"瓠""匏""壶"都指葫芦。葫芦是人类最早种植的植物之一。那么，葫芦的原产地是哪里呢？有人说，是非洲或者印度，这种说法并不完全，因为中国考古工作者在古文化遗址中发现了七八千年前的葫芦皮，有的遗址发现了葫芦种子，可见，中国也是葫芦的原产地。葫芦有各种各样的用途，主要用作容器，盛放药物或者酒，还可以食用，也可以做成乐器。从中医的角度来讲，葫芦除了能盛放药物，本身也是药。葫芦的瓤、种子、外壳以及藤蔓、叶子、花朵，甚至破瓢片，都可以入药：葫芦瓤、葫芦籽可以治疗牙病；葫芦壳可以消热解毒、润肺利便，而且越是陈年的葫芦壳，疗效越好，可以消胀杀虫，治疗痔疮、漏下和一些妇科病。《本草纲目》中记载的以葫芦为药引或原料的药方就有三十几种。可见葫芦一身都是宝啊。而悬壶的葫芦，特指一种细腰葫芦，成熟后将它的中间挖空晾干，可以用来装酒、装药丸。古代的神话故事，有很多涉及药葫芦，"八仙"之一的铁拐李，就常背一个装有灵丹妙药的葫芦，行走江湖，治病救人。《西游记》中，孙悟空偷吃的太上老君的仙丹，原本也是装在葫芦里的。

悬壶这个故事看上去很神奇，但如果仔细分析，揭开其怪诞的外衣，可以看到，其实也没什么蹊跷，只不过是古代医家为了推崇医术而附会了一些神话色彩：壶翁是隐士医家，医术高明，乐善好施，救人于水火；费长房也是当时的医生；药葫芦只不过是一个装药的壶，或者说是一种行医卖药的招牌。时至今日，仍有不少行医者在诊室悬挂葫芦，作为行医的标志，或者是药店、制药厂悬挂葫芦，作为卖药的标志。不过，医家挂药葫芦，还是看重葫芦的实用价值。仔细比较起来，用葫芦保存药物，的确比用其他的容器比如铁盒、木盒、陶罐等更好，因为葫芦有很强的密封性能，湿气不容易进入，这样就可以保持药物的干燥性，同时又留有葫芦的清香之气。

古代中医行医卖药除了以悬壶作为标志外，还有别的标志，比如手拿虎撑，这主要是就那些走街串巷为民看病的游医而言。古代的游医又叫走方医、草泽医，他们奔波在乡野之间，穿行于大街小巷，服务对象主要是贫苦的劳动人民。可以说，游医是古代最基层的医务工作者。为了便于宣传自己的医药，游医手里就摇晃着一个铃铛，这个铃铛叫作虎撑，俗名药铃，或叫串铃。一般是铁的或者铜的，它的形状像一个空心的面包圈，外侧留有一道狭长的缝隙，内置两个弹丸，游医把手指伸到铃铛中间的孔里摇动，弹丸互相撞击，发出清脆悦耳的声音。人们听到响声，就知道是医生来了。

这个铃铛为什么叫虎撑呢？据说跟药王孙思邈有关。有一天，孙思邈到山中采药，突然被一只猛虎拦住去路，奇怪的是，这只老虎并没有朝他扑过去，而是张着大嘴趴在地上，并不停地摆动脑袋，似乎在向他乞求什么。孙思邈慢慢地向前观察了一下，发现老虎喉咙里卡着一根骨头。他想帮老虎取出骨头，又怕老虎兽性大发咬断自己的手臂，怎么办呢？他想起扁担上的铁环，便取下铁环放入老虎口中，将虎口撑住，再用手取出老虎喉咙里的骨头。从那以后，江湖行医的人们纷纷效仿孙思邈，铁环成了外出时的必带之物，并被逐渐改造成可以发出响声的铃铛，称为虎撑。游医出门行医时带上虎撑，一方面可以作为行医的标志，表示自己是药王的弟子，像药王一样医术高超；另一方面，因为孙思邈用虎撑救了老虎而自己没被老虎吃掉，医生便把虎撑作为护身符了。据学者考证，给老虎治病的不是孙思邈，而是宋代的一位医生，虎撑也由他开始使用。不过，由于孙思邈的名气更大，所以，虎撑就被说成与孙思邈有关了。

据说，游医摇动虎撑时还有一定的规矩：如果放在胸前摇动，表示医术一般；与肩齐平，表示医术较高；举过头顶，表示医术非常高明。但不管举到什么位置，在经过药店门口时，都不能摇动虎撑，因为药店里供有孙思邈的牌位，倘若此时摇动虎撑，便有藐视药王的嫌疑，药店的人可以上前没收游医的虎撑和药箱，同时还必须向孙思邈的牌位进香赔礼。

无论是悬壶，还是虎撑，都只是行医的标志，古代医生身挂药葫芦，手摇虎撑，除了使用方便外，最主要的，还是向世人表明他们悬壶济世的愿望和普济苍生的志向，在民间传递消病除灾的福音。

第三节　也来寻寻根

1. 方技

中国是一个历史悠久的国家，上下五千年，中华文明源远流长，是我们每一个中国人的骄傲和自豪。中医药文化作为中华文化的组成部分，在历史的长河中闪烁着耀眼的光芒。当我们翻看二十四史时，会发现很多史书中有一类传记，叫作方技传，什么是方技呢？如果我们仔细地读一读这部分，很快就会明白，所谓的方技，其实就是有关中医药的技术和知识。所以方技传也就是中医人物的传记，神医华佗的故事就记载在《三国志·魏书·方技传》里，唐代名医孙思邈的故事记载在《旧唐书·方技传》里，其他像《金史》《元史》《明史》三书的《方技传》里都记载了一些名医的事迹。下面，我们就来寻一寻"方技"这个词的根源。

先给方技下一个定义吧，我们翻一翻工具书，看工具书是怎么定义"方技"这个词的呢？《辞源》说："古代指医、卜、星、相之术。《汉书·艺文志》：'方技者，皆生生之具，王官之一守也。太古有岐伯、俞拊（跗），中世有扁鹊、秦和……汉兴有仓公。'"《中医大辞典》说："古代泛指有关医药的技术和知识。《汉书·艺文志》：'方技者，皆生生之具……故论其书，以序方技为四种。'"以上两部权威性工具书，在解释"方技"一词时，都引用了班固《汉书·艺文志》中的记载。那么，我们就先去探讨一下班固和《汉书·艺文志》。

班固是东汉人，他在《汉书》中设立了"艺文志"这样一种体例，艺文志是指史书中专门记载图书收藏情况的部分，自《汉书》之后的很多史书都有艺文志，或叫作经籍志。在《汉书·艺文志》的序文中，班固首先回顾了自孔子以来历代图书的搜集整理情况，到了西汉成帝时，因为散落在民间的图书很多，所以，派人到民间收书，书收上来之后，与皇宫原有的藏书一起，交由光禄大夫刘向负责整理，这是中国历史上第一次由政府组织的大规模的图书整理活动。当时整理图书分成了几个小组："光禄大夫刘向校经传、诸子、诗赋，步兵校尉任宏校兵书，太史令尹咸校数术，侍医李柱国校方技。"总负责人刘向，下设四个小组，分别是经传、诸子、诗赋小组，组长刘向；兵书组，组长步兵校尉任宏；数术组，组长太史令尹咸；方技组，组长侍医李柱国。这四位小组长，都是相关方面的专家。方技类是中医药书，所以由侍医李柱国来负责。侍医指的是古代为帝王及皇室成员治病的宫廷医师，相当于后来的御医。每整理完一本书之后，总负责人刘向就写一篇图书整理报告，呈给皇帝看。工作进行到一半，刘向死了，就由刘向的儿子刘歆接班，继续领导大家。在工作的同时，刘歆写了一本书，叫作《七略》，里面记载了各类图书的大体情况，每一类都叫"某某略"，方技类就叫《方技略》。班固在《七略》的基础上，增删修改，写成了《汉书·艺文志》。《方技略》给方技下了一个定义："方技者，皆生生之具，王官之一守也。"方技有什么用呢？它是使生命延续不断的工具。生生，第一个"生"是动词，使……生；第二个"生"是名词，生命。使生命不断生存下去，这就是方技的作用。可不是嘛，人生病了，就得治病，方技类图书就提供了治病的方法。同时，方技还是"王官之一守"，"王官"指天子之官；守，职守，职务。也就是说医生也是天子之官。实际上，早在西周王朝就已经设有执掌医学事务的官职：医师，《周礼·天官》记载："医师，掌医之政令。"即管理医学事务和从医人员的官。医师下设食医、疾医、疡医、兽医。食医主要是对王室贵族的饮食进行调和与搭配，比如饮食的寒温、滋味、营养等，相当于现代的营养师。疾医相当于现在的内科医生。疡医就是用手术刀割治溃烂皮肤、腐烂肌肉的医生。兽医是给动物治病的医生。这是《周礼》里面记载的宫廷医生的分类，已经很细致了。

在《方技略》里，中医药的书分成了四大类：医经、经方、房中和神仙。所谓的医经，指医家的经典之作，一提到中医经典，我们首先想到的就是《黄帝内经》，可能有人会提出疑问：有《黄帝内经》，那有没有《黄帝外经》呢？可以肯定地说：有，根据就是《方技略》医经类的记载。西汉时有哪些医家经典呢？《黄帝内经》十八卷，《外经》三十七卷，《扁鹊内经》九卷，《外经》十二卷，《白氏内经》三十八卷，《外经》三十六卷，《旁篇》二十五卷，一共七部医家经典之作，这是西汉刘歆、东汉班固见到的，但我们今天能见到的只有《黄帝内经》了，其他六种哪去了呢？丢了，用专业术语说就是亡佚了。为什么其他六种亡佚了呢？因为书籍在流传过程中，由于各种天灾人祸以及学术发展的淘汰规律，有些书就慢慢地不流传了，慢慢地消亡了。所以，有很多书，古人见过，我们今天都见不到了。《方技略》里的医经类如今只剩《黄帝内经》一种了，因此更加珍贵。《方技略》的第二大类是经方类，是记载各种药方的书，有专治痹病的方书《五脏六腑痹十二病方》，"痹"指身体疼痛或者麻木的病；有专治疝气病的方书《五脏六腑疝十六病方》；有专治黄病的《五脏六腑瘅十二病方》，"瘅"就是黄病。还有专治热病、妇女病以及其他杂病的方书，一共十一种。

从古到今，医经和经方这两类都是医书的重要组成部分。而接下来要说的房中和神仙这两类却只存在于较早的医学系统中，现代医学已经不包括这两类了。为什么呢？首先说一下房中类，由于世俗伦理道德以及佛教传入中国后出家人清规戒律的影响，使"房中"这个在古代本来十分常见的字眼，披上了一层神秘的外衣，被正人君子之流误解抨击，好像"房中"就是荒淫放荡。其实，这是对房中术的误解，房中术是探讨人

第二章 成语医趣

应该如何在性生活中养生的技术以及优生优育等方面的内容，和我们现代说的性科学差不多，是古人的一种养生方法。房中术如何有益于养生呢？马王堆汉墓出土的医学帛书《十问》中说，修炼房中术，"虚者可使充盈，壮者可使久荣，老者可使长生"。可见，正确使用房中术，对健康有利，甚至能够延年益寿。古代有一本志怪小说《汉武故事》，里面记载了这样一件事：汉朝大将军霍去病得了很严重的病，危在旦夕，汉武帝内心很焦虑，就向一位神女祈祷求助，于是神女出现在霍去病面前，要与他行夫妻之事，但霍去病严词拒绝了。结果，霍去病最终死掉。神女向汉武帝说明原委，称霍去病阳气亏损，她本想以自己的阴气补其阳气，谁知被拒。这个故事并不是真实的历史记载，但却反映出古人的一种观念，即认为男女性生活可以治病。房中术最初是道家的一种修行方式，后来成为中医学的一个分支，讲究的是节欲以养生、强身健体。中国历代的医学家，很多研究房中术。像隋唐名医孙思邈就是一位房中术大师，他的著作《千金要方》中就记载了不少房中术的重要理论。《方技略》的最后一类是神仙类，估计很多人会疑问了：神仙之事也能作为医学研究的内容吗？其实，此"神仙"不是我们今天说的神仙，而是一种修行养生的方式，指通过远离世俗人间，到自然环境清幽的深山中去修炼，从而达到延年益寿的目的。修炼之人通过静坐，呼吸吐纳，操练气功、五禽戏等，同时服食灵芝以及能够驱除疾病的丹药，最终健康长寿。这不正是中医的内容吗？

《汉书·艺文志》沿袭刘歆《七略》，为中医药图书设立《方技略》，体现了当时对医学的重视。将医书分为四大类，现在看来比较笼统，后世随着医学的发展，方技的分类也越来越细，到今天，医学分科已经非常细致了。

2. 岐黄

医学的发展离不开医学人物的努力，他们以精湛的医术和高尚的医德为医学领域增光添彩。提到古代最早的中医名家，我们首先会想到岐伯，想到岐伯，又会想到黄帝，人们称中医为岐黄之术，就从这两个人的名称而来。接下来，我们就寻一寻"岐黄"这个词的根源。

先说黄帝，每一个中国人都应该知道黄帝，黄帝是我们中华民族的祖先，我们称自己是炎黄子孙，炎指炎帝，黄就是黄帝。传说黄帝的父亲叫少典，是伏羲和女娲的直系后裔，职务是有熊部落的首领，黄帝的母亲叫附宝，黄帝叫轩辕。那他姓什么呢？有人会说，黄帝当然姓黄了，其实黄帝不姓黄，他本来姓公孙，后来因为长期居住在姬水边，于是改姓姬，所以，黄帝的全名本来是公孙轩辕，后改为姬轩辕。为什么姬轩辕又叫黄帝呢？因为他一生历经多次战争，其中最著名的是诛杀蚩尤，战胜炎帝，平定中原，成为天下共主，按照五行与朝代的关系，黄帝时代属五行中的土德，所以称为黄帝。黄帝是一个很了不起的人物，《黄帝内经》开篇第一句说："昔在黄帝，生而神灵，弱而能言，幼而徇齐，长而敦敏，成而登天。"黄帝一生下来，就很有灵性，出生不久就会说话，出口成章，幼年时聪明灵活，思维敏捷，青年时敦厚能干，诚实勤奋，成年后聪明坚毅，见闻广博。黄帝是一个伟大的首领，在他的领导下，当时的生产有了很大进步，许多东西比如车船、弓箭、房屋等都被发明出来。然而，由于上古时期生活条件恶劣，人们的卫生状况很不好，经常生病，病了又得不到有效的治疗，常常痛苦地死去。黄帝悲天悯人，希望能有办法消除疾病对人们的折磨。后来经人推荐，前去寻找名医岐伯。

岐伯是中国上古时期最有声望的医学家，后世尊称他为

第二章　成语医趣

"华夏中医始祖"。关于这个名称"岐伯"，在浩如烟海的中医古籍中，"岐伯"的"岐"字，时而写成一个山一个支（岐），时而写成一个止一个支（歧），令人迷惑难解。到底应该怎么写才对呢？认为应写作止字旁的学者有一个实物依据：1958年，山东省微山县两城山出土的东汉画像石中，画了岐伯的形象，上半身是人，下半身是鸟，右手握着病人的手，左手举着一根很长的石针，正在治疗病人。"止"字的本义是脚，脚趾有分支、分叉，所以，岐伯的"岐"应该是止字旁，突出了鸟足这个特点。由于下半身是鸟，所以岐伯绰号为扁鹊。后世有一个名叫秦越人的医生，医术特别高明，人们就以上古神医岐伯的绰号"扁鹊"称呼秦越人。而有的学者认为岐伯老家在陕西岐山，所以应写作山字旁。其实，山字旁的"岐"和止字旁的"歧"都有道理，我们翻翻古书，会发现很经典的中医书籍《素问》《灵枢》的宋元刻本都作止字旁，明代刻的《针灸甲乙经》则写作山字旁。山字旁的"岐"和止字旁的"歧"并存于古籍中。可见，古人对于写成山字旁还是止字旁没有定论。这是关于岐伯的名称。至于岐伯的籍贯，有各种不同的说法，除了陕西岐山，还有甘肃庆阳和四川盐亭等。现在有一种名人故里争夺战的现象，各地都争着说某某名人的家乡是我们这里，岐伯也有很多地方争，实际上，由于年代久远，我们无法确定岐伯的籍贯到底是哪里。各地也有各自的依据，有岐伯的传说和庙宇，这都是人们为了纪念岐伯而编造和建筑的，也说明岐伯行医的足迹覆盖广阔。

据说岐伯从小爱动脑筋，喜欢思考，有远大的志向，善于观察大自然，日月星辰、山川河流、草木鸟兽等，都是他日常的观察对象。他还懂音乐，会编乐曲，做乐器，是一个多才多艺的人。后来，见许多人死于疾病，再加上母亲重病缠身，所以他立志学医。先是拜药翁中南子为师，中南子将自己的医药知识倾囊相授。后来遇到神农，又拜神农为师，医术进一步提高。还曾偶遇元始天尊，指点他修身养性之术。经过多位名师的指导和自己的勤学苦练，岐伯终于成为一代名医，名声越来越响亮。

正在为百姓病痛而焦心的黄帝听闻岐伯的大名，赶紧去岐伯家乡寻找，见当地人年长者鹤发童颜，精神矍铄；年少者俊逸潇洒，身轻如燕。一打听，才知道是岐伯为病者治病，为健康者传授养生之法，不禁感叹不已。黄帝恭敬地将岐伯请回去，拜岐伯为天师，让他协助自己治理天下。岐伯施展高明的医术，治愈了很多疾病。他跟随黄帝出征，在军队中为士兵治病，还为军队创制了音乐，在岐伯等人的协助下，最终黄帝统一了华夏。当然，黄帝与岐伯也经常讨论医学问题，黄帝虚心地向岐伯学习，黄帝问，岐伯答，就在君臣二人的一问一答中，中医的经典之作《黄帝内经》诞生了。其实，《黄帝内经》中不仅仅有黄帝与岐伯的对话，还有黄帝与雷公、伯高、俞跗等人的对话，这些也是当时的名医。所以，这本书的内容非常丰富。那么，为什么这本书叫《内经》呢？有人说是相对于《外经》而言，据说黄帝与岐伯等人讨论医学原理的书名为《黄帝内经》，与俞跗等人讨论外科问题的书名为《黄帝外经》。但《黄帝外经》早就亡佚了，只有书名保留在《汉书·艺文志》中，所以其内容是否讲外科，我们也不好确定。不过《内经》也不是专门讲内科问题的。有人认为《黄帝内经》是一部讲"内求"的书，即要使生命健康长寿，不要向外求，而要向内求，就是往内观看五脏六腑，观看气血的输送流动，自己调理自己的脏腑、气血、经络等，达到健康长寿的目的，所以叫《内经》。的确，《黄帝内经》并不是讲具体怎

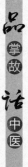

么治病，而是讲如何防病，它的原则是"不治已病治未病"，最重要的是怎么样不生病，它向我们传达了一种健康的养生观念。《黄帝内经》奠定了中医学术理论的基础，成为医家的必读经典之作。

虽然黄帝和岐伯为《黄帝内经》做出了巨大贡献，但实际上，专家学者们早就考证出来，这本书真正的作者并非黄帝和岐伯。《黄帝内经》实际成书于战国时期，后又经秦汉医学家的不断修订补充而成，是历代医家共同努力的结晶。那为什么要把"黄帝"放在书名中呢？因为古人贵古贱今，生怕自己的心血之作得不到长久的流传，所以找个名人来撑门面，托名于黄帝，抬高这本书的身价。古人的用心实在是良苦啊！

虽然《黄帝内经》并非黄帝所作，但黄帝和岐伯在中医药史上的地位首屈一指，很多地方都有尊崇祭祀黄帝、岐伯的民风民俗，借由黄帝和岐伯而形成的岐黄文化在中国源远流长。人们用"岐黄"代指中医，用"岐黄之术""岐黄之道"指中医学术或医术，用"岐黄家"指中医学家，用"岐黄书"指中医书，用"岐黄业"指中医行业等。而《黄帝内经》，更是岐黄文化的标志性著作，是中医药学理论的渊源，是最权威的中医经典著作。实际上，岐黄文化已不仅限于中医药文化，而是扩展到以中医药文化为核心，包括医药、养生、天文、地理、历法、气象、数学、哲学、社会、心理、生物、生态、音乐、古汉语等多个学科领域的中国传统文化。

第四节　不管黄猫黑猫，捉到老鼠就是好猫

1. 桐油解积

在中国古代，医术高明、医德高尚的医生，人们称之为

"大医"，比如华佗、张仲景、孙思邈等，这些大医，即使我们今天提起来，还是禁不住肃然起敬，心向往之。但这样的大医毕竟还是少数，大多数医生，可能并不能够达到大医的高度，但千百年来，他们以自己的医术，普济苍生，救人无数，他们不见得是多么有名的医生，但凭着自己的一技之长救人性命，在自己的一方天地里，取得了各自的成就。下面，我们就来介绍几位这样的人物。

清代医家黄凯钧在他的《友渔斋医话》中记载了这样一件事，有一位姓金的同乡，也是个医生，非常爱好医学，医术也还不错，但是名气一直不大，导致如今年过半百，来求医看病的很少，门前冷落鞍马稀。嘉兴县一位姓俞的乡绅，乡绅，类似于我们现在说的地方土豪，很有钱，娶了三房妻妾，妻妾虽多，但三房一共就只有一个儿子，可想而知，这仅有的一个儿子是多么宝贝了。然而时运不济，这个儿子得了一种怪病，危在旦夕，看了很多医生都不见好。这位姓俞的土豪就到处打听，哪有神医啊？来救救我儿子吧。也不知道是谁，向他推荐了姓金的医生。俞土豪一听，赶紧派大管家去请，大管家就驾着俞土豪的船，前去金医生家。金医生平时没什么名气，没想到土豪来请自己，受宠若惊啊，赶紧收拾好药箱，兴冲冲地就要走，低头一看自己的衣服，觉得太寒酸了。当时是初秋时节，穿纱做的衣服正合适，可金医生穷啊，没有纱衣，怎么办呢？去土豪家看病，自己穿的也不能太差劲啊，没面子。于是就跟朋友借了一件纱衣，去坐俞土豪家的船。

在途中，金医生就跟大管家打听：府上的这位病人是什么症状啊？平时喜欢吃什么，喝什么啊？大管家指着河里的菱角说："我们家公子最爱吃这个了。"菱角，又名芰、风菱、乌菱、水栗子等。外形像个牛角，表皮有点硬，里面有白色果肉。古人认为多吃菱角可以补五脏、除百病，还可以轻身，有减肥健美的作用，因为菱角不含脂肪。《本草纲目》中说：菱角能补脾胃，增强腿部力量，强身益气。菱粉熬成粥有益肠胃，可以解内热，老年人常吃更有好处。根据现代的分析，菱角含有丰富的淀粉、蛋白质、葡萄糖、不饱和脂肪酸以及多种维生素、胡萝卜素及钙、磷、铁等微量元素，菱角还具有一定的抗癌作用。菱角的肉很厚，而且味道香甜，生吃熟吃都行，不亚于板栗。所以很多人都喜欢吃。但是，无论多好吃的东西，都不能过度，菱角吃多了会不好消化，肠胃胀气。另外，菱角性凉，脾胃不好的人也不适合多吃。

金医生听管家说病人最爱吃菱角，点了点头。正在这时，听见有人在吵架，原来是采摘菱角的人不让一条船下水，为什么呢？因为这条船是新做成的，外面漆的桐油还没干。桐油是一种天然的植物油，具有迅速干燥、耐高温、耐腐蚀、防水防蛀等特点，桐油有生熟之分，熟桐油最好，涂在器物表面，干了之后形成一层光亮的油膜，可以对器物起到封闭式的保护。古代的木船、木桶、纸伞、油布、家具都广泛使用熟桐油涂刷表面以防水，北京故宫大殿的柱子刷的就是熟桐油，几百年了，木质依然被保护得很好。另外，皇宫地面上的青石条砖，也是用熟桐油浸泡过的，历经数百年而不褪色，非常的考究。那么，新制成的涂上桐油的木船跟采菱人有什么关系呢？只听采菱人说：新船的桐油气还没散尽，会对菱花不好。因为菱花遇到桐油就会枯萎，进而影响菱角的味道。所以，采菱人就跟船家吵了起来。金医生是个有心人，听到他们争吵，忽然灵光一闪，深受启发：噢，原来桐油能克菱花，刚才听管家说病人喜欢吃菱角，我估摸着，是菱角吃多了导致消化不良。既然桐油与菱花、菱角相克，那么，我弄点桐油试试，说不定能治病呢。于是，就偷偷抓了一把船上涂的桐油，做成十粒梧子大的药丸，梧子就是梧桐树的果实，比黄豆略小，跟赤小豆差不多，古代一般用梧子来比喻药丸的大小。

金医生把桐油药丸用纸包好，放进自己的药箱里。到达俞家后，金医生先是诊脉，同时问病人有何感受，病人说："胸满腹胀，发热不退，前面医生治疗的时候，用了芒硝、川朴、枳实，但没什么效果。这两天又添了新症状，吃不下饭，稍微吃点就会吐。大夫，我是不是快要死了啊？"这里提到的芒硝、川朴和枳实是三种中药，其中芒硝是矿物药，有软坚润燥泻下的作用，常用来治疗大小便不通、消化不良等病症；川朴是植物药，主治食积气滞，腹胀便秘；枳实也是植物药，可治疗食积、便秘等。这三种药都是治疗胸满腹胀之药，表面看是对症的，但为什么没有效果呢？因为没有找对真正的病因。金医生听了病人的描述之后，心里有数了，这病果然如自己先前所想，是吃菱角过多而导致的，幸好我准备了一些桐油丸。但如果直接说服用桐油丸，怕病家不相信，也显不出我的高明啊。金医生稍一沉思，说道："你这病是上下不通，再晚个两三天，就没办法救了。不过幸亏我来了，放心，我带来了神药，你先服下。"这是金医生故弄玄虚了。一来是神话那几粒桐油丸，二来是显示自己医术的高超。金医生把桐油丸交给病人家属，又另外开了一些药，无非是些消导行气之药。仆人拿着药方去抓药了，跑到药店再回来需要一段时间，就在这段时间里，病人吃下的桐油丸起作用了，肚子发出很大的声响，等到仆人把药买回来熬好了，给病人喝下去，病人马上跑厕所去了，先是排下一些黑色干粪，然后泻下一些稀的。这一阵倒腾，病人觉得腹中空空，想吃东西了。病人全家都很高兴啊，对金医生是千恩万谢。为庆祝病人康复和答谢金医生，还特意举办了宴会，又留金医生在他们家住了好几天。金医生临走时，俞家赠送了丰厚的礼品。从此以后，金医生的名气是越来越大，尽人皆知了。

从金医生的故事里，我们可以得出这样几个结论：第一，机会总是垂青有准备的人：金医生前半生虽然默默无闻，但他在治病方面已经有了很多的经验，所以当机会来临时，他抓住机会，治好了其他医生治不好的病，当然，这主要得益于他的善于观察、善于思考，是一个很细心的医生。第二，其他医生治不好的病，金医生怎么就治好了呢？因为他对证下药了，疾病是千变万化，非常复杂的，每一个病都有它的发病原因，即使是同一种病，病因也可能不同，华佗就曾经遇到过两个病症一样的人，但经过诊脉之后，华佗却给他们开了不同的药方，为什么呢？因为病因不一样啊。找准了病因，就好开药了，金医生正是了解了病因，对证下药，才治好了别的医生治不好的病。对证下药非常重要，一个医生，就算医术再高明，如果找不准病因，也是枉然。

2. 一盘冰，三斗火

中医学有个术语，叫作"辨证论治"或"辨证施治"，指的是通过辨析不同病人的不同病情，采取相应的治疗方法，给予相应的药物。但有的医生总喜欢用同一类药，甚至是同一种药，竟然能治好不同的病人，你说怪不怪呢？

宋代学者方勺在他的著作《泊宅编》里就记载了这样的医生，他先引用了一句俗语，叫"藏用担头三斗火，陈承箧里一盘冰"。说的是北宋时的两位医生，一个叫石藏用，喜欢用热药，一个叫陈承，喜欢用凉药。所谓的热药和凉药是就中药的属性而言，《神农本草经》里记载药物有寒、热、温、凉四气，这四气是以春、夏、秋、冬四季气候的特点来概括的，四季的特点是春天温暖、夏天炎热、秋天凉爽、冬天寒冷，所以，药物的四气对应的就是寒、热、温、凉。同时，这四气又有阴阳的不同，寒、凉属阴，温、热属阳。但寒与凉、温与热并不是绝对的，仅是程度上的不同，即凉次于寒，温次于热。有些本草文献中对药物的四性还用大热、大寒、微温、微凉加以描述，这是对中药四气程度不同的进一步区分。四性以外还有一类平性药，指寒热之性不明显、药性比较平和的一类药。按说医生治病应该是通过望、闻、问、切等方法，全面掌握病人的病情，然后根据病情，该开热药开热药，该开寒药开寒药。而石藏用却一味地只开热药，陈承只开寒药，竟然都能治好病。这又是为什么呢？其实原因还是对证下药。

　　石藏用为什么喜欢用热药呢？据古书记载，他认为："今人禀赋怯薄，故按古方用药多不能愈病。非独人也，金石草木之药亦皆比古方弱，非倍用之不能取效。"（宋·张杲《医说》），也就是说，随着时代的推移，人类的生活条件越来越好，身体也变得娇贵起来，因此，同一种病，古人治病的药方，不见得能治好今人，因为今人的身体已经变得跟古人不一样了。而且，不仅人变了，连药物也变了，变得药性弱了，所以相对于古人的用药量，今人应该加倍。石藏用用热药，也是因为病人需要热药，所谓热药，是指干姜、肉桂、附子之类，这些药的作用是大补元阳、逐阴散寒，多用于亡阳、阳虚、阴寒内盛等危急重病，一般情况下也不轻易用。那石藏用为什么用得那么多呢？这跟他的家乡有关，石藏用是四川人。我国疆域广阔，地理环境各有特色，所以相应的，各地饮食情况也不一样。有一个说法是：北咸，东南甜，西辣。指北方气候干燥，饮食以咸为主；东南地区气候湿热，饮食以甜为主；西南地区气候潮湿，饮食为辣为主。四川是盆地，很潮湿，雨又多，而且下雨时空气湿度大，特别阴冷。所以，四川人喜欢吃大热属性的辣椒和附子，就是因为这两种东西具有温中下气、开胃消食、散寒除湿、温肾助阳的功效。

正是特殊的地理环境，使得四川地区以及整个西南地区，出现了一些喜欢用附子、干姜等热药的医生，到清朝同治、光绪年间，逐渐形成了一个学派——火神派，又叫扶阳派。扶阳派的开山宗师是四川人郑钦安，以重视阳气，善用附子、干姜等辛热药而闻名，人称郑附子、郑扶阳、姜附先生。有一年，成都朱知府的夫人患吐血病，久治不愈，成都府属十六个州、县，纷纷推荐当地名医来为夫人治病，但是都没能对证，结果越治越坏。后经人推荐，朱知府请来郑钦安。郑钦安见朱夫人面容苍白，十分怕冷，虽是夏天，床上还铺着皮毡子，盖着丝棉被。经过一番诊断，郑钦安开出了处方：制附片四两，炮干姜四两，炙甘草二两。朱知府对医药也略有所通，看了药方，不禁大惊失色：这都是大热的药啊，而且量也超常，夫人本是吐血重病，这药能行吗？但郑钦安是名医，朱知府虽有疑虑，也不敢有什么异议，就让人去抓药、煎药，且看效果如何。只见夫人服药后，竟觉周身清爽，胸口舒畅，吐血也止住了，还吃了两碗稀饭，病这就好了。朱知府非常高兴，为感谢郑钦安，特赠送他一块金匾，上写"医宗仲景"四字。

四川人石藏用喜欢用热药，而身处江浙地区的陈承却喜欢用寒凉药。所谓寒凉药，是指具有清热泻火、凉血解毒等功效的药物，常用来治疗热证。说到寒凉药，就不得不说一说金代名医刘完素，他是河北人，金元四大家之一，因为擅长用寒凉药，所以后世称为寒凉派。刘完素生活的河北地区，是金国进攻中原时的主战场之一。战争连年不断，社会生产力遭到破坏，人民生活水平下降，种种因素，导致暴发了严重的瘟疫，病症大都是头痛发热、口干舌燥、咽喉肿痛、大便干燥、两眼发红，这是典型的热证。当时的医生治病还沿袭着宋朝的用药习惯，什么习惯呢？宋朝政府曾颁布过一部方书《太平惠民和剂局方》，简称《局方》，收录了很多中药方剂，都是民间常用的有效的药方。由于是政府颁发的，而且书里的药方也比较实用，所以，当时的医生，也都习惯性地使用书中的药物，病人有什么病，直接照着书中的药方开药，很少有能自己进行辨证的。一开始还可以，但长此以往，社会环境在变，疾病也在变，再不加辨证地直接用书里的药方，有时就不那么灵验了。所以，当医生用《局方》里的方法治疗瘟疫时，疗效就没那么好了。面对这种情况，刘完素认真钻研，深入思考，得出了自己的结论，他认为：处方用药，应因人而异，视病人的身体状况、所处的环境和疾病的实际情况来选择用什么药，而不能一成不变。既然《局方》里的药方治瘟疫效果不好，那就不能用这本书了，那又该怎么办呢？刘完素自己读书的时候特别喜欢中医经典之作《黄帝内经》，所以，他放下了《局方》，回归到《黄帝内经》中去，深入钻研，根据《黄帝内经》的医学原理，结合北方的环境特点以及北方游牧民族的生活饮食习惯，刘完素认为，这场瘟疫是因火热而起，因此，应该用寒凉的药物来治疗。最终，使用这种方法，治好了许多人的病。这也是人们称他为"寒凉派"的原因。刘完素敢于打破权威、敢于创新的精神，使得他的医术越来越高超，名声也越来越大，传到了金国皇帝的耳朵里，皇帝多次想让他做官，他都拒绝了，最后皇帝没办法，又感于他的淳朴，特赐了一个"高尚先生"的名号。刘完素创制的"防风通圣散"，具有解表攻里、发汗达表、疏风退热之功效，效果很好，直到目前，临床上还在应用。

古人云："用药如用兵。"在诊治疾病时，无论是用热药还是凉药，辨证用药最为关键。就像有些名老中医，洞彻医理，熟谙药性，开方选药时习惯用某些药品，在医疗中屡建奇功，当然还是因为对证下药了。通俗地讲，就是"不管黄猫黑猫，捉到老鼠就是好猫"。

第五节　将军客串做医生

1. 薏苡明珠

名医们熟读医书，精通医理，辨证论治，对证下药，救人无数。而我们普通人，并不能像他们那样治病救人，但有时候，只要善于观察，善于发现，总结生活经验，关键时刻往往能以自己的智慧救人，尤其是在战场上，比如东汉的马援。

马援是谁呢？马援的祖上原本不姓马，先祖赵奢是战国时代赵国的名将，赵国国君因其功绩卓著及善于驾驭马匹，特赐爵号"马服君"。于是，赵奢的子孙便以"马"为姓。马援身材魁梧，骁勇善战，王莽新朝末年，天下大乱，群雄并起，马援先是依附割据陇西的隗嚣，后见隗嚣难有作为，而刘秀气度不凡，有汉高祖之风，于是离开隗嚣，投奔刘秀。从此，南征北战，为东汉的建立及建立后政权的巩固立下了汗马功劳。在从军的过程中，留下了"老当益壮""马革裹尸"这些豪迈的成语。他有一个封号"伏波将军"，意为降伏波涛，所以人称"马伏波"。历代有多人被封为伏波将军，但只有"马伏波"名号最响。就是这样一位战功赫赫的将军，却受到了不公正的待遇：光武帝刘秀的儿子汉明帝刘庄为了纪念开国功臣，选了二十八位大将，把他们的画像画在南宫云台阁，称为云台二十八将，然而其中却没有马援，这是为什么呢？马援为东汉征战一生，最后病死军中，实现了他"马革裹尸"的壮志。然而，当他"马革裹尸"回来的时候，不但没有受到英雄的应有待遇，还被人诬陷，差点儿死无葬身之地。这又是怎么回事呢？这就不得不说到一个成语了：薏苡明珠。

东汉时，南方有一个交趾郡，即今天的越南北部红河流域，当时还属于东汉的管辖范围。公元40年，交趾郡首领反叛，马援率领军队前去平定叛乱，军队驻扎在交趾的时候，马援让大家经常吃一种名叫薏苡的果实。薏苡是一种草本植物，喜温暖、潮湿，生长在热带、亚热带地区。薏苡仁作为一种中药材，有着悠久的历史，早在《神农本草经》中即有记载。薏苡仁性味甘、淡、凉，入脾、肺、肾经。有健脾、补肺、清热、利湿等功用。用于临床治疗，可以强筋骨、益气、和中、消水肿等。薏苡仁是我国传统的食品资源之一，可做成粥饭及各种面食，供人们食用，尤其对老弱病者更为适宜。薏苡的根、叶也可入药，薏苡的根除了具有清热、利湿、健脾的作用外，还可治黄疸、驱蛔虫以及治疗牙痛、夜盲等症。薏苡叶可代替绿茶，并有利尿作用。所以，薏苡浑身都是宝。那马援为什么要吃薏苡呢？因为瘴气。瘴气是热带雨林地区的湿热瘟瘴之气，是热带原始森林里动植物腐烂后生成的毒气，主要原因就是无人有效地处理动物死后的尸体，加上热带气温过高，为瘴气的产生创造了有利条件。北方军队到南方打仗，瘴气是一个很大的障碍，马援率领水陆两军出征讨伐交趾郡的叛乱，历经苦战，虽说平息了叛乱，但"军吏经瘴疫死者十之四五矣"，"夜夜闻得鬼哭神号，瘴烟之内，阴鬼无数"（《后汉书》）。可见瘴气对军队的破坏作用。为了对抗瘴气，马援就让士兵们吃薏苡。因为薏苡可以清热除湿、健脾杀虫，治疗腹泻等，正好对证下药了。

马援打了胜仗，薏苡仁功不可没。交趾的薏苡仁很大，所以马援在率领军队返回京城时，装了满满一车的薏苡仁，准备带回去种植。京城里的人从没见过薏苡，还以为马援从南方带来了奇珍异宝。许多权贵见马援毫无送礼的意思，心里都很不痛快。只是当时马援深受皇帝重用，那些人只能咬牙切齿地暗中咒骂。后来，马援请命带兵到湖南镇压武陵蛮夷暴动，由于天气酷热，好多士兵得瘟疫而死，马援自己也身患重病，竟然死在了军中。有一人叫梁松，是皇帝的女婿，当朝驸马，趁机落井下石。这个梁松为什么要害马援呢？他俩有什么过节呢？原来有一次，马援卧病在床，梁松前来看望。在病床前，梁松向马援施礼，马援没有还礼。梁松走后，马援的儿子问父亲："您为何不向梁松还礼呢？"马援说："我和梁松的父亲是朋友，梁松虽然当了驸马，但也不能乱了长幼之序啊！"马援以为自己做得对，完全符合礼仪。而梁松则以为，马援倚老卖老，看不上自己，因而怀恨在心，总想找机会报复，这次机会来了，他不仅指责马援贻误军机，还诬陷马援说他在交趾的时候带回了一大车"明珠文犀"，文犀是有纹理的犀牛角，特别名贵。一些嫉恨马援的人也纷纷上书，揭发马援，详细叙述马援当初将一车珍宝从交趾运到京城的种种情形。当时光武帝刘秀已经封马援为侯，但看到接二连三的诽谤告状书，勃然大怒，把封侯大印都追收回去了，马援的家属为此惶惶不可终日，不敢厚葬马援，只能在京城西郊买了几亩薄田，草草掩埋。马援的宾客、朋友没有一个人敢来吊唁。马援的家属并不知道马援究竟犯了什么罪，莫名其妙啊，于是，有一天，他们就用草绳把自己绑了，上朝请罪，光武帝把梁松的诉状给他们看，家属们这才明白了事情的来龙去脉，他们连连上书喊冤，陈述事情的真相，共上书六次，言辞极其悲切哀伤。这期间也有其他官员为马援说话，光武帝这才允许他们为马援举行葬礼。

从马援和薏苡的故事中，产生了一个成语：薏苡明珠，或叫作薏苡之谤。意思是把薏苡当作明珠，比喻被人诬蔑，蒙受冤屈。或者是比喻故意颠倒黑白，搬弄是非。薏苡这个名字，有着深刻的内涵，指的是一个好的意愿，就这样了结，至此而以，因此称"意以"，以，通已，即了结、完结的意思，薏苡是植物，所以加草字头。马援从交趾引进优质薏苡仁，本出于好意，谁知竟成为别人诬陷的借口，天大之冤，实在让人感慨。后世文人作品中多用薏苡掌故，如唐代白居易说："侏儒饱笑东方朔，薏苡馋幽马伏波。"（《得微之到官后书备知通州之事怅然有感因成四章》之三）陈子昂说："桂枝芳欲晚，薏苡谤谁明？"（《题居延古城》）宋代苏轼说："伏波饭薏苡，御瘴传神良。能除五溪毒，不就谗言伤。"（《薏苡》）明代刘基说："赤符皇帝明见万里外，乃以薏苡为文犀。"（《梁甫吟》）刘基还感慨道："谁谓秋月明？蔽之不必一尺翳。谁谓江水清？淆之不必一斗泥。"奸邪小人掩盖真相，混淆视听，陷害忠良，防不胜防。

其实，话说回来，马援蒙冤，不仅仅是梁松等人的诬陷，光武帝刘秀的戒备才是主要原因，为什么这样说呢？因为马援才干非凡，功勋卓著，爱民如子，在军中拥有极高的声望，甚至在一次演讲中，马援对将士们表明了自己以天下为己任的慷慨大志，又表露了对下属的感激之情，结果将士们竟伏地高呼万岁。功高震主，是任何一个皇帝都不希望看到的，刘秀也不例外。尽管马援并没有表现出造反的意向，但刘秀肯定不愿意看马援一天天壮大，最好的办法就是给他加官封侯，让他在家安度晚年，别再去带兵打仗。否则，随着马援用兵经验越来越丰富，军心也越来越归附，如果哪一天马援果真起了反心，皇帝怎么办呢？所以，马援远征交趾得胜归来后，刘秀果断地封他为新息侯，让他颐养天年。可是征战了一生的马援是个闲不住的人，听说湖南武陵蛮夷战事久拖不下，便请求带兵出征。刘秀以马援年老体衰为由拒绝。可是，马援不但没有看透刘秀的心思，反而拿出当年廉颇请战的架势，表示自己虽然年老，但雄姿不减。最后刘秀虽然答应，但心里肯定不舒服。这也为马援最后的悲惨结局埋下了伏笔。

尽管在死后遭受到了不公正的待遇，但这并不妨碍马援这一光辉灿烂的人物形象对后世产生巨大的积极影响。马革裹尸，恰慰平生。这位传奇人物身上所体现出的坚毅豪迈的情怀、恢宏崇高的志向和保家卫国的尚武精神激励着一代代的中华儿女，而且早已成为中华传统文化的优秀组成部分。

2. 望梅止渴

东汉伏波将军马援通过让士兵们吃薏苡仁，从而有效地抵制了瘴气对士兵的伤害，不愧是一个爱兵如子的将军。历史上爱兵的将军很多，懂点医理的也不少，除了马援，曹操也很会利用医学道理来激励士兵，"望梅止渴"这个成语就很好地诠释了这一点。

这个成语出自南朝宋刘义庆的《世说新语》，说的是东汉末年，曹操带兵去打仗，一路奔波，军士们都十分疲惫。当时正值酷暑，烈日当空，大地焦枯。酷热的天气加上连续的行军，使得士兵们一个个都头晕眼花，嘴唇干裂，喉咙冒烟，这时候，如果能饱饱地喝上一壶水，那是再好不过了。可是，由于之前的准备不充分，行军时间过长，如今军队补给不够，一滴水也没有了。更糟糕的是，曹操已派人去探过，方圆几十里都没有水源。眼看着士兵们一个个东倒西歪，有气无力，曹操心急如焚：再这样下去，仗还没打呢，人就都渴死了。怎么办呢？他策马奔上山冈，极目远眺，突然灵机一动，脑子里蹦出个好点子。只见他抽出扬鞭一指前方，回头对着军队大声喊道："我看到前面不远处有一大片梅林，结满了又大又酸又甜的梅子，大家再坚持一下，走到那里吃到梅子就能解渴了！"士兵们听了曹操的话，脑海里立即浮现出梅子的样子，想起梅子的酸味，嘴里顿时生出了不少口水，精神也随之振作起来，最终，曹操率领军队走到了有水的地方。这就是"望梅止渴"的故事。

现在我们常用"望梅止渴"这个成语，比喻不现实的想法，用空想来自我安慰。不过，从生理学的角度看，望梅止渴并非无稽之谈。因为，"望梅"的确能够"止渴"，这是一种条件反射。条件反射是一种生理反应，指的是在一定条件下，外界刺激与有机体反应之间建立起来的暂时的神经联系，比如俗话说的"一朝被蛇咬，十年怕井绳"，即指被蛇咬过的人，从此心里总是怕蛇，即使看到像蛇的绳子，也会非常害怕。这就是条件反射。望梅止渴也是条件反射的结果，因为梅子会使人牙龈发酸，口水直流，所以，吃过梅子的人，这种酸酸的印象就记在了人的大脑皮质上，而且十分深刻和强烈。当人们再看到梅子，或者提起梅子时，嘴巴里就会发酸，会流口水。所以，在"望梅止渴"的故事里，梅子立了大功。那我们就来说一说梅和梅子吧。

梅，有可供观赏和可供食用两大类。观赏梅也就是梅花，提起梅花，我们脑海中会浮现很多的诗句，比如陆游的《卜算子》："驿外断桥边，寂寞开无主。已是黄昏独自愁，更著风和雨。无意苦争春，一任群芳妒。零落成泥碾作尘，只有香如故。"赞扬了梅的高洁与孤傲。在中国传统文化中，梅花以它高洁、坚贞、纯洁、不畏严寒的品性，给人激励，让人向往。梅花更与兰花、竹子、菊花并称"四君子"，与松、竹并称"岁寒三友"。而北宋诗人林逋的"疏影横斜水清浅，暗香浮动月黄昏"（《山园小梅》），又将梅花写成了不食人间烟火的冷艳清奇之花，为梅花平添了一抹婉约浪漫的色彩。

梅不仅好看，还好吃呢。不过这好吃的梅指的是另一个品种——果梅，就是我们通常所说的梅子，或叫作青梅、酸梅。这几个名称都会让我们浮想联翩：提到梅子，我们又回想起宋代词人贺铸的那句"一川烟草，满城风絮，梅子黄时雨"（《青玉案》）。江南地区梅子成熟于初夏季节，多有连绵之雨，所以称为"梅雨"。而提到青梅，我们会想起那个著名的掌故——青梅煮酒。曹操与刘备论天下英雄"唯你我二人"。我们不禁要问，青梅怎么煮酒呢？喝了有什么好处呢？还有酸梅，让我们流口水的酸梅汤，又有怎样的历史和功效呢？好吧，让我们细细道来。

梅子在采摘时，颜色青绿，所以又称为青梅。如果直接吃青梅，味道太酸，一般人接受不了，所以都是将青梅加工一下，做成青梅酒、青梅酱、话梅干等。古人说青梅煮酒，并不是用酒去煮青梅，而是用青梅加上糖来酿酒。青梅中有些营养生吃不能被人体吸收，但是做成酒，营养成分则可以完全溶解在酒里，所以说青梅酒含有丰富的维生素和氨基酸。营养学家早就发现，青梅酒的营养价值比白酒、啤酒都高，也更有利于人体健康。具体来说，青梅酒的作用：第一，最重要的一点，对女性保健很有效果。青梅能促进唾液腺分泌更多的腮腺素，腮腺素是一种内分泌素，又称为"青春荷尔蒙"，还被称为"返老还童素"，它可以促进皮肤组织和血管趋于年轻化，促进新陈代谢，延缓衰老。另外，青梅酒中的多酚可抑制脂肪在体内的堆积，起到养颜塑身的效果。看到这里，女性朋友们是不是都很心动了呢？第二，解毒。我们吃的食品中有添加剂，有些蔬菜还有残留农药，这些有害成分如果进入人体，就需要通过肝脏来解毒。青梅含有的活性物质能提高肝脏的解毒功能，增强人体解毒的能力。所以，肝火旺，容易生气的人适合多吃酸梅，不但能降低肝火，还能滋养肝脏呢。第三，调理肠胃，缓解腹痛。青梅酒口感酸甜，喝一口开胃生津，真是惬意无比啊。有的人可能会觉得青梅酸酸的，肠胃不好的人本来就胃酸过多，再吃酸梅，岂不是酸上加酸吗？实际上，这是一种误解，青梅虽然口感酸，但它属于碱性食物，能让体内血液酸碱平衡，从而调理肠胃，帮助消化。还有人把青梅酒当作救急药，以备突发腹痛时使用。第四，杀菌、消除疲劳、治风湿痛等。所以，青梅具有净血、解毒、杀菌三大功能，真是居家旅游，必备良品啊。

　　青梅还可以做成酸梅汤，提起酸梅汤，你可不要以为这是现代才出现的一种饮料，其实，早在商周时期，我们的祖先就已经用梅子榨汁来喝，到北宋时，已经很常见了，叫作梅汁或者卤梅水。明清时期，酸梅汤更是风靡大街小巷，上至皇亲贵族，下至普通百姓，都喜欢来一碗酸梅汤。据说酸梅汤是明朝开国皇帝朱元璋发明的，相传，朱元璋早年是个卖乌梅的小商贩，有一年赶上瘟疫横行，死了很多人，朱元璋也病倒了，吃什么药都不见效。一天，躺在病床上奄奄一息的朱元璋忽然闻到乌梅的阵阵酸气，顿时感觉精神振作了许多。他意识到乌梅的妙处，便以乌梅为主料，搭配山楂、甘草，加水煮成汤来服用，过了几天，他的病竟然痊愈了！朱元璋从中发现了一大商机，他熬了很多乌梅汤，在大街小巷贩卖，竟然治好了得瘟疫的人，他自己也大赚了一笔。乌梅汤也就是酸梅汤，所以，酸

第二章　成语医趣

087十

梅汤行业把朱元璋奉为祖师爷。当然，这只是传说，不过，酸梅汤的药用价值却是真实的，东晋葛洪的《肘后备急方》中的"治时气病起诸劳复方"中，记载了一个治疗疾病复发、虚烦失眠的方子，就是用乌梅煮汤服用。

现在我们喝的酸梅汤的配方源自清朝宫廷御茶坊。满洲人喜欢打猎，吃肉食，肉食吃多了，需要酸汤子来消化。本来，满洲人的酸汤子是由玉米面发酵而成，糖分太高，吃了容易变胖，所以，乾隆皇帝就下令对饮食结构进行调整，御茶坊绞尽脑汁，终于调制出了能替代酸汤子的饮品——酸梅汤。那么，酸梅汤的配料到底是什么呢？主料是乌梅，什么是乌梅呢？《本草纲目》里说："梅实采半黄者，以烟熏之为乌梅。"青梅经烟熏烤或放蒸笼里蒸过以后，颜色变为乌黑，称为乌梅。除了乌梅，还有山楂、桂花、甘草、冰糖这几种材料。乌梅去油解腻，桂花化痰散瘀，甘草清热解毒、滋养肌肤，山楂降脂降压，冰糖益气润肺。清宫御茶坊的酸梅汤一问世，就受到了乾隆皇帝的喜爱。据说乾隆皇帝茶前饭后都喝酸梅汤。无论史料记载还是宫廷画家的影像记录都表明，乾隆皇帝一生都是一副清瘦的身材，并没有大腹便便，且瘦而有神。这可能就与酸梅汤有关。后来，清宫都流行喝酸梅汤。再后来，酸梅汤在民间流行起来，出现了好多老字号，一直流传到今天。

第三章

《医家史话》

　　以医史辨医理，以医史识医家。中医学发展历史绵长，有史记载的就有两千多年，这其中记载了很多与医家疗疾有关的故事。故事中保留了大量中医传统理论、学说，体现出中医文化的神奇和精妙。有些故事非常特殊，从表面上看不符合中医的行医规范、不符合医者仁心的职业操守，甚至不符合日常行为逻辑，但看起来毫无根据的治疗，实际上却与古人的思维方式和医疗传统息息相关，其中隐藏着一整套古代医家系统地认识疾病、治疗疾病的理论。这些故事往往容易使人对古代名医的行为、对中医产生误解，也不利于中医文化的传播发展。从历史学的角度，重新认识这些有趣的医史故事，了解中医灿烂辉煌历史，有利于深入理解中医文化的博大精深和中医理论的圆融通达。正是一代代古代医家对中医理论和临床实践的孜孜以求，才使得中国传统医学绵延至今，成为独立于现代医学的重要门类；才使得中医学直到现在对很多疾病的医治仍具有很好的治疗效果。

第一节　你以为我不靠谱

1. 医之祝由

　　我国的传统医学早在几千年前的周朝就有了专业的分科，

《周礼·天官·冢宰》一书中详细记载了周朝医生的职能分配：有专门为君王调制饮食的食医；有主管治疗百姓疾病的疾医；有主要负责外伤和痈疡的疡医；还有负责给牲畜治病的兽医。随着中医理论的不断发展、医疗体系的不断完善，中医的分科治疗成为一种常识，从最初简单的医分四科，到宋代的医分九科，再发展到元、明、清时期细化为十三科，每一次中医分科的变化，都是中医学在精细化方向上的一次进步。

中医的分科中，有一个特别的存在，叫祝由科。祝由是一种治疗方法，在现代医学的分科中已经销声匿迹，只有在一些民间治病的土办法中才能找到蛛丝马迹。由于祝由治病的方式带有一定的迷信色彩，表面上看起来很像跳大神，完全没有科学依据，所以在现代医学发展的过程中，祝由科消失在大众的视野中，退出了历史舞台。

但是，祝由作为中医的一个门类，无论从医学理论还是从历史学的角度去分析，都有其一整套逻辑自洽的理论基础。

唐代的王冰在《黄帝内经素问注》中，把祝由解释为祝说病由。祝说，指假装具有能通鬼神之事的能力，用祷告、祈祷的方式，达到治疗患者疾病痛苦的效果。不过，祝由作为一门医学分科，并非仅仅靠祈祷、求神问佛来治疗疾病，还采用了包括禁法、咒法、符法等多种方式，有时甚至还要配合中草药的药物治疗，才能实现治愈。

从历史学的角度来看，祝由治病出现时间早，持续时间长，不能与迷信混为一谈。祝由这种治疗方式最早的记载出现在《素问·移精变气论》中：

黄帝问曰："余闻古之治病，唯其移精变气，可祝由而已。今世治病，毒药治其内，针石治其外，或愈或不愈，何也？"岐伯对曰："往古人居禽兽之间，动作以避寒，阴居以避暑，内无眷慕之累，外无伸宦之形，此恬淡之世，邪不能深入也。故毒药不能治其内，针石不能治其外，故可移精祝由而已。"

岐伯认为古人所处的环境是清静无为的，所以古人的精气很强大，邪气不能深入侵犯人的身体内部。所以古人患病的时候，既不需要用药物来治疗，也不需要针石来刺激肌体，仅仅用祝由的方法来改变精气就能够治愈各种疾病。黄帝和岐伯关于祝由治病原理的问答，说明在中医成为系统科学之前，祝由治病就已经存在，历史非常悠久。

长沙马王堆出土的《五十二病方》是目前为止发现的最早的方书，其中记载的巫祝治病的方法有 30 多条。后代的方书中也都记载了很多祝由治病的方法，比如孙思邈的《千金翼方》中有专门的《禁经》，北宋的《圣济总录》也有三卷《符禁门》。这样看来，古人曾经频繁使用祝由术来治疗疾病。如果祝由术仅仅是种虚假的迷信，而不能真正地疗疾去痛，那么它不太可能会被放入医书中，作为一种治疗方法被人们所使用。或者即使被加以使用，在发现没有治疗效果后，也会被淘汰，人们不可能会长期使用一种无效的治疗手段。祝由术从《黄帝内经》《五十二病方》起就有记载，一直到元代金元四大家之一"滋阴派"的开创者朱丹溪在《格致余论》中还提到："移精变气乃小术耳，可治小病。"认为祝由对一些小病具有很好的疗效。这一历史事实说明祝由术在神秘的外表下，具备有效治疗一部分疾病的能力，因此才会在几千年的时间内，一直被中国的医学家们用于临床治疗，而不是很快被替换。当然了，朱丹溪的这句话也从一个侧面反映了，金元时期祝由术已经不是主流的治疗方法，在逐渐退出历史舞台。

中医在分科细化的发展过程中，祝由很早就成为重要的一个门类。祝由进入国家官方医学分科始于隋代。唐代设立太医署，是医疗行政、管理及推动医学教育的最高机构，其中专设咒禁科。宋代太医局在唐代的基础上发展到九科，书禁科仍是其中之一。元代太医院十三科中祝由科依然地位稳固。只有明清两代太医院正式废除祝由科，但祝由的治疗方式仍被保留下来，供皇帝和贵族使用。

太医院是全国医学精英的集散地，如果祝由没有合理的治疗理论和有效的治疗效果，众多优秀的医生不可能会放任它保留在太医院的分科中。况且太医是给皇帝和贵族看病的，稍有差错就会带来杀身之祸，万万不能马虎，怎么可能随随便便把一种没有依据和疗效的治病方法用在皇帝和贵族身上呢？这也从一个侧面说明了祝由术治病还是很靠谱的。

从医学理论的角度来看，祝由术有自己的一套理论体系作为支撑。中国传统医学认为，造成人疾病的因素有内外两种，内伤一般由喜、怒、忧、思、悲、恐、惊七种情绪造成，外伤则源于风、寒、暑、湿、燥、火六淫。在中医系统化、理论化之前，古代医家对致病主要原因的认识集中在鬼神和饮食上，《左传·昭公元年》分析晋侯得病原因时提到"非鬼非食"，从侧面说明了早期医家认识到的主要致病原因即鬼神和饮食。

所谓鬼神致病，大部分其实是一种心理因素所致的疾病，现代科学已经证明鬼神是不存在的，所谓的鬼神致病其实是心病。

祝由治疗的疾病多是由心理问题造成的，心理影响生理，现代医学心理学一个重要的分支叫心理生理学，专门研究心理行为在生理学变化中的作用，其作用机制与祝由术具有相似性。有很多种病，都是因为心理因素最终导致严重后果。比如有人得了癌症，本来不知道的时候，身体看不出什么大问题，知道病情后没过多久就死了，这就是过度的心理恐惧而造成生理的衰亡。

祝由治病的方法一般不用药或者很少用药，由医者来主导整个治疗过程，采用咒语、符咒等形式，结合不同患者的生理心理情况来治疗各种疾病，上古时期祝由的治疗方法，实际上是一种原始的情志疗法和心理疗法，它以语言为主要手段，辅助以带有神秘感的仪式，通过转移患者对疾病的注意力，消除对生理有害的心理因素，从宏观角度调整病人气机，以达到治疗疾病的目的。

另外很多时候使用祝由术治病的医者，在原始社会中，更接近于巫，在部落内属于高级知识分子，知道并了解各种疾病的致病原理和治疗方法，所以能够预先了解患者发病的原因，《灵枢·贼风》提到："先巫者，因知百病之胜，先知其病之所从生者，可祝而已矣。"

治疗时，首先要营造一种巫术氛围，在迷信鬼神盛行的时代，借助鬼神的信仰力量，加上周围环境和病患家属心理上的暗示，能够更快地对病人进行心理疏导，使病人相信自己的病一定能治好，从而达到治病救人的目的。

人体所患疾病简单来说，可划分为心病和身病。心病属于祝由术的主要治疗范围，部分身病也可以划分到祝由术的治疗范围内，但需要注意的是，祝由并非包治所有"心病"的灵丹妙药。祝由的治疗仅局限在心理因素所致的部分上，并非所有的恶性疾病都可以用祝由术治愈。随着时代的发展，神秘主义思想逐渐减少，信仰的力量削弱，祝由更多时候只是一种辅助治疗方式。

总而言之，祝由术是中国的传统暗示疗法，借用了宗教治疗的力量，采用了与现代心理疗法相似的原理。祝由之法治病有其理论依据，但在后来发展的过程中迷信色彩凸显，所以明代中期太医院医科重整时，取消了祝由科，此后国家医疗体系中便不再设置。虽然祝由禁咒医疗并未消失，迄今仍广泛保留在民间和宗教医疗中，但人们对祝由的认识却仍停留在封建迷信上，不得不说这是中医学的一大遗憾。

2. 扁鹊"六不治"

中国古代有很多关于名家名医的记载，其中有一部分名医的治疗，从一般人的角度看，非常不靠谱，扁鹊就是其中的一个代表。

扁鹊是历史上名医的泛称，并非单指一个人，在中国古代有很多名医都叫扁鹊，西汉著名史学家司马迁专门为扁鹊写过一篇传记，里面记载了很多扁鹊周游列国治病疗疾的故事，司马迁所记载的这位扁鹊，真名叫秦越人，是中国古代医学史中众多扁鹊当中的一位，也是最著名的一位。他大约生于公元前5世纪，老家是渤海郡郑地，年轻时做过旅店老板。在经常来往的旅客中有一位年迈的长者，叫长桑君，十分精通医学，经过十多年的考察，自愿招收扁鹊为徒弟。扁鹊拜他为师，得到长桑君的真传，尤其擅长脉学，传说中医四大经典之一的《难经》就是扁鹊撰著的，也有观点认为是后来人假托扁鹊的名写的。除了脉学，扁鹊还精通内、外、妇、儿、五官、针灸各科，还能够"随俗为变"，哪里需要什么医生就当什么医生，比如邯郸急需"带下医"，他就当妇科医生；洛阳急需为老年人治病的"耳目痹医"，扁鹊就去当五官科医生；咸阳急需小儿科医生，他就当儿科医生。

除此以外，扁鹊还能够起死回生，他曾经游历到虢国，当时虢国太子刚死，国都上下都在为太子的去世举办祈祷活动。扁鹊询问了关于虢国太子生病去世的详细情况以后，认定太子并没有死，而是患了尸厥之病。将此事报告给虢国国君后，扁鹊让弟子子阳准备针石，先是针刺了太子的百会穴，促使太子苏醒。接着让另外一个弟子子豹制作药贴，贴在太子的两胁下，再给太子服用了二十天的汤药调适身体的阴阳平衡，最终太子痊愈。全天下人因为这件事，都认为扁鹊是一个能使死人复活的神医。

如此十项全能、全科精通，如此神乎其神的医疗技术，是扁鹊得以名扬天下的根本，看起来扁鹊在医术上已经无所不能了，但扁鹊的传记中却记载了一则令人费解的医案。

据《史记·扁鹊仓公列传》载，有一次扁鹊游历到了齐国，齐桓侯把他当作贵客来接待。扁鹊入朝拜见了齐桓侯之后，对他说："您有病，病在皮肉之间，不治疗将会加重。"桓侯回答说："寡人没病。"扁鹊出去后，桓侯有点生气，对身边伺候的人说："这个医生贪图钱财，竟想把我这个没病的人当作有病的人来治，以此作为自己的功劳，谋取利益。"

五天后，扁鹊又去拜见齐桓侯，告诉桓侯："国君，您的病已经发展到血脉之中，不治疗恐怕要加重。"桓侯依然回答说："我没病。"扁鹊出去后，桓侯更不高兴了。又过了五天，扁鹊去拜见齐桓侯，说："您的病已经到肠胃之中了，不治疗将会继续加重。"桓侯这次干脆不回应扁鹊的话了。再过了五天，扁鹊又去拜见齐桓侯，见了桓侯就退出去跑了。桓侯派人去询问其中的缘故，扁鹊说："疾病处在皮肉之间的时候，汤药、热敷就能治好；处在血脉之中的时候，针刺能够治好；如果处在肠胃之中，酒剂才能够治好；如果进入骨髓，即使是掌管生命的神仙也不能把它怎么样了。如今桓侯的病已经深入骨髓，因此我不敢再请求给桓侯治病了。"果然像扁鹊说的，五天后，桓侯身体病重，派人召扁鹊治病，扁鹊早已逃跑离开，最后桓侯不治身亡。

　　桓侯的病看起来不复杂，从见到桓侯的那一刻，扁鹊就已经观察出桓侯的病根，并且提出了一系列治疗方案，虽然尽到了医者的提醒责任，但却始终没有实施有效的治疗，从表面上看缺乏一颗医者仁心。

　　作为一个名医，这种行为看起来不合常理，但却深藏了中医思维方式，扁鹊正是遵循了古代为医治疗的一些基本原则，才会做出这样的行为。司马迁《史记·扁鹊仓公列传》记载了扁鹊遵守的"六不治"原则：

　　故病有六不治：骄恣不论于理，一不治也；轻身重财，二不治也；衣食不能适，三不治也；阴阳并，脏气不定，四不治也；形羸不能服药，五不治也；信巫不信医，六不治也。有此一者，则重难治也。

　　"六不治"中第一条是骄横放纵不讲道理，这是第一种不能治疗的情况。骄横放纵不讲道理的病人，多是当时的王官贵族，因为身份高贵，盛气凌人，容易自以为是。患者如果骄横傲慢，藐视医生，处处自以为是，我行我素，这种人很难治好，因为他很难遵守医嘱。扁鹊从一开始就跟齐桓侯说，您有病得治，不治就会加深，齐桓侯却以为扁鹊是骗子，不肯听扁鹊的劝告，而后扁鹊再三警告桓侯，都没有效果，即使扁鹊勉强给桓侯开药方治疗，桓侯也会因为不信任医生，而延误治疗的最好时机。

　　第二条，把钱财看得很重，而把身体看得很轻，有病舍不得花钱的人，没办法治疗。东汉名医张仲景在《伤寒论·序》中曾批评过这样的人："但竞逐荣势，企踵权豪，孜孜汲汲，唯名利是务；崇饰其末，忽弃其本，华其外而悴其内。皮之不存，毛将安附焉？"有些人整天急急忙忙只知道追求名利，重视名利等身外之物，轻视抛弃身体这个根本。外表华贵，而身体憔悴，这就好像"皮之不存，毛将焉附"的道理一样。也有民间故事讲过类似的道理：一个有钱人腰上绑着很多金银财宝过河，越往前走河水越深，本来有钱人是会游泳的，可是因为负重太多浮不起来，眼看快淹死了。河岸上有人高声叫道："赶快把缠在腰上的金银扔掉吧，命重要还是钱重要啊。"有钱人却说："我宁愿淹死也不愿意抛弃这些宝贝。"最后他带着一身金银财宝淹死了。像这种爱钱胜过爱命的人，实在是不可救药，医生也无能为力。

第三条，吃穿不合适的也治不了。这句话包含两层意思：第一层意思是，病人不听劝，违反四时阴阳变化规律，饮食不节制，生活习惯不规律，这样的病人治也白治。一个人要想健康长寿，"必顺四时而适寒暑"（《黄帝内经》），必须要顺应春夏秋冬四季阴阳的变化，并随季节的变化调整自己的饮食起居，这才是身体健康的基本保障。第二层意思指，衣着、饮食都不周全的人，往往是穷人和病情较重的病人，明代李中梓医生认为："贫者衣食不周，况乎药饵？"穷人生病，即使有医生治，却会因为生活条件差，无法做到愈后的身体保养，疾病难以根除，再次患病的概率非常之高，这样的病人病情容易反反复复，很难根除。

第四条，阴阳不和谐，脏气不稳定。《素问·调经论》云："人之所有者，血与气耳。"古人取类比象，五脏的功能法地，属性为阴，出营血；六腑的功能法天，属性为阳，出阳气。五脏六腑阴阳和谐，身体才会健康。如果阴阳失衡，五脏特别是心脏功能失调，疾病就很难治疗了。不仅五脏重要，六腑也非常重要，胃是五脏六腑之海，身体活动所需的营养物质要靠胃的消化来供给，如果胃受到严重损伤，不能消化食物、吸收营养，有病也难以恢复健康，吃不下消化不了，身体就变成了无源之水，再好的医生、再高明的医术也无济于事。

第五条，身体瘦弱，不能吃药的病人。这种病人病情大多危重，因为身体衰弱到药都吃不了，给医生的治疗带来了极大阻碍。扁鹊所处的时代，给药途径以口服为主，如果不能服药，或者病人身体太虚，吃下去受不了吐出来，根本就没办法治。不过在今天的医疗条件下，不能服药可以采用针剂、输液等方法，这一条对现代医学治疗效果的影响降低了很多，但对于中国古代医家的治疗来说，却是致命的。

第六条，迷信巫术，不相信医学的人，让医生治起病来很为难。中医产生时，巫术和医术是合二为一的，到了扁鹊所处的时代，巫和医开始分道扬镳，人们认识到巫术并不能真正治病。但迷信巫术、崇拜鬼神的人还有很多。很多人认为巫师向上天祷告完毕，不吃药不治疗就可以痊愈，治病全靠信仰的这种人也不能治，这种人跟第一条中的王官贵族有相似的地方，都不信任医生。他们所信仰的巫术，跟祝由术不一样，是完全没有科学依据，排斥医学治疗的一种信仰。怀着对医生医术不信任的心理，再先进的医学手段都会因为病患的心理因素，治疗效果大打折扣。

扁鹊在齐桓侯得病的事情上显得有点冷漠，是遵循这六大原则的结果，是理性分析现实状况后做出的正确选择。扁鹊本人，作为一个医生还是非常优秀的，具有一颗医者仁心，比如在治疗虢国太子尸厥症时能够急人所急，在病患家属没有要求治疗的情况下，依然很好地医治了病人。所以评价一个医生到底好不好，不能根据一个单独事件下判断，要全面地看待，才能得出正确的结论。同时也要理解中医与现代的西医是完全不同的两种思维模式，用现代的思想去看待古人的行为很容易产生误解。

第二节　一言定生死

1. 仓公决生死

　　基于古人认识世界的方式，中国传统医学设定了一些行医准则，同时也制定了一套针对医家的评价体系。判断医家水平高低的标准中，有一条现在已经被遗忘和忽略，但对古人来说却非常重要，即"知人生死"。中国古代医家的故事里，体现得最明显的是《史记》中淳于意的有关医案。

　　淳于意，西汉时期著名医家，姓淳于，名意，大约生活在公元前215年至公元前140年。淳于意除了本名以外，最为人熟知的是"仓公"这个名号。由于淳于意曾做过汉代一个封国——齐国的国家粮仓管理员，后世便尊称他为仓公，淳于意的本名反而较少被提及。这也是古人在称呼名医时的一个习惯，不直呼其名，比如秦越人被尊称为扁鹊，也是同样的传统，表达了对名医的尊重。

　　淳于意年轻的时候就非常喜欢医药方面的知识，但只是出于爱好自学，没有经过专业训练，所以治病救人的水平很普通。后来听说菑川（今山东寿光），有一个叫公孙光的，是个名医，于是就拜公孙光为师，从那里学到了一些秘不外传的医方和医理。公孙光对他说："我对你没有什么隐瞒的，我的秘方医术都拿出来给你了。我已经老了，这些医术和药方是我一生所学，不要随便传给外人。"

　　在教授医术的时候，公孙光发现淳于意勤奋好学，是个难得的人才，将来肯定能成为良医，于是就把他介绍给了公乘阳庆。汉高后八年，也就是公元前180年，即汉高祖刘邦的皇后吕雉临朝执政的第八年，所以叫作高后八年，仓公拜同乡一个叫公乘阳庆的人为师，继续学习医术。

公乘阳庆，姓公乘，名阳庆，跟淳于一样是复姓。中国古人的姓氏很有意思，有以官职为姓的，有以图腾为姓的，有以封地为姓的。公乘是以爵位为姓，本来是秦汉时期二十等爵的第八等，意思是获得这个爵位的人，能够有资格和王同乘一辆车。

当时公乘阳庆已经七十多岁了，没有能继承医术的后代，于是对淳于意说："把你以前学过的药方都忘掉吧，那些都不对。我这里有祖传的黄帝、扁鹊的诊脉医书，还有根据脸上不同地方的不同颜色来诊病的方法，它能使你提前预知病人的生死，可以帮助你治愈疑难病症，判定疾病能否医治，还有一些医药理论的书籍，都非常精辟。我家里有钱，什么都不缺，只因为心里喜欢你，觉得你有前途，才想把自己收藏的秘方和书全教给你。"淳于意觉得自己太幸运了，简直不敢相信自己的好运，赶快上前拜谢老师的教导。

经过一年的时间，淳于意学习了公乘阳庆传授的各种医术，第二年开始试着给人治病，三年后，用老师教的方法诊视病情已经能做到决断生死。淳于意修习医术的过程被详细记载在了司马迁的《史记》中，《史记·扁鹊仓公列传》言：

太仓公者，齐太仓长，临菑人也，姓淳于氏，名意。少而喜医方术。高后八年，更受师同郡元里公乘阳庆。庆年七十余，无子，使意尽去其故方，更悉以禁方予之，传黄帝、扁鹊之脉书，五色诊病，知人死生，决嫌疑，定可治，及药论，甚精。受之三年，为人治病，决死生多验。

《史记》还记载了淳于意曾经治疗过的二十五例医案，被称为"诊籍"，是中国现存最早的病历资料。从公乘阳庆传授的医术和《史记》保存下来的仓公医案看，中国古代早期医学的一个重要特点就是"知人死生，决嫌疑，定可治"。成为名医的一个必备条件，就是能够判断病患的生死。其次是能够辨别各种疑难病症，熟悉各种治疗方法。明代文学家宋濂在《赠医师葛某序》中就曾称赞一位葛姓医生："葛生某，淮之钜族也，明于医。三世之书，皆尝习而通之。出而治疾，决死生，验差剧，若烛照而龟卜，无爽也者。"宋濂认为葛医生治病像巫师用龟甲占卜那样，明察秋毫，能判定病人是死是活，病可治还是不可治，没有丝毫差错。

这种预测生死的本领看起来很神奇，实际上则来自医生对中医经典理论的精通。仓公在回答皇帝的诏问时曾经说过，公乘阳庆传授了他《脉书》《上经》《下经》等古医书，这些早期的古医书散佚非常严重，虽然典籍不见于后世，但并不意味着医书中医理也失传了。比如成书于东汉时期的《神农本草经》，随着医疗事业的发展，到了南北朝时期，人们逐渐认识了更多的药物，对药物的功用也有了更深入的了解，逐渐被陶弘景的《神农本草经集注》所取代。这并不意味着《神农本草经》内容失传，而是保存在了陶弘景的书中。此后唐代《新修本草》出而《神农本草经集注》亡，宋代《经史证类备急本草》出而《新修本草》亡。

医经也一样。中医的经典著作《黄帝内经》就是由一篇篇的论文集构成，各篇文章之间并没有严格的逻辑关系，中间还有重复、矛盾的地方。这是因为历代医家使用《黄帝内经》教授徒弟时，将自己对医学的理解和在治疗疾病时发现的问题补充到了《黄帝内经》当中，不断地添加、删改，不断地完善，整个过程一直持续到西汉时期，《黄帝内经》才逐渐定型。隋唐之际的杨上善，根据他对中医理论的认识，把古本

《黄帝内经》的文章重新加以分类编排，删除重复的内容，让《黄帝内经》的各篇文章相互勾连，构建并体现出中医的理论体系，同时也体现出唐人对中医理论的认识和理解。唐代王冰也根据自己对中医理论的理解，将《黄帝内经素问》重新加以改编，到宋代经过雕版印刷成为定本。医经的流传虽然没有本草书那么规律，但早期有价值的医经一定不会简单失传，只是以不同的形式保存在后世的医经中，核心内容和理论一旦形成，不会发生大的改变。

公乘阳庆传授给仓公的古医经，为仓公医学素养的提升提供了坚实的基础。以理论为依托，在临床中进一步熟悉，并加以实践，才促使仓公最终成为一位能决死生的名医。为了使名医们对患者病情的预判有理有据，中国传统医学还发展出各种各样的诊断方式。《灵枢·经脉》："经脉者，所以能决死生，处百病，调虚实。"经脉在诊断中起什么作用呢？我们可以通过脉诊判定病人是可治还是不可治，可以辨别各种疾病，然后通过经脉调理病人的虚实。隋代杨上善注解说："人之死生，血气先见经脉，故欲知死生，必先候经脉也。"所以脉诊是最重要也是医家最经常采用的一种诊断方式。仓公的传记中记载，齐国一个名叫成的侍御史得了头疼病，仓公诊完脉后对他说："您的病情有点严重，不是简简单单能说清的。"私下里仓公把成的真实病情单独告诉了成的弟弟昌说："这是疽病，也就是类似囊肿的病，病根在肠胃之间，五天后就会肿起来，再过八天就会吐脓血而死。"成得病的原因仓公也分析出来，是饮酒过度加上喜好床事，后来成果然如期而死。

通过诊脉，仓公判断出病人得了不治之症。而知道什么样的脉象指向能够治好，什么样的脉象指向必死无疑，则正是仓公以前认真学习医家经典理论的结果。没有对中医经典理论的学习，不可能做到决死生，更不可能成为一个优秀的医生。

不仅脉诊可以帮助预判患者病情，通过其他方法也可以决死生，比如通过色诊。《史记》也记载了仓公仅通过色诊就说出病患死期的医案。齐国丞相门客的奴仆跟随主人上朝进入王宫，仓公看到他在宫门外吃东西，发现他的脸色不对，就把这事告诉了名叫平的宦官，并解释说这是伤了脾气的原因，春天开始会不能饮食，到夏天会泄血而死。平告诉了丞相，丞相感到很奇怪，问你是怎么知道的？平回答说："丞相上朝入宫时，他在宫门外吃饭，我和太仓公正好看到了，太仓公告诉我的。"丞相觉得很有意思，想确认一下仓公说得准不准，就找来自己的门客问："你的奴仆生病了？"门客说："没有啊，没听他说哪儿不舒服。"结果到了春天，这个奴仆开始吃不下饭，挨到夏天泄血而死。通过望色来判断病人生死有理有依，那些医技高超的医生通过色诊，与脉诊能够达到同样的效果。

类似的决死生的例子还有很多，陈寿《三国志·华佗传》中记载了华佗医案，我们会发现华佗治病很有趣的一个特点，即华佗治疗过的医案显示，多数情况没有给病患开药，只是判断病人什么时候死，死的状态如何。华佗的传记记载，军队中有一个叫梅平的小官，得了病脱离军队回家，家住在广陵（今江苏扬州）。回家路上在距离家不到二百里的亲戚家留宿，华佗偶然到他亲戚家做客，主人请华佗给梅平治病，华佗望闻问切后说："您要是早遇到我就好了，现在已经病入膏肓，五天以后就会死，快点赶路还能跟家人见最后一面。"梅平立刻回去见家人，一刻也不敢停，最后果然像华佗说的，五天以后病发身亡。

从上面提到的仓公、华佗的医案看，早期的医家都精通古代中医理论，得名师传授，能决人死生，判断各种疑难杂症，尤其在判断患者病情上，精准度极高，体现出深厚的理论素养和高超的医技。

2. 缇萦救父

司马迁《史记》在记载仓公医术高超的同时，还记载了一段仓公女儿的故事，广为流传：

> 文帝四年中，人上书言意，以刑罪当传西之长安。意有五女，随而泣。意怒，骂曰："生子不生男，缓急无可使者！"于是少女缇萦伤父之言，乃随父西。上书曰："妾父为吏，齐中称其廉平，今坐法当刑，妾切痛死者不可复生而刑者不可复续，虽欲改过自新，其道莫由，终不可得。妾愿入身为官婢，以赎父刑罪，使得改行自新也。"书闻，上悲其意，此岁中亦除肉刑法。

汉文帝四年（前176），即仓公拜公乘阳庆为师四年后，仓公经过刻苦学习已经成为一位优秀的医生，声名远播。但也正是这一年，仓公遭遇了生死攸关的大事。古代医生都是上门服务，家里有人生病了，就到医生家里请医生上门诊治。《三国志·华佗传》中多次提到病患亲自到华佗的住处求医问药，或者华佗自行到病患家中回诊。传说汉代张仲景做长沙太守，初一、十五在府衙坐堂行医，才开始出现坐堂医，医生才有了专门的工作场所。

病人找上门求仓公看病，仓公外出行医还没有回来。也有说法是找仓公看病的这家人地位较高，仓公个性清高，不愿意伺候地位高的人。《史记·扁鹊仓公列传》云："然左右行游诸侯，不以家为家，或不为人治病，病家多怨之者。"也证实了仓公在性格上的一些缺陷。无论什么原因，结果是病人没能请到仓公看病，一怒之下上书朝廷把仓公告了。根据法律的规定和仓公所犯的罪行，仓公要被专门的刑车押解到长安去。既然被拉到都城审判，那一定是重特大案件。根据史书后面的记载，仓公的罪名似乎也确实不小，被拉到都城以后，轻则断手断脚，重则砍头殒命。拒绝医治病人的罪名还达不到重大案件的级别，仓公作为一个医生和国家粮仓管理员也没有参与重特大案件的机会，怎么刑罚却如此严重呢？

其实仓公确实被牵涉到了重要案件中，有一种说法，仓公因为拒绝诊治病患，被人诬告参与叛乱之事。汉文帝从吕雉家族的手中拿回汉室政权，刚刚经历了社会动荡，政权还不稳定。在汉文帝刚登基的前两年，济北王叛乱了，汉文帝作为一个新皇帝对叛乱者及其相关的人、事非常敏感。病患家属利用皇帝对叛乱之事的敏感心理，诬告仓公跟济北王有密切联系，因为仓公曾经为济北王的侍者韩女治过病，还多次为济北王诊治过。

跟叛乱者有交往，而且还不是一两次，敏感的新皇帝自然会怀疑仓公借着为济北王治病的理由，参与了造反。造反案符合重特大案件的特征，所以仓公才会被押解到长安进行审判。

另外一种说法认为仓公被判刑的原因是"匿迹自隐"，严重违反了国家的户籍管理制度。从《史记·扁鹊仓公列传》仓公诊治的病患看，主要集中在齐国境内，仓公本人也一直生活在齐地，但是后来出游各国。秦汉时期的户籍管理非常严格，对人口流动迁徙的管理更是重中之重，居民外出办事、迁徙流动，一律要先到当地政府提出申请，政府审核完毕同意放行后才可以外出。仓公"匿迹自隐"严重违反了国家户籍制度，所以需要被押解到都城进行审问。

这个案件关乎生死，仓公想尽办法脱罪都没能成功，最终还是被囚车押送走了。仓公有五个女儿，一路上跟在囚车后面哭。五个女儿一直哭，惹怒了仓公，他生气地骂道："生孩子不生男孩，到紧要关头没有一个可用的人！"最小的女儿缇萦听了父亲的话，觉得很感伤很委屈，跟随父亲西行到了长安。到长安后，她上书朝廷说："我父亲是朝廷的官吏，齐国人都称赞他廉洁公正，现在父亲触犯国家法律被处以刑罚。我非常痛心死人不会再活过来，受刑致残的人也不可能再复原，即使有改过自新的想法，也因为身体残缺而无路可走。我情愿自己被罚入官府做奴婢，来赎父亲的罪，使父亲能有改过自新的机会。"

缇萦的上访被皇帝知道了，汉文帝是开创了历史上的盛世"文景之治"的刘恒，史书记载，汉文帝治天下海内安宁、百姓安居乐业。汉文帝看了缇萦的上访信，十分同情这个小姑娘，同时觉得她说得有道理，就召集大臣们说："犯了罪受罚，这是没有话说的。可是受了罚，也该让犯人有重新做人的机会。现在惩办一个犯人，在他脸上刺字或者毁坏他的肢体，这样的刑罚怎么能劝人为善呢。你们商量一个代替肉刑的办法吧！"

大臣们商议完，拟定了一个办法，把肉刑改用杖刑。原来按律被判砍去手脚的，改为打五百下板子；原来按律判割鼻子的改为打三百板子。商量完后，汉文帝正式下令废除肉刑。

小小女子缇萦身怀至孝之心，上书救父的美举，促使了肉刑的废除，成为一段佳话。为此，汉代史学家班固有诗赞缇萦：

> 三王德弥薄，惟后用肉刑。
> 太仓令有罪，就逮长安城。
> 自恨身无子，困急独茕茕。
> 小女痛父言，死者不可生。

上书诣阙下，思古歌《鸡鸣》。

忧心摧折裂，晨风扬激声。

圣汉孝文帝，恻然感至情。

百男何愦愦，不如一缇萦。

　　缇萦成功解救了自己的父亲，与此同时还解救了全国即将遭受肉刑的人，解除了很多人的痛苦。后来缇萦救父的故事与木兰替父从军的故事一起成为女子孝顺的典范，被一代代传颂。不仅如此，缇萦救父的故事还延伸出一个成语——"改过自新"，用来形容自觉改正错误，重新做人的行为。缇萦在男权社会中，不顾自己女子的身份，勇敢挑战现实的不合理，这种勇气令人感动，非常值得我们学习。

　　仓公一言定生死，为病患诊治时，依靠自己高超的医术说一不二。等到自己面临生死时，却无能为力，反而被女儿的一段话救了，这也是历史有趣的地方，暗合了"医者不自医"这句俗语。

第三节　我谨慎又博爱

1. 医者意也

　　古代中医采用师徒制方式传承医术和医德，在选择继承医术的合适人选时，往往慎之又慎。比如教授扁鹊医术的长桑君，《史记·扁鹊仓公列传》记载："长桑君亦知扁鹊非常人也。出入十余年，乃呼扁鹊私坐。"

　　已经清楚了扁鹊与众不同，但还是经过了长达十年的观察，才决定把医术传给扁鹊。中国古代的医者大都有自己的独门绝招，是医者通过长期的临床实践总结出的宝贵经验。医者往往为了保证自己的秘技发扬光大，对继承人各方面的要求极其高，谨慎地选徒、高标准地教习训练出一批批专业素养高、抗压能力强的后辈医家。所以中国古代的名医在品性上都有一些共同点，比如心理素质极强。但也有一些名医反其道而行之，体现出不一样的特质。东汉医家郭玉天性谨小慎微，却开创出属于自己的治疗方式，成为后世医家学习的典范。

据《后汉书·郭玉传》记载：郭玉是四川广汉人，东汉和帝时期最负盛名的医家。其学医的经过颇具传奇色彩。当初，有位老翁因为常在涪水边垂钓，涪水即现在四川的涪江，人们尊称他为涪翁。

这位涪翁究竟从哪儿来，本名是什么，史书没有记载，当时的人对他的身世也不了解，不过有一首诗叫《游渔父村》提到了涪翁的来历：

> 白云深处碧溪流，渔父逍遥溪上头。
> 世际周秦嫌逐鹿，身潜江渚伴浮鸥。
> 桃源鸡犬名还在，柳浪纶竿事竟休。
> 风景尽随烟水去，依稀新月旧时钩。

诗里面提到，涪翁生活在大约周朝到秦朝这一段时间，应该是春秋战国时期到了四川这个地方。涪翁医术非常厉害，在乡间乞食谋生，遇见患病的人，常用针刺砭石加以治疗，总是能手到病除。曾创作《针经》《诊脉法》等书流传于世。有个叫程高的寻访拜求他多年，涪翁才把医术传授给他。后来程高像自己的师父一样，也隐藏行踪，所以后人对程高的生平也不是很了解。

谨小慎微的郭玉年轻时拜程高为师，学习医方、诊法以及如何来辨别三阴三阳脉象、探究阴阳变化的规律。东汉和帝时，郭玉出任太医丞，好多疑难杂症都能被他治愈。和帝觉得郭玉这么厉害，也太神奇了，于是就想实地测试一下郭玉，看看郭玉是不是真材实料，是不是真的医术高超。于是让自己非常宠爱的，手腕长得很好看的男性奴仆，与女人一起坐在帷幕之中，让郭玉诊察每人一只手。郭玉静心诊脉之后回答说："左边的属阳脉，右边的属阴脉，脉象有男女之别，从脉象上看是性别不同的人，我怀疑其中别有缘故。"汉和帝这才相信郭玉是真的厉害，十分赞叹他的能力。

　　郭玉是个有爱心的人，为人谦和不自傲，即使是贫穷低贱的仆役，也尽心竭力为他们治病。但是治疗地位高贵之人时，却常常治不好。和帝非常困惑，按说郭玉的医术确实很高明，怎么遇到地位尊贵的人，就治不好病？于是汉和帝让贵人们穿上穷人的衣服，换个地方居住，再找郭玉看病时，郭玉一针下去立马见效。和帝召见郭玉追问到底怎么回事。郭玉回答说：

　　医之为言意也。腠理至微，随气用巧。针石之间，毫芒即乖。神存于心手之际，可得解而不可得言也。（《后汉书·郭玉传》）

　　医字的含义是意，医生诊病的时候要尽心尽意地思考，人体皮肤肌肉的功能非常精微，医生要随着气血运行的规律巧妙地施用针术。用针的时候，稍微有点细微的失误就会酿成差错。气血运行的神妙规律，重点在于医生的用心体察，手随气而动，这其中的奥妙只可意会而不能言传。贵人们身处高位，郭玉天生胆子小，每次看到他们心里都很害怕，生怕得罪了贵人，看起病来就会战战兢兢，不能保持平心静气，所以就容易出差错。

　　作为一个医生必须具有较高的心理素质，尤其是中医的针刺治疗，需要医生保持忘我状态，不受周围任何因素的影响，专心感受人体气血的微妙运行，思想稍有不集中，就可能危及患者的生命。所以中医特别强调"意"的概念，"意"决定了治疗是否能够成功。

从训诂学的角度来看，"医之为言"这个"之为言"，是表示声训关系的训诂术语，指被解释的词与用来解释的词之间音相近、义相通。按照训诂学理论，"医之为言意也"可以理解为"医者，意也"，简单概括的话，医疗活动即是意念。

但是为什么用"意"来解释医，而不是其他的字来解释医呢？因为传统医学诊断疾病是"司外揣内"，司，放在"司外揣内"这个短语中是个通假字，通的是伺候的伺字，意思是窥探、窥测。揣是揣测的意思，通过望、闻、问、切四诊法，全面收集和了解因病变而表现出来的外部异常症状，判断出病人的病因病机，进而对证下药。望、闻、问、切四诊法所获得的信息是否准确，直接关系到治疗的效果。

用"意"来解释医生的医疗活动，准确地把握了传统医学的诊断特点，医生在诊治疾病时，需要专心致志、心无杂念、察言观色、用心揣摩、认真思考、判断推理，才能准确体察疾病之所在。郭玉遇到贵人治不好病的原因在于心中充满恐惧，不能一心治疗。

不过郭玉所说的"医之为言意也"在强调医家的心理素质之外，还包含了其他方面的内涵，后代医家赞同"医者意也"对医生、医术的要求，又根据自己的医学实践对其做出了各种各样的阐发。唐代医家王焘在《外台秘要》中提到："故陶隐居云医者意也，古之所谓良医，盖以其意量而得其节，是知疗病者皆意出当时，不可以旧方医疗今之人。"

认为"医者意也"强调了意的时效性和重要性，医生的治疗都是根据当时的病情随机应变、灵活辨证。完全以老方子治疗新疾病，墨守成规，不符合"医者意也"的要求。

隋唐时期的医家许胤宗也从自己的角度来解释了"医者

意也"。许胤宗善治骨蒸，骨蒸指感觉有热气从骨头里往外透，这种病属于虚热病。《旧唐书》记载了一段许胤宗与别人的问答。有人问他："你医术如此高超，为什么不著书立说名留青史呢？"许胤宗回答说："医者意也。古代的名医高手，看病的时候仅仅是诊脉，就能够精细识别各种脉象，然后由脉象知道病人所患的疾病。知道是什么病，治疗就可以有的放矢。所以在诊断治疗的过程中，医生需要聚精会神，全面思考。就病和药的关系来说，有的药和病正好相对应，这种情况下只需单用一味药，直攻其病，药到病除。但是今天的医家已经不能很好地辨别脉象，不能准确地获知病因，只能主观揣测，药方里会包含很多味药。就好像狩猎的人，不知道兔子在什么地方，只能多派人马，把空旷的地方围起来，希望其中有人能偶然碰到兔子。医生不认识脉象就不知道病源，治病单靠多开几味药，假设其中的一味药偶然对证，但和其他药相混合，相互制衡，反而无法实现预期的治疗效果。现在的医生已经不了解脉诊的深奥原理，开的药方怎么可能超过古人呢？我每次一想到这个，就觉得自己的水平不行，还写什么书。"

在许胤宗眼中，做不到对中医理论和治疗方法的熟悉和深入，不仅影响医生的诊断，还会影响药方的使用，所以要特别重视"意"在诊治中的作用。

宋代的《太平圣惠方·序》中也强调："夫医者意也。疾生于内，药调于外，医明其理，药效如神，触类而生，参详变易，精微之道，用意消停。"

疾病生于体内，却要靠外部的药物去调理。医生必须全心观察病人显现于外的色脉证候，明白这些证候产生的机理，然后才能用药如神。所以，医生必须擅长思考，在诊治疾病过程中要触类旁通，仔细揣摩，随时进行调整。

用"意"来解释"医"，准确地揭示了传统医学的诊疗特点，医生必须尽心尽力，这样才能对证下药，药到病除。否则，心存杂念，对病人的脉色不清，病因不明，就会开错药方，治不好病，严重点还会草菅人命。

2. 郭玉"四难"

以"意"解释"医"，指出医生在诊疗过程中，必须全心全意，由病人外在的各种表现，来分析概括病人的病因病机，然后对证下药、辨证论治。有医必然有药，正确的医疗诊断加上对证的药物治疗，才能构成一次完整的治疗。医、药不分，二者在治疗中占有同样重要的地位。中医对药也有专门的解释，认为"药者瀹也"。

《惠民局本草诗笺·蒋溥序》为药下过一个精确的定义："医者意也，药者瀹也。先得大意，后以药物疏瀹之，此可谓善言医者矣。"医的意思是医生在诊病的时候需要仔细观察，用心思考；药指医生通过望、闻、问、切知道病人的病因后，根据药物不同的性味、功能来调理身体内部的虚实盈缺。换句话说，通过对证用药疏通人体气血不和，是中医所谓的"药"的本质。

瀹是疏通，使之通畅的意思。《孟子·滕文公上》就用过瀹字疏通的含义："禹疏九河，瀹济漯（踏）而注诸海。"大禹疏通济水和漯河，使它们能够汇入海中。人体也是一样，气血不和、阴阳失衡会导致疾病产生，疏通气血能够从根本上治愈病症。《素问·调经论》中阐明疾病病因时认为："人之所有者，血与气耳……血气不和，百病乃变化而生。"

元代著名医家朱丹溪也认为："气血冲和，万病不生；一有怫郁，诸病生焉。"人之所以会生病，是因为气血不和，经脉不通。不通就需要药物疏通，使气血调和，达到阴阳平衡。

中医有两部著作都以"瀹"为名，一部是清代医家吴师机的《理瀹骈文》，另一部是清代医家张骥的《内经药瀹》。

"医者意也，药者瀹也"，用简单的两句话总结了中医药的施治原则和用药方针。东汉名医郭玉很早就明白了"意"对于医生治疗的重要性，医生诊断过程中思维需要集中，不能受到干扰。望、闻、问、切四诊的信息收集不全，会导致不能由征象推及病因，最终无法从根本上解除疾病。郭玉在面对身份地位比自己高的人时，无法很好地发挥自己的医术，就在于贵人们居高临下，能左右郭玉的生死，使郭玉没办法集中精力，好好诊治，所以才会一遇到地位高的人，高超的医术就无法发挥。郭玉认识到了"意"的问题，于是根据自己的理解结合平时的临床实践，提出了医家施治的"四难"。《后汉书·郭玉传》载，郭玉面对汉和帝的责问时，他的回答是：

夫贵者处尊高以临臣，臣怀怖慑以承之。其为疗也，有四难焉：自用意而不任臣，一难也；将身不谨，二难也；骨节不强，不能使药，三难也；好逸恶劳，四难也。针有分寸，时有破漏，重以恐惧之心，加以慎裁之志，臣意且犹不尽，何有于病哉？此其所为不愈也。

给贵人们治疗，有四种难处：第一难是，高位者容易自以为是，不信任医生，有的高位者自认为读书读得多，什么都知道一些，喜欢自作聪明，对医生的治疗指手画脚，更有甚者，觉得自己比医生也差不了多少，干脆按照自己的想法，想当然地随便用药。这是当医生第一难的地方，病人不信任你。在古代社会，读书及第是身份、阶级的象征，高位者大多数具备较高的文化素养，对中医理论也都有所涉及。对中医的粗浅认识，加上高位者与医生政治地位的悬殊，使高位者往往看不上医生，自然也很难信任医生。

第二难是，病人不注意防患于未然。贵人们平时生活条件比较好，以为有医生随时在身边，有名贵的药材傍身，所以保养身体非常不谨慎，又不懂得养生之道，不爱惜自己的身体，经常沉溺于灯红酒绿、纸醉金迷、骄奢极欲的生活中。这些不良的生活习惯和行为习惯，正是养生的大敌，《养生论》认为真正养生的生活状态应该是"清虚静泰，少私寡欲"，贵人们却因为生活条件优渥，面临有碍养生的诱惑更多，更难以保持正确的生活习惯，其结果往往是糟蹋和作践自己，损害身体健康。

第三难是，病人缺乏锻炼，筋骨不强，不能用药。富贵者出门车接车送，回家有下人伺候，严重缺乏锻炼，筋骨不强健，导致医生不能根据病情来使用药物，药用得重了，身体虚衰承受不了，药用得轻了，又达不到应有的治疗效果。如果病得非常严重，需要下猛药时，高位者的身体往往比普通人显得更加虚弱，脏器功能因为平时生活习惯不好而损伤严重，以致无法受药，从而无法获得有效的治疗。同时缺乏锻炼，使病邪更容易侵入身体，病程和病后恢复期都会被无限拉长，不利于患者的愈后康复。

第四难是，贵人们往往贪图享乐，好逸恶劳，导致气血运行不畅，人体气机的升降受阻和新陈代谢功能不强。《三国志·华佗传》记载华佗传授弟子长寿秘诀时，告诉弟子吴普"人体欲得劳动，但不当使极尔"，意思是人体保持健康的关键是适度运动。高位者生活安逸，不喜劳作，缺乏运动是常态。同时心理上的好逸恶劳会加速人体精、气、神的不足，使人看起来无精打采，极大地增加了医生治疗的难度。

这四方面的问题，责任都在病人身上。郭玉认为，针刺深浅需要医生斟酌分寸，用针时机也需要非常精准，不然机会一去不复返，给他的治疗造成了极大的压力。而面对贵人们时，又怀着恐惧的心理和种种顾虑，内外双重压力使他完全没办法平心静气地治病救人，这就是他治不好贵人们病症的原因。

对于那些权贵患者，郭玉语重心长地告诫他们：身为权贵之人习惯于居高临下、发号施令，习惯了目中无人、盛气凌人，这必然会影响医生的心态、情绪，尤其不能在医生诊疗时发出威胁恫吓，否则会使医生在诊治时心里还要担心个人的生命安全，无法进入目空一切的忘我状态，无法全神贯注又心平气和地从事诊疗，从而影响医生对病人病情的准确把握与判断，进而直接影响临床疗效。因此应当引起部分特定身份的患者注意自己的行为和对待医生的态度。

扁鹊的"六不治"也提到了跟郭玉的"四难"相似的问题，都涉及了医患关系。扁鹊站在医生的立场，从医生的视角点明医生治病的局限，医生在治病救人时，需要遵循各种治疗禁忌，才能保障个人的职业生涯充满荣誉辉煌。扁鹊是个有"自由身"的医生，可以按照自己的意愿选择是否给予特定病患治疗，所以扁鹊提出的是"不治"的情况。而郭玉是太医，是个医官，有固定的俸禄和一定的职责，有严格的审查制度，不能随便说治不好就不治，同时郭玉面对的权贵患者掌握着生杀大权，治疗不允许出现差错，医生在整个治疗过程中能掌控的部分又被压缩，所以郭玉只能无奈地从病人的角度去提醒权贵们，要注意健康生活方式的培养，以减轻医官的治疗压力。

不管是扁鹊的"六不治"还是郭玉的"四难"，其原则精神是完全一致、一脉相承的。虽然他们生活在古代，但医患关系从中医学诞生起就一直存在，是医学界的千古难题，他们提出的解决医患关系的方法，现在看来依然有很多可以借鉴的地方。病人要忍受病痛的折磨不容易；医生则一方面要处理病患

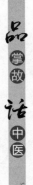

及其亲属的刁难，另一方面还要全心全意实施有效的治疗方案，更是难上加难。不管是医生还是病人，只有正确认识和妥善处理彼此之间的关系，换位思考，才能真正建立新型的平等和谐的医患关系。

第四节　真汉子还得会健身

1. 华佗留书骂郡守

判断一个医生医疗水平的高低，古人靠的是看医家是否具有"决死生"的病情预判能力。一代名医华佗就表现出较好的病情预判能力。从《三国志·华佗传》收录的华佗医案看，华佗诊病的一大特色是，喜下预言且预言多应验。在治疗督邮徐毅时，华佗说："刺不得胃管，误中肝也，食当日减，五日不救。"果然像华佗说的那样，病人五天之后就死了。

治疗军吏梅平时，也是"应时归，如佗所刻"，其他的诸如"一如佗言""依期果发动，时佗不在，如言而死"，等等，在华佗的医案中有很多，这些都说明华佗符合古人对名医的要求。

但华佗作为一代名医，靠的不仅仅是对病情的预判，如果只是能判断一个人死不死，什么时候死，只能算是巫师。对病人来说，能治好病才是最根本的。面对可治之症能采取多种治疗方法，手到病除才是华佗得以流芳百世的根本原因。华佗的一生诊治过无数的疑难杂症，使用过超乎寻常的治疗手段，甚至有些治疗方式看起来像是传说，《三国志·华佗传》中记载了一条非常有意思的华佗医案：

又有一郡守病，佗以为其人盛怒则差，乃多受其货而不加治，无何弃去，留书骂之。郡守果大怒，令人追捉杀佗。郡守子知之，属使勿逐。守瞋恚既甚，吐黑血数升而愈。

说的是，有个郡守（地方最高行政长官）生病了，华佗通过望、闻、问、切四诊，了解了郡守的病因，并且根据自己的治病经验知道，只有让郡守生气大怒，才能把郡守的病治好，所以想了个办法来气郡守。华佗在给郡守治病的时候，多次接受了郡守给的财物，而没有对郡守进行有效的治疗。没过多久，华佗就跑了。跑之前还留了一封信给郡守。郡守看了信以后，果然怒发冲冠，派手下人追杀华佗。原来华佗多拿财物逃跑不算，还在信中辱骂郡守，郡守的儿子听说了这件事，嘱咐杀手不要去追杀华佗。杀手没办法完成任务，只好回来禀告郡守，郡守一听，自己的儿子竟然帮着外人，气得瞠目结舌，一怒之下口吐黑血数升。血吐出来以后，郡守的病反而痊愈了。

华佗在这则病案中表现出不符合他日常行医习惯的行为，有损一个合格医家的医风医德。一般情况下吐血会导致气血紊乱，有损身体健康，在这则医案中吐血却成为郡守病愈的直接原因。这些看似不合常理的内容，其实都有医学原理的支撑，看起来反常的行为反而体现出华佗高于一般医生的医术。

这个案例很特殊，是一条运用心理疗法治疗疾病的病例。从原案分析，郡守因为患得患失，思虑过度，导致久则成病，气血郁滞。郡守瘀血的部位在胸腔，如果按常规治疗就需要外科手术来散去瘀血，但当时的医疗条件外科手术的风险太大，即使华佗擅长外科，在华佗的传记中也能够看出，他并不轻易实施外科手术，所以郡守的病需要另寻他法，非常不容易治愈。

华佗根据《黄帝内经》中"怒则气上，甚则呕血"的原理，巧妙地利用了愤怒的病机和郡守的心理，使其"吐出黑血数升"，瘀血既去，新血复生，病自然就治好了。华佗对心理疗法的运用，真可谓出神入化。这种心理疗法，又被称为情志疗法，对后世的医疗实践有深远的影响，启发了很多医家运用心理疗法治疗疾病。

历史上还有一位心理治疗大师，就是金元四大家之一的张子和。他遇到过与华佗相似的病患，治疗过因为思虑过度而患上严重失眠的病人，采用的方法与华佗以怒激郡守如出一辙。张子和《儒门事亲·内伤形》载："一富家妇人，伤思虑过甚，二年不寐，无药可疗。其夫求戴人治之。戴人曰：'两手脉俱缓，此脾受病也，脾主思故也。'乃与其夫，以怒而激之，多取其财，饮酒数日，不处一法而去。其人大怒而汗出，是夜困眠。如此者，八九日不寤，自是而食进，脉得其平。"

一个有钱人家的妇人，因为思虑过度得病，两年了都没办法好好睡觉，这属于严重的失眠了。当时的医生无药可治，她的丈夫就请来了张子和为妇人治疗。张子和诊脉之后说："病人的两手脉象都很缓，这是脾出了问题，脾在七情中主思，思虑过多会损害脾的功能的缘故。"张子和与妇人的丈夫商量，用发怒的方法来刺激病人。于是张子和也和华佗一样，索取了病人很多的钱财但不给予治疗，在病人家中饮酒数日之后，不开一个方子就走了，妇人果然被激怒，暴怒之后大汗淋漓，当晚就犯困睡着了。像这样睡了八九天才醒过来。醒来后，逐渐进食，脉象也慢慢变平和，失眠症不知不觉就痊愈了。

这个妇人的病因是思虑过度，中医理论认为心主血脉，血行脉中气行脉外，气行则血行。思则气结，如今气滞就会导致血运行不畅，所以脉象表现为两手俱缓。又因为身体出现问题，精神状态趋向悲观，悲忧则伤肺，导致营血运行不畅，卫气不能入于阴，常留于阳，所以妇人才会常年失眠。妇人之病全因心理活动失控导致，非药物治疗可愈，只能以怒胜之。利用发怒时肝气的极速升发来刺激机体做出反应，以此解除体内气机的郁滞，激发气血顺畅运行，这种方法适用于长期思虑，郁结成疾或情绪异常低沉的病患。

这个案例一方面表现出张子和能娴熟地运用心理治疗的方法，另一方面则说明了思虑过度会使人的行为和活动调节能力发生障碍，阴阳不调，从而引发疾病。要保持身体健康，首先就要学会调节个人的情绪，不要让自己长期沉浸在负面情绪中，否则最终会影响身体机能的正常运转。

除了心理疗法的神奇，华佗怒骂郡守的故事里还存在很多未解之谜，《华佗传》并没有给出详细的解释，比如华佗的信里究竟写了什么内容，郡守气得要派人追杀？郡守的儿子为什么会主动阻止郡守杀人，难道他提前知道了内情？

所有的答案都在宋人小说总集《太平广记》中得以说明。华佗给郡守诊完脉后，曾经私下对郡守的儿子说："郡守的病不同寻常，非常严重，是积血瘀积胸腔，又不能剖腹清除，按治法应当用大怒来刺激他，使瘀血上行吐出，这样病就会痊愈。但此法风险极大，需要家人配合，请您详细告诉我郡守生病的原因，以及用什么办法才能激怒他，这样我才能很好地去治疗。"

郡守的儿子想："如果能够让父亲痊愈，又有什么不能说呢？"于是把他父亲以前所做过的不合人情的荒唐事，一些贪污受贿的黑历史一五一十都告诉了华佗。华佗清楚了病因，有了对证的治疗方法，于是多收郡守的钱财但不给予治疗，留下的那封信里历数了太守各种不可告人的秘密，郡守作为官场之人，知道自己的把柄握在华佗手里，一旦这封信的内容传出去，自己性命不保，最好的办法就是把华佗变成死人，再也不能说话。关乎郡守生死和前途，郡守派人追杀华佗也是合情合理的。而郡守的儿子因为提前知道华佗治病的原委，与华佗沟通过了治疗方案，便会保护华佗不受伤害。每个人在整个治疗过程中都做到了自己应该做到的，才促成了郡守的病愈，其中任何一环出现问题，都会导致治疗失败。

从华佗、张子和的两个心理治疗的案例中可以看出，医生在施治的时候，积极与病人、病人家属沟通，才能促成治疗效果的达成。这对于我们现在处理医患关系具有很好的借鉴意义。中国古代很多名医，不仅医术高超，而且在处理医患关系时也得心应手。作为医生要有同情心、有仁爱之心，在确定治疗方案时，要充分考虑病人的感受，很好地与病人家属说明情况，才能使治疗顺利进行。

2. 五禽之戏

除了高超的医技以及独具特色的心理疗法外，华佗在养生健体方面，也为中华民族做出了杰出贡献。其首创的"五禽戏"，是他在观察多种动物活动的基础上，运用导引吐纳的方法，通过模仿虎、鹿、熊、猿、鸟（鹤）五种动物的动作，创作出的一种保健强身的导引功法。最早记载华佗创立五禽戏的是《三国志·华佗传》：

广陵吴普、彭城樊阿皆从佗学。普依准佗治，多所全济。佗语普曰："人体欲得劳动，但不当使极尔。动摇则谷气得消，血脉流通，病不得生，譬犹户枢不朽是也。是以古之仙者为导引之事，熊颈鸱顾，引挽腰体，动诸关节，以求难老。吾有一术，名五禽之戏：一曰虎，二曰鹿，三曰熊，四曰猿，五曰鸟。亦以除疾，并利蹄足，以当导引。体中不快，起作一禽之戏，沾濡汗出，因上著粉，身体轻便，腹中欲食。"普施行之，年九十余，耳目聪明，齿牙完坚。

《后汉书》中也有类似的记载。但两本史书仅仅记录了华佗传授弟子五禽戏的事实，以及五禽戏得名缘由，没有涉及五禽戏的具体修习内容。直到《养生要集》和陶弘景的《养性延命录》才收录了五禽戏的练习功法，后来这些记载被长沙出土的马王堆汉墓《导引图》和湖北张家山汉墓出土的《引书》予以证实。

华佗创制的五禽戏根植于上古时期开始人们使用的一种养生动作——导引。《说文解字》解释"导"为导引，"引"为拉开弓，导引放在一起的意思是拉伸。早期人类生活环境比较差，寿命比较短，通过对自然界的长期观察，发现动物比人类的寿命更长，于是希望通过模仿动物的动作来实现身体健康、延年益寿的愿望，导引就产生了。导引在古代是一种"舞"，通过模仿各种动物的动作而编排，《路史》一书中记载了一种以"舞"疏通人体气血阴阳的方法，《吕氏春秋》也有一段描述葛天氏"操牛尾投足"的记载，"操牛尾投足"这个动作就是"舞"。古人认为"舞"具有疏通血脉、舒展筋骨、导引身体机能的作用。《吕氏春秋·古乐》云："昔陶唐氏之始，阴多滞伏而湛积，水道壅塞，不行其原，民气郁瘀而滞著，筋骨瑟缩不达，故作舞以宣导之。"

尧为传说中的五帝之一，十五岁辅佐兄长帝挚，改封于唐邑，号为陶唐氏。在陶唐氏开始治理天下的时候，阴气滞伏而沉积，水道阻塞，一切不按照它原来的流向运行，百姓的精神抑郁积滞，筋骨蜷缩不得舒展，所以创作舞蹈来加以疏导。

随着古人不断实践，模拟各种动物的动作，"舞"的有效动作被逐渐提炼出来，一些动作固定下来，就成了导引术。导引练功方法的最早记载见于《庄子·刻意》，言："吹呴呼吸，吐故纳新，熊经鸟伸，为寿而已矣。此导引之士，养形之人，彭祖寿考者之所好者也。"

其中，"熊经鸟伸"，就是对古代养生之士模仿动物姿势练习气功的生动而形象的描绘。长沙马王堆汉墓出土的44幅帛书《导引图》中，也有不少模仿各种动物神态的导引动作，如"龙登""鹞背""熊经"等，有的图虽然注文缺失，但仍然可以看出是在模仿猴、猫、犬、鹤、燕以及虎豹扑食等动作来运动健身。模仿动物姿态的同时，导引还特别强调呼吸的重要性，配合呼吸吐纳进行形体运动，才能实现长寿养生。

导引不仅是一种养生健体的方式，还能辅助治疗一些病症，也是一种医疗方法，据《素问·异法方宜论》记载，地处潮湿地区的人，如果饮食杂而不运动就会引发痿厥寒热，导引按跷可以很好地治疗这类疾病。张仲景《伤寒杂病论》也提到导引可以缓解四肢"滞重"初期的病状。《灵枢·病传》更是将导引作为一种独立的治疗手段，与汤药、针灸等中医常用疗法并列而谈，说明导引的疗疾作用是非常有效且被医家所认可的。

华佗的五禽戏就是在导引的基础上发展而来，是前代导引由量变到质变的结果，是我国仿生导引的创新，是华佗在"流水不腐，户枢不蠹，动也。形气亦然"的思想指导下，吸收前人的经验而总结出的一种养生术。秦汉时期，神仙方术盛行，社会上兴起通过服食丹药实现养生的思想，上至皇帝下至百姓都热衷于寻求长生不老药，华佗则根据所学医学知识，认为延年益寿还是要靠运动锻炼，是中医"不治已病治未病"思想的进一步阐释。

华佗曾对弟子吴普说，人要经常运动，但不要过度。活动能够促使食物消化，能够促进血脉流通，血脉通畅就不会生病，就好像经常转动的门轴不会被虫蛀，不会腐朽一样。所以古代懂养生之道的仙人做导引之术，像熊一样直立，像鸟一样左顾右盼，拉伸脖颈，舒展身体筋骨以此来保持长生不老。感到身体不爽快的时候，就选择五禽戏中的其中一种，运动至微微出汗，这样就会觉得身体轻快。吴普按照华佗所说练习五禽戏，九十多岁了还耳聪眼明、牙齿坚固。

五禽戏模仿的五种动物为虎、鹿、熊、猿、鸟，这五种动物的动作相较于前代的导引动作更加典型，运动更加全面，学习起来更加简便。通过模仿自然界五种动物的动作，达到强筋健骨，锻炼肌体，使人体的五脏六腑得以协调运行的目的。五种动物的形态、生活习性、动作特点等各不相同：虎，勇猛刚健，虎戏主练骨，将导引模仿虎的某一个动作泛化为从整体形态上模仿虎的全身运动，模仿虎的动作可以强壮筋骨。鹿迅疾机敏，鹿戏练筋，仿效鹿的动作，可活动全身经络关节，活络筋脉。熊强壮皮实，熊戏练肌肉。模仿熊的动作，可以强健四肢筋骨肌肉，健脾利消化，同时增强身体抵抗外邪入侵的防卫能力，有助于睡眠。猿猴灵活多动，猿戏增强肢体的灵活性，有助于提高身体活力和精神活力。鸟自由舒展，鸟戏可以调节气脉，疏通经络和气息。

通过模仿这五种动物的动作，能够实现全身运动的目的，使身体的每个部位，以及重要的脏器都能得以疏通。"五禽戏"的动作，看似主要练的是筋骨皮，实际上却是通过活动腰体，畅通气血，强健五脏六腑，从而达到预防疾病、延年益寿的目的。在实际锻炼过程中，五禽戏动静结合，与导引一样既练形也练气。每个动作都是仿照五种动物的自然习性和运动神态设计。练习者需要精神集中，抛弃杂念，进入清虚静泰的境界，融入五禽生活的意境，想象自己是一只虎啸山林的虎，是一头身形矫健的鹿，是一只憨厚稳重的熊，是一只机智敏捷的猴，是一只轻盈飘逸的鸟。同时，随着每一戏动作的快慢刚柔不同，调节自己的呼吸，修习古代仙人呼吸吐纳之功。

呼吸吐纳，就是一种行气练功之法，一呼一吸间，吸入人体所需的清气，排出体内的浊气。吐纳法也是古代养生保健的有效方法之一，通过吐故纳新达到修身养性、益寿延年的目的。华佗创立五禽戏之时吸收了导引中的呼吸吐纳法。将形体运动和呼吸吐纳相结合，通过把握呼吸吐纳的节奏来控制形体运动的变化，包括动作的快慢、刚柔和肢体形态的变换等。通过缓慢且有意识地呼吸，在促进肺部运动的同时，加快血气运行，营养五脏六腑，使五脏六腑之间实现顺畅的良性循环，保持各脏器运动的平和有序。

五禽戏自出现后便广为流传，为中华民族的强身健体做出了重要贡献。唐代柳宗元的《从崔中丞过卢少尹郊居》写道："闻道偏为五禽戏，出门鸥鸟更相亲。"宋代陆游的《春晚》说："啄吞自笑如孤鹤，导引何妨效五禽。"清代赵翼的《漫兴》提到："观书眼渐讹三豕，导气身将学五禽。"从这些诗词的描述中可以感受到，当时社会上人们对五禽戏这种导引养生术的崇尚，能达到"闻道偏为五禽戏"的程度。

五禽戏是运动疗法的鼻祖，主动自觉的运动有助于预防疾病，也有助于病愈后的身体康复。五禽戏传至今天，动作更加完善，流传也更加广泛，甚至影响了我国新兴的现代康复医学。同时，五禽戏还将心理因素也考虑进去，积极的运动有助于保持愉快的心情和乐观的心态，以呼吸吐纳来带动负面情绪的疏解，从而辅助治疗一些精神因素诱发的疾病。华佗"五禽戏"以它丰富的内涵、严谨的理论、多样的形式，成为我国养生健体文化的重要组成部分。华佗所推崇的积极适度的运动思想，时至今日依然值得学习和继承。

第五节　不看广告看疗效

1. 提壶揭盖

现代社会去医院看病，患者一般会告诉医生身体哪里不舒服以及身体表现出的症状，医生根据患者的病情描述，针对症状进行医治。头疼医头、脚疼医脚，是最简单易操作的治疗方式，也是典型的西医治疗思路。这种医治思路的好处是能够立竿见影地减轻患者的症状，患者能够切实感受到症状的缓解，但仅针对症状的治疗，往往容易只见树木不见森林，表象症状的消除不一定意味着疾病的根除。中医的治疗思维与西医不同，将人体作为一个整体来看待，不执着于表面症状，中医史上这样的医案很多。元代文人戴良在《九灵山房集·丹溪翁传》中记载了一例金元四大家朱丹溪的奇特医案：

一男子病小便不通，医治以利药，益甚。翁诊之，右寸颇弦滑，曰："此积痰病也，积痰在肺。肺为上焦，而膀胱为下焦，上焦闭则下焦塞，辟如滴水之器，必上窍通而后下窍之水出焉。"乃以法大吐之，吐已，病如失。

朱丹溪名朱震亨，字彦修，今浙江义乌人，金元四大家之一。年轻时学儒出身，因母亲常年疾病缠身，为病所苦，转而习医。通过自学《素问》《难经》等中医经典著作，掌握了基本的中医学理论，后来拜寒凉派大家刘完素的再传弟子罗知悌为师，又通晓张从正、李杲的学说，在临床实践中，融诸家之说于一身。其"阳常有余，阴常不足"的滋阴理论，对后世医家影响深远。

戴良所载的这则朱丹溪医案如果不懂中医理论，可能会认为中医治疗没有科学依据，但用中医理论来看是能够解释通

第三章 医家史话

的。中医把人体看作一个系统，而非头疼医头、脚疼医脚，下病病因不一定在下，上病病因倒可能在下，所以中医有"上病下治，下病上治"的说法。

病案讲述了朱丹溪如何治疗一个男子小便不畅的病症。正常情况下，不通自然是想办法用药让小便通利，所以当时的医生开了通利小便的药，但是男子的病越治越严重，没办法了只好请名医朱丹溪来治。朱丹溪诊察了病人的脉象，发现病人右手脉口的寸部脉象呈弦滑状。诊完脉，朱丹溪立刻指出了病人的病因是积痰，而且积痰所在的部位是肺。中医把人体分为上、中、下三焦，肺属于上焦，膀胱属于下焦，上焦肺部有积痰不通畅，影响下焦的膀胱就小便不利了。朱丹溪打了个比喻，就好像古人计时所用的滴水之器，上面的孔进不来空气，下面的水就滴不出来。滴水之器是古人滴水计时的工具（也有说法是指磨墨时用的注水工具），梁代《漏刻经》记载"漏刻之作，盖肇于轩辕之日，宜乎夏商之代"，漏刻即滴水计时的工具，早在公元前三四千年的原始社会，先民们就用漏刻这种滴水的器具来计时，漏刻利用水均衡滴漏的原理，观测壶中刻箭上显示的数据来计算时间，要让漏刻下面滴水，上面必须有进气的小孔。

朱丹溪准确地判断出病因后，采用的治法是中医的吐法，患者吐完以后，果然就痊愈了。吐法是中医汗、吐、下、和、温、清、消、补八种治疗方法之一，采用催吐的方式，祛除病邪或体内的有毒物质。《素问·阴阳应象大论》提到"其高者，因而越之"，指疾病的病位如果比较高，比如在胸腔肺部，就采取吐法。金代名医张子和因为善于用吐、汗、下三法治病，后人将他归为"攻下派"。张子和认为："自胸以上，大满大实，痰如胶粥，微丸微散，皆儿戏也，非吐，病安能出？"所以，"凡在上者，皆宜吐之"，即凡是上焦的病变，都可以使用吐法来医治。简单来说，凡病位较高的病症，都需要因势利导，使病根从上涌出。

但是朱丹溪这次治疗的是小便的病，病位在下，使用针对高病位病症的吐法治疗肺部积痰，治肺还把小便不通的病治愈了，这看起来太神奇了，不合常理。其实这种治法非常符合中医理论，而且这个治法还有专门的词来形容，叫"提壶揭盖"。

要说清楚名医朱丹溪采用提壶揭盖的原理，就要从呼吸开始说起。一般来说，提到跟呼吸相关的器官，普通人的第一反应就是肺。的确，人体的呼吸和肺的鼓动有关。中医是系统的科学，中医也讲肺主呼吸，但中医所说的肺并非仅仅是指鼻子的呼吸，汗腺、毛囊这些都是呼吸器官，中医有一种说法是，人体有365个呼吸孔，这当然不是说人有365个鼻子，其中还包括了跟外界接触并能进行气体、体液交换的汗腺、毛囊。如果肺气弱，即肺主呼吸的功能出现故障，则全身水液代谢不畅，出现小便不利、浮肿等病症。

小便不通，古人叫癃闭。《黄帝内经》曰"膀胱不利为癃"，传统医学认为，小便不畅，点滴而出，病势较缓者为癃；小便闭塞，点滴不通，病势较急者为闭，二者合称为"癃闭"。膀胱藏水液在身体下半部分，《医方集解·清暑之剂》提到"肺为水上之源"，肺气虚则不能通调水道，下输膀胱，以至膀胱运化水液动力不足，进而引发癃闭。

小便不通，表面上看是膀胱功能障碍，实际上却是肺通调水道的功能出了问题，既然如此，就需要恢复肺的功能，才能根治。古人用催吐的刺激来恢复肺的宣发功能，通过宣发而使气机升降出入得以正常，病邪可随之排出体外。另外，吐法兼有发汗的作用，张子和的《儒门事亲》就曾点明"上涌而表汗自出……吐、汗之后，必大将息，旬日之后，其邪不复作也"，以及"吐法兼汗，良以此夫"，明确解释了吐、汗的双重作用。

"提壶揭盖"根据升降相因的物理学原理，治疗上通过宣发肺气，达到通调水道以利小便的目的。《黄帝内经》有"病在下取之上"，所谓"开鬼门"之法正是如此。清代著名医家李用粹《证治汇补·癃闭》也曾说过："一身之气关于肺，肺清则气行，肺浊则气壅，故小便不通，由肺气不能宣布者居多，宜清金降气为主，并参他症治之。"《血证论》更是提出："小便虽出于膀胱，而实则肺为水之上源，上源清，则下源自清。"提壶揭盖治癃闭，是取肺为水之上源，主气布津，肺气通畅则水道通畅之意。揭盖是为了开启气机，此气机具体到脏腑，肺在上，自然首当其冲，但不仅仅局限于肺，所以有启上焦之塞而下焦自开的道理。启上焦不止于宣肺，还可以探吐，可以搐鼻取嚏，开下焦不止于利小便，还可以通大便，临证可治疗癃闭、水肿、淋证、便秘等疾病。（谭金华主编《沈英森验方验案》）

提壶揭盖是朱丹溪创制的治疗癃闭的方法，为后代医家广泛使用。清代名医张志聪在遇到同样的癃闭症患者时，运用提壶揭盖的原理，将治疗手法用比喻的方式进行了解释："公不见夫水注子乎？闭其上而倒悬之，点滴不能下矣，去其上之闭，而水自流通，非其法耶？"

中医认为，人体的各个器官都是相互联系、相互影响的。肺司呼吸、主皮毛，主管包括鼻子在内的气孔开合，比如感冒了会出现发热、鼻塞流涕、喷嚏、咳嗽等一系列上呼吸道症状，这就是气孔的开合出现问题了。遇到寒冷，人体的毛孔闭塞，身体内的热量散不出来，热不能正常外发，就会聚集在身体表层，出现发热的症状，从而引发其他部位出现不同的症状。

肺和人体整个的水液代谢都有关，如果像朱丹溪治疗的这个病人一样，积痰在肺，肺气闭阻，影响升清降浊，影响营养的吸收和糟粕的排除，治疗就应先宣发肺气，肺气得宣，小便得利。它的根据是中医"下病上取"的理论，取类比象就是提壶时须揭其盖才能倒出水。朱丹溪治疗男子小便不通用吐法符合中医学的基本原理，治疗有理有据，治疗最终成功。

从朱丹溪治男子小便不利的案例中可以看出，中医治疗的是人体气机紊乱，也就是阴阳不调，并不是简单的哪个脏器出问题，就治哪个脏器。中医着眼于产生疾病的原因，从根源上解决。所以有一种说法"中医治的是病根"，这也是中医最有特点的部分。

2. 阴虚而阳暴绝

名医朱丹溪除了用吐法治疗小便不通的奇特案例，其他案例也体现出他高超的医技，治疗阴虚阳暴绝的故事就是其中的代表。这个医案出自戴良为朱丹溪写的传记，戴良所著《九灵山房集》载：

浦江郑义士病滞下，一夕忽昏仆，目上视，溲注而汗泄。翁诊之，脉大无伦，即告曰："此阴虚而阳暴绝也，盖得之病后酒且内，然吾能愈之。"即命治人参膏，而且促灸其气海。顷之手动，又顷而唇动。及参膏成，三饮之苏矣。其后服参膏尽数斤，病已。

朱丹溪的《丹溪治法心要》记载的医治过程更为详细：

一人年近六十，奉养膏粱，仲夏久患滞下，而又犯房劳，忽一日如厕，两手舒撒，两目开而无光，尿自出，汗下如雨，喉如锯，呼吸甚微，其脉大而无伦次，部伍可畏之甚，此阴先亏，而阳暴绝也。急令煎人参膏，且与灸气海穴，艾炷如小指，至十八壮，右手能动，又三壮，唇微动，所煎膏亦成，遂与一盏，至半夜后，尽三盏眼能动，尽二斤，方能言而索粥，尽五斤而利止，至十数斤而安。

浦江县的郑义士年近六十患病晕厥，朱丹溪为其治疗。郑义士并不是这位患者的真名，而是别人对他的尊称。因为患者籍贯为浦江，浦江郑氏以孝义治家。从南宋到明代中叶，十五世同居共食，和睦相处。曾立下"子孙出仕，有以脏墨闻者，生则削谱除族籍，死则牌位不许入祠堂"的家规，意思是说家中出仕为官者，如果因为品行的问题而遭人诟病，还活着的就从族谱中除名，已经去世的，牌位不能供奉在家族祠堂，接受后代的祭祀和供养。国之大事，在祀与戎，古人非常重视祭祀，皇帝和贵族有官方祭祀，地方世族有家族祭祀。对于家族血缘观念很强的古人来说，取消某人进行家族祭祀的权利，等于取消了他存活于世的资格，这种惩罚是非常严重的。所以郑氏一家，历经宋、元、明三代，长达360多年，出仕173位官吏，无一贪赃枉法，无不勤政廉政。明洪武十八年，也就是公元1385年，明太祖朱元璋赐封浦江郑氏为"江南第一家"。当时世称义门郑氏，又名"郑义门"。

这位郑义士就是浦江郑氏的一员，大家尊称他为"义士"。作为地方望族的一分子，郑义士家中非常富足，吃的都是肥甘厚腻的食物，有一年的仲夏（即农历五月）患上了痢疾。痢疾多发于夏秋季节，起病快病程短，初期多为实证，病情持续则多会变为虚证，伤气伤血。症状多表现为腹痛，大便量少次数多，很容易黏滞不下。中医认为痢疾的病因主要分为两个方面，一是外感风邪，二是饮食不洁。郑义士久患滞下，说明病症已持续一段时间，此时身体所患为虚证，长期气血双失对身体损伤很大。但郑义士并没有认识到问题的严重性，在病症已经很严重的情况下，还不注意养生，仍然和妻妾行房，又犯了房劳病。

房劳病也是一种虚证，又名房室伤、色欲伤，一般指性生活过度，耗伤肾精而致身体虚衰的一种病。得了这两种病，都是虚证，本来应该及时就医，遏制病情继续发展，但郑义士对自己的病根本没在意，继续我行我素。一天傍晚上厕所之后因为虚衰站不起来，忽然昏厥扑倒在地。

正常人的精神和体力是靠饮食供给的，而患严重痢疾的人，饮食营养没有被吸收就排泄出去了，导致人体的水分严重失衡，排出太多，吸收过少，轻则浑身无力，重则血压下降，甚至昏厥。郑义士年近六十，年纪偏大，体质不比年轻人，饮食又毫无节制，完全没有养生健体的意识，身体已经外强中干，再加上病中还和妻妾亲热，进一步的阴精亏虚，上厕所之后就站不起来了。而且扑倒后出现的症状非常危险，目上视，俗称翻白眼。更危险的症状是溲注而汗泄。溲注——小便如注，也就是小便失禁。汗泄，即出汗如泄。这在古代都是要命的，痢疾本来就脱水，使人昏厥，又小便失禁，大汗淋漓，在没办法输液补充营养物质和水分的古代，基本上是必亡之象。

名医朱丹溪通过望、闻、问、切四诊后指出，郑义士的病是阴虚而阳暴绝。长期腹泻损失津液导致阴虚。好色，病中还找妻妾行房事，也导致阴虚，这是比较好理解的。而阳暴绝看起来好像跟阴虚没有什么关系。其实郑义士的病之所以严重，正是因为阴虚导致了阳暴绝，阳暴绝才是他昏厥不省人事的直接原因。人体的阳气主要起温煦滋养肌肤，抵御病邪入侵的作用，为人体提供良好的防卫功能，所以又被称为卫气，卫气属阳，一个重要功能是司开合，即管理人体毛孔的开合。阳气功能正常，热则汗孔开，寒则汗孔闭，这样可以通过调节体液来维持体温的内外平衡。阴阳不能分离，阳不会单独存在，它是与阴共生的。阴虚则阳气无以滋养，阴过分虚则会出现阳气突然断绝，不能掌管汗孔开合，导致大汗淋漓，津液大量丧失，阴虚继续加重，形成恶性循环，最终导致死亡。

幸好郑义士遇到了朱丹溪，朱丹溪不愧是名医，通过脉诊指出郑义士的病因是病后酒且内，即患了痢疾还喝酒，同时热衷于行房事。痢疾、饮酒、行房，几种因素结合，出现了昏厥阳亡之候，阴虚亡阳是死证。既然确定了病症是阴虚阳暴绝，朱丹溪给郑义士治疗，选用人参来大补，《神农本草经》载人参味甘，微凉，主补五脏、安精神、除邪气，能够补元气、安神生津。果然经过一段时间的调理，郑义士恢复了健康。

郑义士的病当时是被朱丹溪治愈了，但如果以后不改掉嗜食肥甘厚腻、饮酒好色的坏习惯，疾病依然会反复发作。清代俞震的《古今医案按》也收录了这则经典医案，同时还补充了明代赵以德治疗的类似病症的病案来加以佐证："赵以德云：余尝治陈学士敬初，因醮事跪拜间，就倒扑，汗如雨，诊之脉大而空虚。年当五十，新娶少妇，今又从跪拜之劳役，故阳气暴散。正若丹溪治郑义士之病同。急煎独参浓汤，连饮半日，汗止，神气稍定，手足俱纵，喑而无声，遂于独参汤中加竹沥，开上涌之痰。次早悲哭，一日不已，以言慰之，遂笑，复笑五七日，无已时。此哭笑者，为阴虚而劳，火动其精神魂魄之脏，气相并故耳。正《内经》所谓五精相并者，心火并于肺则喜，肺火并于肝则悲是也。加连、柏之属泻其火，更增荆、沥开其闭。八日笑止手动，一月能步矣。"

赵以德是明初的医家，著有《金匮玉函经衍义》，但这本书已经散佚，现在看不到原始的完整版本，主要内容保存在明末清初医家周扬俊《金匮玉函经二注》里。赵以德治疗的陈敬初学士，和郑义士的症状差不多。陈学士五十岁新娶了一个年轻貌美的老婆，新婚纵欲，耗伤阴精，阴精伤则体质虚弱。在道士做法事时，陈学士不断地跪拜，身体终于扛不住，昏厥扑倒，与郑义士症状一致——汗如雨下，为阴虚阳暴散之候。赵以德诊脉之后，发现陈敬初学士脉大而空虚，迅速为陈学士煎服了独参浓汤，连服半天，汗不再出，但是却手脚瘫痪，口不能言，说不出话来。于是赵以德在独参汤中又加了竹沥，来清除上焦的积痰。对比赵以德和朱丹溪的两则医案，病人基本病情一致，采用的方法也非常相似，都是通过大补的方式来恢复体内的阴阳平衡。只不过赵以德的医案还有一些后续的发展，病人还出现了大哭大笑的症状，阴虚导致脏器受损，引发精神错乱，所以药方中又加入了黄连、黄柏泻火，荆沥开闭才彻底治愈。由此可见，正确的诊断对于治病疗疾具有极其重要的作用，同病可以同治，但不同的人因为体质的不同，一些细微的症状还是会有差别，这时就需要医生根据实际情况做出判断，有针对性地对证下药、对人下药。

通过名医朱丹溪和赵以德的医案，不仅可以领略到古代名医的风采，叹服他们高超的医技，也能从中领悟到养生的道理：人有三宝精气神。饮食清淡，不要过分好色纵欲，要保持乐观积极的态度。中国古代的医案不仅能使后世医家学习到前辈们的高超技术，还能为日常的身体保养提供深刻的警示——身体健康，重在预防，正所谓"不治已病治未病"。

讽喻世情

人们在说话或写文章时，当遇到一些不便于直说、明说，或者不太容易说明白、说清楚的道理，就会用讲故事的方法来进行形象化的演绎，这是一种修辞手法，叫作讽喻。讽喻是用诙谐幽默的语言，巧妙形象的刻画来虚构一个故事，表达作者的本意，寄寓深刻的道理，达到劝谏世人、勉励世情的一种委婉的语言表达方式。在这一章中，让我们一起看看古人如何通过一个一个的故事来讽喻世情，这些世情又折射出当时怎样的社会现实。古代的统治者对长生不死极其迷信，面对这些统治者，有的人阿谀逢迎，有的人巧妙批判。古代有医术高超的名医，也有学医不精的庸医，对名医，人们用各种方式赞扬，对庸医，人们用各种讽刺鞭挞。可是，名医并不是那么容易当的，因为疾病千变万化，有很多难治的病，比如抑郁症、焦虑症、健忘症，这些我们今天耳熟能详的疾病，在古代同样令人棘手。

第一节　刘基爱讽刺

1. 蜀贾卖药

我们小时候听过很多故事，比如刻舟求剑、守株待兔、掩耳盗铃，等等，这些都叫作寓言。寓言是文学作品的一种体裁，常带有讽刺或劝诫的性质，用拟人手法说明某个道理或教训。"寓"有"寄托"的意思。古今中外都有寓言故事，外国也有，比如农夫和蛇的故事、狼和小羊的故事，等等。在中国的元末明初，有一个人叫刘基，也喜欢写寓言。刘基，字伯温，是朱元璋的亲信谋事，他神机妙算、运筹帷幄，协助朱元璋建立了明朝并保持国家的安定，因而驰名天下，被后人比作诸葛亮，连朱元璋也把刘基看作汉代的张良。刘基不仅是明代的开国功臣，而且笔杆子很厉害，在文学史上，刘基与宋濂、高启并称"明初诗文三大家"。刘基生于元朝末年，曾经做过元朝的官，看到社会的黑暗、官场的污浊，于是隐居在家乡，写了《郁离子》，书写完之后才离开家，投靠了朱元璋。书中假托一个叫郁离子的人，对一些事情发表看法。其中有两个故事与中医药有关。

第一个是蜀贾卖药的故事：

蜀贾三人，皆卖药于市。其一人专取良，计入以为出，不虚价，亦不过取赢。一人良不良皆取焉，其价之贱贵，惟买者之欲，而随以其良不良应之。一人不取良，唯其多。卖则贱其价，请益则益之，不较；于是争趋之，其门之限，月一易，岁余而大富。其兼取者，趋少缓，再朞，亦富。其专取良者，肆日中如宵，旦食而昏不足。郁离子见而叹曰："今之为士者，亦若是夫！昔楚鄙三县之尹三：其一廉而不获于上官，其去也，无以偿身，人皆笑，以为痴。其一择可而取之，人不尤其取，而称其能贤。其一无所不取，以交于上官，子吏卒而宾富民，则不待三年，举而仕诸纲纪之司，虽百姓亦称其善，不亦怪哉！"

这个故事说的是四川有三个商人，都在市场上卖药。第一个人，专门采购优质药材，按照进价确定卖出价，从不虚报价格。但是，到他这买药的人很少，所以他就不赚钱。第二个人，优质药材和次等药材，一并采购，售价的高低，根据买者的需求来定。到他这买药的人比较多，过了几年，他就富有起来。第三个人，不讲质量只讲数量，大量采购次等药材，售价也很便宜，买家要求多给点他就多给点，从不计较。结果，人们争相到他这里买药，买者太多了，导致他店铺的门槛每个月都要换一次，才过了一年，他就非常富有了。郁离子见了这种情况，叹息地说道："当今为官的，也如此啊！从前楚国有三个县官。第一个县官很廉洁，从不收礼，却得不到上司的提拔，他离任的时候，没有钱租船，人们都笑话他，认为他很愚蠢。第二个县官有选择地收礼，人们不责怪他的攫取反而称赞他的贤能。第三个县官什么好处都收，获得的利益用来交给上级官吏，同时，他把下级官吏和士卒当成儿子一样对待，把富人当成宾客一样对待，结果，不到三年他就升官了，而且百姓也称赞他，说他是个好官。这不是怪事吗！"

这则寓言是刘基借三个四川商人卖药的故事影射元朝末年官场的黑暗现象。做生意不虚价，讲求公平买卖，货真价实，结果不但不赚钱，反而生活朝不保夕。而那些以次充好，随意要价，善于钻营的人，反倒富有起来。以三位商人的不同经商理念造成的不同的经营成果作为引子，折射到元代官场的实际，那些廉洁奉公的谦谦君子，处处受到排挤，而那些贪赃枉法善于逢迎者，却备受重用，官运亨通。通过这种类比，有力地抨击了元代末期贪婪之人飞黄腾达，清廉之人穷困潦倒的黑暗吏治，从一个侧面抒发了作者愤世嫉俗的思想感情。比喻贴切，对比鲜明，笔锋犀利，对我们现代社会有一定的教育意义。

这则寓言故事只是以卖药作为引子，来阐发对官场黑暗现象的感慨，不过，我们却要借机说一说古人是怎么卖药的？也就是如何推销自己的药品。其实跟现代一样，古代药店也是要做广告的，叫作"市招"，即今天所说的商标。成语"悬壶济世"的悬壶，就是在药店门口悬挂一个药葫芦，表示本店是卖药的，这种推销手段，被现代广告界看作中国最早最原始的医药广告行为，叫作"悬物广告"。除了葫芦，有的药店还悬挂"鱼符"作为市招，鱼符是用石片或木头雕刻成的鱼形幌子，本是唐高祖李渊发明的作为官员身份和调兵遣将的证明，要求鱼符所至，不分昼夜，必须服从调遣。为什么要用鱼这种动物呢？因为鱼不分昼夜，总是睁着双眼。所以，后来的药店或诊所就悬挂起鱼符，表示本店不分昼夜，二十四小时地为病人服务。此外，卖膏药的店铺，门口挂一个膏药模型为市招；专治小孩病的店铺，门口挂个木头刻的小孩模型为市招。这种市招，显眼而明确，能引起顾客的注意，还能起到良好的宣传作用，北宋汴京城中有一家药铺，因为病人少，便请名匠制作了一头木牛，作为市招，结果来求药者络绎不绝。

　　除了悬挂实物来打广告，古代的药店还利用文字，进行药品的宣传推销，比如在药店门口挂旗子，上书一个大大的"药"字。就像酒店门口挂个"酒"字，茶馆门口挂个"茶"字一样，这种带字的旗子，是为了扩大店铺的传播范围，使顾客大老远就能看到该店，古人把这种旗子形象地称为"望子"，意思是一望就知道该店是卖什么的。望子后来发展为木板一类的东西，放在店铺门口显眼的地方。这种广告形式，据说早在先秦时就已出现，最初只写一两个字，后来，写的内容越来越多，越来越丰富，药店把药物的产地、特性、效果等，都写在望子或者木板上。《清明上河图》中的"赵太丞家"，是一个卖药兼治病的医馆，医馆门前有四个布制的牌子，上面分别写着"赵太丞统理男妇儿科""大理中丸医肠胃冷""治酒所伤良方集香丸""五劳七伤回春丸"，这些招牌，明确告知顾客该医馆的治疗范围和专有药物，以及医生的高明医术，具有很好的广告效应。

市招上写什么内容，有时需要好好构思一下，才能达到宣传的效果。有的利用"祖传秘方"，比如南宋御医王继先，祖上传下来一灵验丹方，名为"黑虎"，王氏便以"黑虎王家"作为市招，结果闻名遐迩。有的别出心裁，比如南宋有一个姓高的人，家里世代销售风药，为了宣传，他就自制了一个市招：一人手执叉钩，牵一黑漆木猪，名为"高屠"，自树此市招后，求购风药的人不断增多。还有的采用了名人效应，比如南宋临安开药铺的严防御，治好了宋孝宗久治不愈的痢疾，孝宗非常高兴，就把御医用来研药的金杵臼赐给了严防御，从此，严家就打出了"金杵臼严防御"的市招。再如妇科名医陈沂治好了康王妃的病，康王赏赐陈沂"御前罗扇"，陈氏子孙就在门前竖起一把木制的大罗扇，称"御前天扇陈"，以为医家市招。"天扇陈"在浙江绵延数百年而不衰，也成了老字号名医家招牌。

这些市招上的标语强调了药品的独家性和权威性，突出了医家的高超医术和光荣历史，能够吸引顾客的眼球，抓住顾客的心理，起到了很好的宣传推销作用。因此，到了近代，还有很多药店在使用，比如北京爱德堂药房，门前挂了一个市招，上写"爱德堂沈家祖传七代小儿珍丹只此一家别无二处"二十一字，很有气派。

除了利用文字宣传药品的价值和疗效外，有些药店还喜欢渲染一些医药文化，在门口贴对联，这种可以叫"对联广告"

了。这些对联，内容多种多样，比如"只愿世间人无病，不惜架上药生尘""借他万国九州药，救我呻吟痛苦人"，言简意赅，寓意深刻，富含医理哲理，体现人文关怀。再如"桃仁杏仁柏子仁，仁心济心；天仙地仙威灵仙，仙方救人""熟地迎白头，益母红娘一见喜，淮山送牵牛，国老使君千年健""甘草紫草灯草通草皆医疾，山药乌药芍药没药不治病"，这些属于药名联，不仅体现了药店的经营特色，还使人感受到文字的趣味性，感受到中国文化的博大精深，很有意思。

2. 秦医治病

楚令尹病，内结区霜，得秦医而愈。乃言于王，令国人有疾不得之他医。无何，楚大疫，凡疾之之秦医者，皆死，于是国人悉往齐求医。令尹怒，将执之。子良曰："不可。夫人之病而服药也，为其能救己也。是故辛螫涩苦之剂，针砭熨灼之毒，莫不忍而受之，为其苦短而乐长也。今秦医之方也，不师古人而以臆，谓岐伯、俞跗为不足法，谓《素问》《难经》为不足究也。故其所用，无非搜泄酷毒之物，钩吻戟喉之草，荦心晕脑，入口如锋，胸肠刮割，弥日达夕，肝胆决裂。故病去而身从之，不如死之速也。吾闻之：择祸莫若轻，人之情也。今令尹不求诸草茅之言，而图利其所爱，其若天道何？吾得死于楚国，幸也。"

这是刘基《郁离子》里第二个与中医药有关的讽刺寓言故事，说的是有一个楚国的令尹生病了。令尹，是楚国的最高官职，掌握着军政大权，相当于后世的宰相。令尹生病了，昏迷不醒，病情危急之际，有一个来自秦国的医生把他治好了。令尹对这位秦医感激不尽，也非常佩服他的医术，就建议楚王下令，今后楚国的百姓但凡生了病，只准请这位秦医治疗，谁要是去找别的医生看病，就会受到严厉的惩罚。不久，楚国发生了一场很大的瘟疫，生病的人都去找这位秦医诊治，谁知病人竟然一个个都死掉了。老百姓不是傻子啊，秦医治不好我们的病，那我们不能在一棵树上吊死啊，命是最重要的，于是，大家都跑到齐国去寻医治病。这下子，令尹生气了，好啊，你们这些刁民，竟敢违抗命令，来人哪，把这些刁民都给我抓起来！眼看百姓就要遭殃了，这时候，一个叫子良的人对令尹说："您不能这样做啊！人生了病服药，是为了挽救自己的生命，所以，无论药物有多么辛辣、苦涩，多么难喝，无论针刺、艾灸、热敷等治疗方法让病人多么痛苦，病人都能够忍受。因为治疗的痛苦时间短，而病痛折磨所带来的痛苦时间长。如今秦医治病，不学习古代的名医，只是凭自己的主观判断开方抓药，他认为名医岐伯、俞跗都不值得效法，医学经典《素问》《难经》都不值得研读。所以，他用的药，药性剧烈，喝了会让人口腔腐烂、心神不宁、头晕眼花。那药物如刀枪剑戟一般，切割着人的肠胃，每天从早到晚，使人肝胆崩裂。结果，病是治愈了，但身体也由于药物的折磨而死掉了，还不如不治死得痛快呢。我听说，当人们遇到轻重不一的两个灾祸时，总是会选择危害小一些的那个，这是人之常情。如今令尹您不听听隐士贤人的话，却只为您所喜爱的秦医着想，这又如何顺应天道呢？如果我能死在楚国，却又不是死在秦医之手，那可真是幸运啊。"

这则寓言讽刺了那些主观武断、脱离实际的人，告诫人们，如果不从实际出发，仅凭自己的喜好去处理问题，必然给他人和社会造成危害。这是用秦医治病的故事来讽刺现实，我们仔细一分析，会发现其中涉及很多医学资料。

首先，文中提到两位名医——岐伯和俞跗，提到两部中医经典——《素问》和《难经》。名医岐伯，以前的章节里专门讲过，与黄帝并称岐黄。俞跗也是上古时期黄帝的大臣，名医，相传擅长外科手术。古人提到上古名医，首推岐伯、俞跗。而提到中医经典之作，首推《黄帝内经》，《黄帝内经》又包括两部分——《素问》和《灵枢》。这里提到的《难经》，原名《黄帝八十一难经》，相传是战国时期的名医秦越人（扁鹊）所作。这个"八十一难"可不是《西游记》里的那个八十一种磨难，这里的"难"读 nàn，意思是质疑、问难，《难经》就是以问答的形式编撰而成的，一共讨论了八十一个问题，所以又叫《八十一难经》。在中医学典籍中，《难经》常与《黄帝内经》并提，是中医四大经典之一。

其次，在这则寓言里，子良批评秦医自以为是，拘泥固执，因为秦医没有好好地向古代名医学习，没有好好地读中医的经典之作《素问》和《难经》，所以才会治不好人们的病。这种观点很有道理。人体是极其复杂的，疾病也是千变万化的，而时代不同，环境不同，疾病也会不一样，现代社会就出现了一些古代没有或者少有的疾病，比如"鼠标手"就是现代生活的产物。现代人长时间使用电脑，不停地在键盘上打字和移动鼠标，使得手腕关节严重受损，时间长了，就会导致腕部肌肉或关节麻痹、肿胀、疼痛、痉挛，从而产生腕管综合征，也就是鼠标手，这是典型的现代文明条件下产生的疾病。

由于新的疾病不断产生，所以治病的方法也需要不断地调整，不能一成不变。对于医生来说，应该怎么办呢？应该不断学习。向谁学习呢？学习什么呢？向古代的名医学习，学习中医的经典之作。《黄帝内经》是中医最经典的著作，所以但凡有志于学中医的人，首先要学的就是《黄帝内经》，古代的很多名医都是这样做的。医圣张仲景在《伤寒杂病论》的序言里说他是参考了《素问》《九卷》《八十一难》《阴阳大论》

《胎胪药录》等医家经典著作，然后结合自己的医疗实践，才
写出《伤寒杂病论》的。他还批评当时的医生"不念思求经
旨，以演其所知"，不读经典，就不能丰富自己的医学知识，
提高自己的诊疗水平，又怎么能治好千变万化的疾病呢？张仲
景自己爱好医学，所以，即使已经成为非常有名的医生，但他
仍然很谦虚地表示自己会一直学习下去，而且不限于中医经
典，但凡有利于提高自己医术的，他都学习，真正体现了
"活到老，学到老"的精神。"金元四大家"之一的朱丹溪，
人到中年有志于学医，就想着找本医书来读，他首先读的是当
时的医学畅销书《太平惠民和剂局方》，但读着读着，觉得这
本畅销书不太适合。于是，他叹息着说："苟将起度量、立规
矩、称权衡，必也《素》《难》诸经乎！"（《丹溪翁传》）要
想学医，还得读中医经典之作《素问》《难经》之类啊！所
以，朱丹溪到处拜师，只为寻找一位精通中医经典的名医，最
后，真让他找到了，那是一位叫罗知悌的名医，跟着这位罗先
生，朱丹溪深入研究中医经典的精髓，掌握了治病救人的本
领，成为医术非常高明的医生，并自成一家，创立了医学史上
影响极大的"滋阴派"。朱丹溪也是一个爱学习的典型。

　　总之，无论是医生还是其他职业，都需要不断地学习，要
有"活到老，学到老"的精神。西汉刘向《说苑》中记载了
这样一个故事：先秦时期，晋国有一个著名的音乐家叫师旷。
一天，师旷正在为国君晋平公演奏时，忽然听到晋平公说：
"我已经七十岁了，想要再学习一些新知识，恐怕太晚了吧？"
师旷答道："晚了，那您为何不赶紧点上蜡烛啊？"晋平公不
高兴了："求知与点蜡烛有什么关系呢？你这是在嘲笑我吧？
做臣子的怎么能戏弄君主呢？"师旷赶紧解释说："大王，我
怎么敢戏弄您呀。我听说，年少时好学，就像初升的太阳；壮

年时好学，就像正午的阳光；老年时好学，就像黑夜里的蜡烛的光芒，这烛光虽然微弱，但与摸黑前行相比，哪个更好呢?”晋平公听了，点头称善。这个故事告诉我们，只要有心求知，什么时候都不晚。当今社会，发展很快，日新月异，几年前学的知识，今天不一定适用；今天出现的新事物，还要不断学习。同时，现代社会的知识寿命也大大缩短，我们用了十几年学到的知识，也许很快就会过时，如果不抓紧学习更新，就会进入知识半衰期。据统计，当今世界90%的知识是近三十年产生的，知识半衰期只有五至七年。而且，人的能力就像电池一样，会随着时间的流逝和不断的使用而逐渐衰亡。因此，我们的知识需要不断地“加油”“充电”。社会在不停地进步，竞争在不停地加剧，我们要想与时俱进，不被时代抛弃，就必须不停地学习，不停地增添新知识、新技能。活到老，学到老，学无止境。

第二节　可笑还是可怜

1. 多忧

明代有位教育家叫刘元卿，他写了本书，叫作《贤奕编》，其中有一部分是《应谐录》，里面记载了一个叫沈屯子的人，这个沈屯子有什么故事呢? 让我们一起来看一下:

沈屯子偕友入市，听打谈者说杨文广围困柳州城中，内乏粮饷，外阻援兵。蹙然踊叹不已。友拉之归，日夜念不置。曰:“文广围困至此，何由得解?”以此邑邑成疾，家人劝之相羊坰外，以纾其意。又忽见道上有负竹入市者，则又念曰:“竹末甚锐，衢上行人必有受其戕者。”归益忧病。家人不得计，请巫。巫曰:“稽冥籍，若来世当轮回为女人，所适夫姓麻哈，回彝族也，貌陋甚。"其人益忧，病转剧。姻友来省者，慰曰："善自宽，病乃愈也。"沈屯子曰："若欲吾宽，须杨文广围解，负竹者抵家，又麻哈子作休书见付，乃得也。"夫世之多忧以自苦者，类此也夫。

　　这个故事说的是沈屯子是一个喜欢忧愁的人，遇到什么事都爱发愁。有一次他跟朋友上街听人说书，当听到杨文广被敌人围困于柳州城，内无粮草、外无援兵，境遇非常危险之时，沈屯子难过极了，他满面愁容，不停地叹气。朋友知道他的忧愁病又犯了，就赶紧拉他回家，结果呢，他日日夜夜想着杨文广被困，嘴里还念叨着："杨文广处境危急，有什么办法给他解围呢？"他想啊想，愁啊愁，终于，愁出了病。家人劝他到郊外去看看风景，解解闷儿，散散心，于是，他就出了门。没走多远，看见前面有个人扛着一根大竹子，沈屯子又忧虑了："哎呀不好，竹子太尖利了，路上一定会有人被戳到啊，这可怎么办呢？"回家后，他不停地念叨这件事，结果病情更加严重了。他的家人想不出什么好办法，只好请来了巫师。巫师装神弄鬼地说："我查了阴间的生死簿，你来世将会变成女人，嫁个丈夫叫麻哈，是回彝族人，相貌非常丑陋。"沈屯子听了，简直如坠冰窟，更加忧愁，病情也就更严重了。亲戚朋友们纷纷跑来看望他，安慰他说："你放宽心，病就会好的。"可是沈屯子愁眉苦脸地说："若要我把心放宽，必须等杨文广解了围，扛竹子的人回到家，麻哈给我写休书，我才能不愁啊。"这个世上有很多喜欢忧虑而自寻苦恼的人，就是像这样的吧。

　　这个故事和"杞人忧天"大同小异，古人云："天下本无事，庸人自扰之。"沈屯子这个人，事事关心，却又事事焦心，跟他毫无关系的事，他也都往心里去。如果说听人说书时，替古人担忧，是太多虑了，那么，怕竹子尖伤人这一点，虽说也有些多虑，但是伤到人的可能性还是有的，倒也不算太荒唐。沈屯子也是个热心肠了。只是像他这样多虑，其实是一种病态了。故事的作者是把沈屯子当成笑话来看的，认为他是自寻烦恼，愚人一个，告诫人们不要像沈屯子那样成为别人的笑柄。不过，如果我们今天以更怜悯的心来看沈屯子，他应该是有一些心理或精神问题的，类似于我们今天说的抑郁症，还伴有焦虑症。

有人会觉得奇怪，古代也有焦虑症、抑郁症之类的吗？现代人由于生活节奏快，竞争激烈，房子、就业、升职等各种原因，感觉压力山大，因此容易得焦虑抑郁等各种病症，古人也有这样的压力吗？当然有了，李白说"白发三千丈，缘愁似个长"，愁着愁着，就白了头。李白家境殷实，才华横溢，还天天这么多愁，更别说其他人了。其实，我们仔细一想，古人的压力也不小啊，仅是一个科举考试，就"赚得英雄尽白头"嘛。蒲松龄在《聊斋志异》的《王子安》这一篇里，描写了科举考试给人们造成的巨大压力，说那些从考场出来的人，个个精神恍惚，感觉天地都变了颜色，就好像从笼子里出来的病鸟。接下来对考试结果的盼望更是风声鹤唳，一惊一乍，如梦似幻，一会儿觉得自己考中了，享受着荣华富贵，一会又觉得自己名落孙山了，最终变成一堆白骨。这样的想法实在让人坐立不安，像被绳子捆住的猴子。有一天，忽然有人来传喜报，但却没有自己的，便会神色惨然，如死掉一般的面色枯槁，就像中毒而死的苍蝇，别人动他，他也没感觉。于是，心灰意冷，一会儿大骂考官瞎了眼，一会儿又怪自己才华不够，把桌上的书籍和文房四宝都放火烧了，烧不完的，就用脚踩，踩不烂的，就扔到臭水沟里。从此披头散发，隐入深山，面壁修道，并宣称如果有谁再用八股文那一套劝我上进的，我必定会拿起兵器把他赶出去。不过，日子一天一天过去了，心气又慢慢平复了，揣摩八股文技艺的心情又迫切起来，于是又重新买书，准备应考了。像这种情况，不是活脱脱的既焦虑又抑郁吗？而且古代士人是集体性的焦虑抑郁，比起今天的焦虑抑郁症来，简直是有过之而无不及啊。

古代小说中还记载了一些患有焦虑抑郁症的人，《三国演义》中的周瑜，就是个典型的焦虑症患者，嫉恨于诸葛亮的足智多谋。周瑜非常焦虑，这种焦虑让他忐忑不安，坐卧不宁，只希望能胜过诸葛亮，但可惜，他几次努力都失败了，气得旧伤复发，临终长叹："既生瑜，何生亮!"在与诸葛亮的斗智过程中，周瑜不停受挫，不仅内心受到很大煎熬，焦虑不断，而且身体几次受损，结果被活活气死。古代抑郁症的代表人物，非《红楼梦》里的林黛玉莫属了，多愁善感是林黛玉性格的主要特点，她的内心非常敏感，任何一点细小的变化，在别人眼里不以为意，在她看来却足以哭上半天。对于人生，她的态度过于消极和幻灭，年纪轻轻就常常想到死，还一个人跑去葬花，这种无处抒发的郁闷，更加重了她的精神压力，也摧残着她瘦弱多病的身体，生命又怎么能长久呢？

既然古人也有焦虑抑郁的病症，那么我们就来看看古代中医是怎么描述焦虑抑郁的。中医学中并没有"焦虑症""抑郁症"这样的名称，但有类似的说法，比如"郁证""脏躁""颠证""百合病"，等等，患者会表现出情绪低落、心神不宁、面色苍白、烦躁不安、哭笑无常、容易恐惧、失眠以及身体疼痛等症状。中医认为抑郁症的主要病因是肝失疏泄，脾失健运，心失所养。虽然与肝、脾、心都有所关联，但各有侧重。肝失疏泄的表现是肝气郁结，中医说"怒伤肝"，我们生气的时候，最容易伤到肝，如果长时间得不到调理，那股气就郁结到肝上了，对肝的损伤很大。脾失健运是指由于长期忧愁，思虑过度，使脾气郁结，即中医所说的"思伤脾"。有时，肝气郁结之后也会影响到脾。本来脾是主运化的，是用来消化我们的饮食水谷的，但如果脾失健运，那么它消磨水谷及运化水湿的功能就会受到影响，脾不能正常工作了，我们的饮食就会减少，人体就无法产生足够的气血，从而有可能导致心脾两虚，心失所养。另外，情志不遂，精神紧张，忧愁悲哀等精神因素，也会损伤心气，使心失所养。

综上所述，情志内伤、肝气郁结是抑郁的主要原因，《黄帝内经》认为"百病生于气"，是说生病与气的功能失常有关。而气的功能失常，又与情绪有很大的关系。一个人情绪的好坏，无疑会直接影响他的健康。如果天天愁眉苦脸，坏情绪都郁结在体内，无法抒发出来，便会产生各种各样的疾病。朱丹溪认为："气血冲和，万病不生，一有怫郁，诸病生焉。故人身诸病，多生于郁。"（《丹溪心法》）可见，情绪不好会导致抑郁，而抑郁又会产生其他的疾病。所以，要想身体健康，首先就要心情好，高兴一点，快乐一点，遇到不好的事情时想开一点。如果像《三国演义》里的周瑜一样小肚鸡肠，或者像《红楼梦》里的林黛玉那样多愁善感，那就不会健康了。

2. 病忘

明代的陆灼写了本书叫《艾子后语》，是模仿《艾子杂说》而作。艾子，是作者虚构的人物。书中记载了一个健忘的人的故事：

齐有病忘者，行则忘止，卧则忘起。其妻患之，谓曰："闻艾子多知，能愈膏肓之疾，盍往师之？"其人曰："善。"于是乘马挟弓矢而行。未一舍，内逼，下马而便焉。矢植乎土，马系于树。便讫，左顾而睹其矢，曰："危乎！流矢奚自？几乎中予！"右顾而睹其马，喜曰："虽受虚惊，乃得一马。"引辔将旋，忽自践其所遗粪，顿足曰："践却犬粪，污吾履矣。惜哉！"鞭马反向归路而行。须臾抵家，徘徊门外，曰："此何人居？岂艾夫子所寓邪？"其妻适见之，知其又忘也，骂之。其人怅然曰："娘子素非相识，何故出语伤人？"

这个故事说的是一个齐国人，老爱忘事儿，而且忘性极大，走着路就忘了停，躺下来就忘了起。他的妻子深受其苦，就对他说："我听说艾子这个人富有智慧，能治愈难治的病，你何不前去找他看看呢？"这人一听，说："好。"于是，他就骑上马，带着弓箭出发了。走了还不到三十里路，感觉肚子发胀，不舒服，就下马去方便，顺手把箭插进泥土里，把马系在树上。方便之后，他向左回头一看，看见了他的箭，可是他已经忘了那是他自己的弓箭，便说道："危险哪！哪里射来的乱箭？差点儿射中了我！"他又向右回头一看，看见了他的马，不由得喜出望外："虽然虚惊一场，不过我却得到了一匹马。"他上前解开马的缰绳，正要走，忽然一脚踩到了自己拉的大便上，他非常懊恼，跺着脚说："踩了一脚狗屎，把我的鞋弄脏了，可惜啊可惜。"他骑着马顺着来时的路走，不一会就到了家，他却在门口徘徊，犹豫不决地说："这是谁家呢？难道是艾子的家吗？"他的妻子正好看到他，知道他又犯了健忘病了，就骂了他一顿。这个人茫然地说："这位娘子，我们素不相识，为什么你要出口伤人呢？"

读完这个故事，我们不禁要哈哈一笑了，这是一个典型的健忘症患者啊，忘性够大的！今天我们提到健忘，往往会想到老年性痴呆，又叫阿尔茨海默病。其实，古代也有类似的说法，比如《左传》里说："不慧，盖世人所谓白痴。"这可以

品 掌故 话 中医 Pin Zhang Gu Hua Zhong Yi

说是对痴呆症的最早论述了。《黄帝内经》中把健忘称为"善忘""喜忘"。健忘与一般的遗忘，在遗忘的程度上和对人的影响程度上，有着明显的区别。我们在考试前夕记忆的大量内容，往往在考试后不久就忘记了；或者时间久了，很多事情都想不起来了，这些都属于正常现象，不能称为健忘症。可是，如果将自己亲身经历过的事情都忘掉，并且影响到工作和生活，那么，这种遗忘就属于健忘症了。那么，古代中医是如何看待健忘症的呢？

唐代名医孙思邈在《千金翼方》中对健忘进行了比较具体的描述："人年五十以上，阳气日衰，损与日至，心力渐退，忘失前后，兴居怠惰，计授皆不称心。"也就是说人上了年纪，就容易出现记忆力衰退的现象。为什么会这样呢？现代医学认为，记忆是中枢神经系统的功能，所以健忘属于大脑的病变。这种认识，与中医的观点是一致的。在中医经典《黄帝内经》中也有类似的论述："髓海不足，则脑转耳鸣，胫酸眩冒，目无所见，懈怠安卧。"（《灵枢·海论》）所谓"髓海"，即指大脑、脑髓，如果脑髓不足，就会导致头昏眼花、疲惫乏力、记忆力下降。可见，中医也认为健忘症属于大脑疾患。既然如此，我们就必须好好保护脑髓了。那么，脑髓是怎么来的呢？《黄帝内经》认为脑髓来自于肾精，肾精是人赖以存在的物质基础。而且，中医认为，肾主智，肾精足则智力好，肾精亏虚则智力低下。这样看来，我们首先得保护好肾精了。那么，肾精又是从何而来呢？肾精有两个来源，首先来自于父母的给予，也就是从娘胎里带来的，随着人的成长而不断消耗，所以说小孩的肾精最足，而老年人身体衰弱，肾精亏损，因此，脑髓得不到供给，就容易得健忘症。有人说，既然肾精是父母给的，那我是不是没办法补充肾精了呢？当然不是，除了先天的父母给予，肾精还有一个来源，那就是平时吃的五谷杂粮，这就要求我们好好吃饭。需要指出的是，这个饭是指主食，五谷杂粮，而不是其他的食物。这也就告诫大家，不能为了减肥而挑食，只吃水果不吃主食。如果那样，身体倒是变瘦了，但肾精也亏虚了，肾精亏虚，记忆力也跟着衰退，这也就解释了为什么如今很多年轻人也会得健忘症这个问题。

有人会进一步说了：既然如此，那么，我的先天肾精就挺足，只要我再吃好五谷杂粮，不就可以保证肾精充足了吗？但我要很遗憾地告诉大家：那可不一定啊！你还得脾好，因为五谷杂粮吃下去，需要脾去运化，才能转化为肾精。如果你脾虚，即使吃了很多好东西，也不见得就能转化成肾精，反而是气血亏虚，精神衰弱，记忆力照样减退，所以，脾与记忆力的关系也很密切。《黄帝内经》说"脾藏意"（《灵枢·九针论》），又说"思伤脾"（《素问·阴阳应象大论》），可以说脾既为肾精提供了物质基础，同时也参与到了记忆的过程中。因此，要想不得健忘症，就得增强脾的功能，保护肾精。

另外，中医认为人是一个整体，生病了不能仅从一个方面去看，不能头痛医头，脚痛医脚，而是要从整个身体系统来考察，所以，除了肾和脾，身体的其他器官比如心、肝、肺的病变，也会引起记忆力的减退。除此之外，长时间的情绪不好，压力过大，也可能导致健忘，像之前说的抑郁症，就有精神恍惚、记忆力下降的症状，如果得不到有效根治，也有可能得健忘之类的疾病。

古代关于健忘的例子不止沈屯子这一个，古书中还有很多的记载，比如晋代干宝的《搜神记》记载了这样一个故事：有一户人家，经常丢失饭菜，他们费了很大的劲儿，终于抓到了小偷，本想好好教训一下他，可是，却发现这个小偷是个年纪很大的老人，问他什么，他也说不清楚，最后，终于知道老人的家距此只有几里路，但他十多年未曾回过家了，因为他已经忘记了自己的家和回家的路。老人的状况，让人倍感心酸。有的人年少时风流倜傥，老来却境遇凄凉，成为别人茶余饭后的谈资。《宋史》记载了一个官员，正当壮年，却很善忘，言谈举止经常闹笑话，最终遭到弹劾被降职。健忘症发展到严重的阶段，甚至会加速一个人生命的消亡。宋代洪迈《夷坚志》中记载，有一个叫徐偲的人，年纪大了，得了健忘症，亲人、朋友都不认识了，吃饭、睡觉也不记得了，结果，不到三年就死去了。现代社会中健忘症的例子就更多了，有的老人吃过饭以为没吃，还抱怨子女不给他饭吃；有的老人离开家就回不来了，或者把别人家当成自己家。可见，得了健忘症是多么凄惨。这样一来，我们对沈屯子的态度就不应该是嘲笑，而应该是同情。而对于我们身边患健忘症的老人，更应该给他们多一些理解和关爱。

第三节　神神怪怪不足信

1. 景公斗日

古人对上天有无上的崇拜和敬畏，他们相信高高在上的老天对人间的一切有着绝对的控制权。就连君主，也是上天选定的，古代的君主，自称"天子"，意思是天之子，受命于天，受到天的庇佑，遵守天的规则。但如果君主违背天意，犯下了过错，上天就会出现各种奇怪的现象，比如洪水、灾荒，来警示人间和君主。我们今天知道那些都是自然现象，但古人认为这是上天的愤怒和谴责。为了维护自己的统治，自古以来，明君都非常重视"天意",如果上天示警,君主会虔诚地敬天,采取各种方式,比如祭祀、斋戒、素服、废乐,等等,更要反思自己的行为,进行自我批评。《晏子春秋》里就记载了由"天意"引发的故事:

> 景公病水,卧十数日,夜梦与二日斗,不胜。晏子朝,公曰:"夕者吾梦与二日斗,而寡人不胜,我其死乎?"晏子对曰:"请召占梦者。"立于闺,使人以车迎占梦者。至,曰:"曷为见召?"晏子曰:"夜者,公梦二日与公斗,不胜。恐必死也,故请君占梦。是所为也。"占梦者曰:"请反具书。"晏子曰:"毋反书,公所病者,阴也;日者,阳也。一阴不胜二阳,故病将已。以是对。"占梦者入,公曰:"寡人梦与二日斗而不胜,寡人死乎?"占梦者对曰:"公之所病,阴也;日者,阳也。一阴不胜二阳,公病将已。"居三日,公病大愈,公且赐占梦者。占梦者曰:"此非臣之力,晏子教臣也。"公召晏子,且赐之。晏子曰:"占梦者以臣之言对,故有益也。使臣言之,则不信矣。此占梦者之力也,臣无功焉。"公两赐之,曰:"以晏子不夺人之功,以占梦者不蔽人之能。"

这个故事说的是春秋时期齐国的国君齐景公生病了,有十几天卧床不起。什么病呢?文中说是"病水",病水什么意思呢?就是肾不太好。水跟肾有什么关系呢?这就要先介绍一下五行与中医的关系了。五行就是木、火、土、金、水。"行"是什么意思呢?东汉许慎的《说文解字》说:"行,人之步趋也。"行,就是运行、运动。古人认为,五行处于相生相克的不断变化运行中,从而对大自然产生影响,包括对人的影响。张仲景在《伤寒杂病论》的序言中说:"天布五行,以运万类。人秉五常,以有五脏。"天,指大自然,大自然中分布着五种不同的运动方式,万事万物才有了生长、壮大、繁衍、死亡的生命节律。"人秉五常"中这个"五常"也是指五行，人体秉受五行的运行规律，才有了以五脏为核心的五大生理系统。在中医里，用五行来描述人体五脏系统肝、心、脾、肺、肾的功能和关系。五行与五脏如何对应呢？木、火、土、金、水对应肝、心、脾、肺、肾，也就是肝属木，心属火，脾属土，肺属金，肾属水。与五脏相对应的还有五志，也就是我们的情绪，肝在志为怒，心在志为喜，脾在志为思，肺在志为悲忧，肾在志为恐。所以齐景公的肾生病，说是水病，在情绪上会有害怕、惊恐的心理。在这种情况下，有一天晚上，齐景公做了一个噩梦，梦见自己与两个太阳搏斗，结果他被太阳打败了。齐景公被吓醒了，感到惊惶不安。

　　第二天，晏子入朝拜见。晏子是齐国大夫，辅佐齐灵公、齐庄公、齐景公，是名副其实的"三朝元老"。虽然他身材矮小，貌不出众，但足智多谋，刚正不阿，爱国忧民，敢于直谏，在诸侯和百姓中享有很高的声誉。齐景公也非常倚重他，所以一见晏子，齐景公就赶紧说道："昨天晚上，我梦见和两个太阳搏斗，我被打败了。这是预示着我快要死了吧？"晏子一听，明白了，病人嘛，总爱胡思乱想，有点小事就觉得自己快不行了，面对齐景公这样的病人，晏子又不是医生，该怎么安慰他呢？晏子想了想，说："既然是做梦了，那就请召见占梦人，为您解解梦吧。"我们今天知道，梦是睡眠中的正常生理现象，做梦不是神鬼所托，也不是灵魂出窍，更不能预报吉凶、探知祸福。但是古人很相信占梦，认为做梦一定是某种预兆。中国占梦的历史源远流长，早在商朝时的甲骨文就有关于占梦的记载，人们非常重视梦的预兆，商王做了梦也要进行占卜。到了周代，为了解释梦的吉凶，还设立了专门负责占梦的官员。所以，晏子说请占梦人来。于是，就派人用车去接占梦人，晏子自己呢，就站在王宫的小门那里，等着占梦人来。按说占梦人的等级地位比晏子低，晏子为什么要等候占梦人呢？别急，晏子自有他的原因。占梦人到了，问晏子："大王有什么事召见我呢？"晏子就将齐景公做梦的情景及其担忧告诉了占梦人。占梦人听了，说："这样啊，请容我先翻翻书查一查。"晏子说："不必了。你进去之后这样对大王说：他所患的疾病属阴，梦中的太阳属阳，一阴不能战胜二阳，所以这个梦正好说明大王的疾病就要痊愈了。"

这里提到"阴阳"，我们简单说一下"阴阳"的概念。提到阴阳，很多人就会想到太极八卦图，《易》曰"一阴一阳谓之道"。古人观察到自然界中各种现象，如天地、日月、昼夜、寒暑、男女、上下等，都是既互相对立，又有所关联的，因此，古人就以哲学的思维方式，归纳出"阴阳"的概念。认为凡是运动的、外向的、上升的、温热的、明亮的、无形的、兴奋的、外延的、主动的、刚性的、方的、山南水北，都属于"阳"；凡是相对静止的、内向的、下降的、寒冷的、晦暗的、有形的、抑制的、内收的、被动的、柔性的、圆的、山北水南，都属于"阴"。中医也引入阴阳的概念，认为五脏像大地，大地产生万物，而五脏出营血，用来长养人体四肢百骸，就如同大地生长万物一样，所以，五脏为阴。六腑像天一样，天产生阳气，而六腑化阳气，使之达到我们的肌肤，温暖全身，就好像天有阳光，温暖着大地一样，所以，六腑为阳。五脏为阴，而肾又是阴中之阴，因此，晏子说齐景公的病属阴，而太阳自然属阳，两个太阳，阳气就更盛了，所以，一阴不能胜二阳。

占梦人进去以后，齐景公说："我梦见和两个太阳搏斗而不能取胜，我大概是快要死了吧？"占梦人就按照晏子嘱咐的那样对齐景公说："大王所患的病属阴，太阳属阳。一阴不胜二阳，这是大王病将痊愈的吉兆啊。"齐景公听后，不觉大喜。三天后，病就好了。

齐景公的病怎么这么快就好了呢？其实，病本来就很轻，而忧虑只是自己吓自己，最后，由于放下了思想包袱，再合理地用药，病自然就好了，可见精神的重要性。生活中这样的情况很多，有些人一生病就胡思乱想，给自己的未来编起了小说，觉得自己得了不治之症，其实本来是小病，结果越想越沮丧，越想越难过，反而加重了病情。人们常说很多癌症病人不是病死的，而是吓死的，正是这个道理。

齐景公病好了之后，决定重赏占梦人。可是占梦人却对齐景公说："这不是我的功劳，是晏子教我这样说的。"齐景公又决定重赏晏子，而晏子则说："我的话只有由占梦人来讲，才有效果；如果是我直接来说，大王一定不肯相信。所以，这件事应该是占梦人的功劳，而不能记在我的名下。"最后，齐景公同时重赏了晏子和占梦人，并且赞叹道："晏子不与人争功，占梦人也不隐瞒别人的智慧，这都是君子所应具备的可贵品质啊。"在名利面前，晏子与占梦人都有一个正确的态度，不夺人之功，不掠人之美，这种谦让的君子之风在我国古代很常见，比如孔融让梨的故事、六尺巷的故事，都体现了我们中华民族的传统美德——谦让之风。如今，我们提倡良好的社会风气，应该多向古人学习这些优秀的传统道德。

2. 鲍君神

东汉应劭在他的著作《风俗通义·怪神》中，记载了这样一个故事：

> 汝南鲖阳有于田得麇者，其主未往取也，商车十余乘经泽中行，望见此麇著绳，因持去。念其不事，持一鲍鱼置其处。

有顷，其主往，不见所得麋，反见鲍鱼，泽中非人道路，怪其如是，大以为神，转相告语，治病求福，多有效验。因为起祀舍，众巫数十，帷帐钟鼓，方数百里皆来祷祀，号鲍君神。其后数年，鲍鱼主来历祠下，寻问其故，曰："此我鱼也，当有何神。"上堂取之，遂从此坏。传曰："物之所聚斯有神。"言人共奖成之耳。

　　这个故事是说，汝南鲖阳（今河南省新蔡县）有一个人去打猎，运气不错，在一片沼泽地里打到一只獐子（鹿的一种），他很高兴，可是因为还有别的事要办，暂时没法把獐子带回家，怎么办呢？他想了想，找了棵树，把獐子拴在那里，就离开了。猎人走后没多久，有十多辆经商的车子从这片沼泽地经过，商人看见树上拴着一只獐子，而四周一个人也没有，心想：这个獐子没人要吗？那我要了。于是，商人就把獐子带走了。没走多远，商人良心不安，觉得自己拿了别人的东西，不劳而获，也太不像话了，怎么说也得给点补偿吧，于是就从车上拿了一条平时吃的咸鱼，放在拴獐子的地方，然后，心安理得地离开了。过了一会儿，猎人回来了，来取他的獐子，可是树旁的獐子不见了，却有一条咸鱼四仰八叉地躺在那里。猎人觉得太稀奇了，四周不见一个人影，这咸鱼是从哪里冒出来的呢？就算是从四周水塘里蹦出来的鱼，那也应该是鲜鱼，而不是咸鱼啊！看来，这是一条神奇的咸鱼。想到这里，猎人对咸鱼肃然起敬，小心翼翼地抱着咸鱼回家了。到家后，猎人就把这事说给妻子和四邻八舍的人听，大家也都觉得稀奇。很快，"咸鱼是神"的说法就传开了，而且越传越神奇，还引来了很多人，来干什么呢？向咸鱼祈祷求福，希望咸鱼保佑，治病祛邪，竟然还挺灵验。如此一来，人们更加深信这咸鱼是神。既然是神，那就得供起来啊，于是大家凑钱建了一座庙，将咸鱼供奉在里面，还在庙里设了几十个专职巫师，并给咸鱼起了一个尊号"鲍君神"。"鲍"就是用盐腌渍的鱼，即咸鱼。从此，"鲍君神"庙内帷帐高挂，钟鼓齐鸣，香火不断，方圆几百里的人们络绎不绝地前来烧香拜神。就这样好几年过去了，一天，一支经商的车队经过这里，正是当年以咸鱼换獐子的那个商人。商人看到这热闹的场面和庙门高悬的"鲍君神"匾额，十分好奇，就向人打听原因。人们向他讲述了这座庙宇和鲍君神的来历，商人听后哈哈大笑，大声说道："这是我的鱼啊，是我几年前亲手放在一棵树下的，哪来的什么鲍君神！"他走进庙里，将咸鱼取下，扬长而去。庙里的巫师和那些祈祷的人被弄得哭笑不得，十分尴尬。从此以后，再也没人来拜这座庙了，渐渐地，庙就倒塌了。古书经传云：各种事物巧合在一起，便出现了神，就是说神是由人们共同吹嘘造出来的。

　　这个故事选自《风俗通义》的《怪神》章，"怪神"二字，取自《论语》"子不语怪力乱神"，所以这一章记载的都是神神怪怪的事情。除了鲍君神，该书还记载了一个李君神，故事大同小异。说的是桑树干上有个空洞，里面有点土，有个叫张助的人把李子核放到空洞里，浇了点水，结果桑树洞里长出了李子树。后来，张助有事外出一年。有一个眼睛生病的人，在路上走得累了，就倚在李子树下休息，由于眼睛发疼，这个人就自言自语地说："如果李君能让我的眼睛好起来，我就用一只小猪来报恩。"谁知眼睛竟然真的不痛了。于是，李子树能治病的说法就传开了，人们把李子树称为"李君神"，都来树下祈祷，在李树下堆满了酒肉。一年多以后，张助回到家，看到这种情况，吃惊地说："什么李君神，不过是我种的李子。"张助怕流言惑众，就把李树砍了。

应劭记载这些故事，并不是宣传神怪，而是破除迷信，奉劝世人不要上当。古代社会有不少迷信的事情就是这样造成的。人们习惯人云亦云，随声附和，而根本不去考察事情的真相，结果上当受骗。无论是鲍君神，还是李君神，本身并不能治病，但为什么人们拜过之后，病就好了呢？这不过是巧合而已，什么巧合呢？其实很多小病都能够自愈，比如我们常说普通感冒不用治，只要多喝水，一般七天左右就能痊愈。另外，人生病之后会有很重的心理负担，明明是小病，可病人就爱胡思乱想，最终能把自己想成是绝症患者。而拜神之后，心理负担减轻了，病自然也就好了许多。

其实，求神不如求己，人们常说最好的医生是自己。中医经典《黄帝内经》提倡"不治已病治未病"，也是说要防患于未然，在疾病还没有形成的时候去预防它。怎么预防呢？这就需要我们自己去努力了。现代社会，越来越多的人注重养生，养生就是很好的预防措施。具体来说，就是要顺应自然规律。《黄帝内经》有一段文字描述了上古之人的养生之法："法于阴阳，和于术数，食饮有节，起居有常，不妄作劳，故能形与神俱，而尽终其天年，度百岁乃去。"意思是生活中要顺应天地阴阳之道，并采用各种方法来保养身体，饮食要有节制，作息要有常规，不让身心疲倦，才能够使形体和精神达到和谐统一，活到人们应该到的年岁，至少都能到一百岁以后。而我们现在有太多不健康的生活方式了，吸烟、酗酒、熬夜、久坐不动、营养失衡、药物依赖等不良的生活习惯，都是身体健康的隐形"杀手"。健康是一种状态，更是一种能力，如果你坚持不健康的生活习惯，再高明的医生也无力回天。世界卫生组织研究发现，影响健康的因素中，行为和生活方式占 60%，而医疗服务仅占 8%。可见，要想身体健康，不能总依赖医学，健康的生活方式才是首要的。

　　古人有一个养生理念叫作"小炷留灯"，意思是人的生命就像一盏灯，需要灯油的滋养，生命才能坚持下去。但灯油的数量是固定的，如果灯很亮，灯油很快就会用光；但如果灯不是很亮，灯油就可以用很长时间。从这个现象中，古人悟出了养生之道：每个人的生命长度都是有限的，就像灯油，所以，要想生命长久，必须像珍惜灯油一样珍惜生命。如果喜怒不节，饥饱无常，生命之光很快就会耗尽；但如果心境平和，注意养生，就可以让生命尽可能地延长。《黄帝内经》说："恬淡虚无，真气从之，精神内守，病安从来。"就是告诫我们，养生很重要，而养生的关键，是心境平和。

　　当然，平日里要注意养生，一旦生病还是要治，养生要与医治结合起来。中医提倡"三分治，七分养"，这个"养"是在治病前提下的养，而不是一味依靠养生。医生治病，患者自养。有的人生了重病，医生费了很大的劲给他治好了，他却好了伤疤忘了疼，又恢复了原来的生活习惯，结果重病卷土重来，更加难治。其实只要得了病，不管是什么病，都是身体向我们发出的信号和警示，需要我们停下来反思了。尤其是重病，它说明你之前的生活方式是错误的，是违背天地阴阳之道的。所以，平时要注重养，生病后要尽早治，将治和养结合起来，才能保证身体的健康。

　　《黄帝内经》说"正气存内，邪不可干"，只要我们保护好自己的身体，使之保持健康，正气充足，就可以抵御外来的邪气，使邪气无法侵入我们的身体，我们的生命之火就可以燃烧得更长久、更旺盛。

第四节　长生不死可能吗

1. 不死之药

中国古代有很多神话传说，不管内容如何，神话中的人物都有一个共同的特点：寿命比凡人要长久得多。当然，这些神仙并非真实存在，而是古人创造出来的，反映了古人追求长生不死的愿望。乐生恶死是人之常情，上自皇亲贵族，下至贩夫走卒，谁不想多活几年呢？尤其是统治阶级，尊享荣华富贵，更希望能够长生不死。于是，尊奉神仙思想而修炼养生之术的方士受到热捧，方士抓住人们渴望长生的心理，宣称世上有不死之药，食之便可长生不死，骗了很多人。而自古以来，寻求不死之药最有名的一个群体，就是古代的最高统治者——皇帝。秦始皇、汉武帝，是最著名的两位。

为了追求长生，秦始皇多次派方士徐福、卢生等人去寻找神仙，以求仙药。可是，直到秦始皇临死的那一刻，他也没见到方士们为他带来不死之药。汉武帝晚年痴迷求仙修道，给方士李少君、栾大等人丰厚的赏赐，甚至把自己的女儿嫁给栾大，就是希望这些方士能求得仙药，或者炼制出不死之药。可是最终，汉武帝也没能长生不死。

有人也许会问：这些方士明目张胆地欺骗君主，难道就没有人识破他们的诡计吗？面对方士的求仙炼丹，就没有人提出过反对意见吗？当然有！自有"不死之药"的说法以来，就有反对的声音存在。《韩非子·说林上》中记载了这样一个故事：

有献不死之药于荆王者，谒者操之以入。中射之士问曰："可食乎？"曰："可。"因夺而食之。王大怒，使人杀中射之士。中射之士使人说王曰："臣问谒者，谒者曰'可食'，臣故食之，是臣无罪，而罪在谒者也。且客献不死之药，臣食之而王杀臣，是死药也，是客欺王也。夫杀无罪之臣，而明人之欺王也，不如释臣。"王乃不杀。

这个故事说的是有个人得到所谓的长生不死之药，想献给楚王以邀功。他找到楚王身边负责传达命令的官员谒者，托谒者把药带进宫去。宫中的侍卫官中射之士看见谒者拿着药，就问他："这药可以吃吗？"谒者说："可以吃啊。"中射之士一把夺过药，吃了下去。这下可惹了大祸，楚王正眼巴巴地盼着神药的到来，幻想着自己能够长生不死呢，谁知美梦竟然被中射之士给打破了。楚王很生气，后果很严重，命人把中射之士抓起来，并且大嚷着要杀掉他。中射之士就托人劝说楚王，为自己辩解道："我问谒者可不可以吃这药，谒者说可以吃，所以我才吃了它，可见我没有罪，有罪的是谒者，是他没保护好这药。另外，献药之人说这是不死之药，那么，吃了药的人就应该长生不死，现在我吃了药，大王却要杀我，眼看我性命不保，可见，这药不能使人免死，反而能置人于死地。这样看来，献药的人是在欺骗您。如果您杀了我这个无罪之人，就证明您被人欺骗了，所以，倒不如饶恕我。"楚王一听，哑口无言，只好放了中射之士。

看完这个故事，你是否会哈哈一笑呢？为楚王的愚昧，为中射之士的机智。其实，我们都知道，中射之士是故意把那药吃掉的，目的就是打破楚王对不死之药的迷信。他也早就想到楚王会发怒，所以，早就准备好了那番说辞：既然这药是让人长生不死的，那么，我吃了药，就应该死不了，大王如果杀了我，就证明这药是假的。如此一来，楚王自然无可辩驳，也就不会杀他了。

　　无独有偶，明代学者浮白斋主人在《雅谑》中也记载了一个类似的故事：

　　汉武帝时，有贡不死之酒者。东方朔窃饮焉。帝怒，欲杀之。朔曰："臣所饮，不死酒也，杀臣，臣必不死；臣若死，亦不验。"帝笑而赦之。

　　这两个故事可谓异曲同工，中射之士和东方朔以自己的聪明智慧，批驳了君主对长生不死的迷信。其实，仔细分析起来，他们的话也并非无可辩驳，对于"可食"这个词的理解，谒者和中射之士的角度不一样，谒者的意思是药物的使用方法是食用，重点在"食"上；而中射之士理解的重点在"可"上。另外，不死之药、不死之酒的"不死"，到底是如何不死呢？是吃了药、饮了酒之后，不再生病了？还是刀枪不入了？这些词都体现了语言的多义性，由于这种多义性，对同一个词语的理解会因人而异，但又都是正确的。辩论家们就是看中了语言的这种多义性，才用它们来改变事实。中射之士和东方朔也正是钻了这些多义语言的空子，搞了一个恶作剧而已。不过，我们从中还是可以了解到古代帝王对于长生不死的渴望有多么炽烈。

　　如果说秦始皇和汉武帝的求仙问药行为是个体性的，那么，唐朝的皇帝则是群体性的。唐朝儒、释、道并行，尤其尊崇道教，皇帝自称是太上老君的后代，将道教奉为三教之首。道教崇尚炼丹，于是，唐朝皇帝吃丹药成风，就连雄才大略的唐太宗，晚年也迷信丹药。但讽刺的是，吃了丹药，不仅没能延年益寿，反而加速了丧命。此后，宪宗服用丹药中毒，数月不能上朝；穆宗、武宗、宣宗，皆因服用丹药，在壮年时中毒而死。其他皇帝，如高宗、武则天、玄宗，也都服食丹药，只是没有造成很大的伤害而已。

上有所好，下必甚焉。皇帝如此迷信丹药，百姓也跟风炼丹。唐朝的很多文学大家，都迷信炼丹术。白居易曾写过一首诗《思旧》："闲日一思旧，旧游如目前。再思今何在，零落归下泉。退之服硫黄，一病讫不痊。微之炼秋石，未老身溘然。杜子得丹诀，终日断腥膻。崔君夸药力，经冬不衣绵。或疾或暴夭，悉不过中年。"诗里的"退之"是韩愈，"微之"是元稹，"杜子"是杜元颖，"崔君"是崔玄亮，都是当时的学者名士，却因为乱服丹药，中年就死去了。

为什么吃丹药没能长寿，反而加速死亡了呢？这跟丹药的成分有关系。丹药主要由铅砂、硫黄、水银等天然矿物炼制而成，道教炼丹的理论依据是"假求外物以自坚固"。他们认为，人的肉身是很脆弱的，要想长生不老，就必须通过药物来延续，而矿物质药物，坚固无比，千年万年都不会朽烂，因此能起到坚固人体的作用。古代的一些名医，也相信这样的理论，比如著名的医家葛洪、陶弘景等，或者本身就是道教徒，或者十分信奉道教，都喜欢炼丹，希望飞升成仙，在他们的著作中，记载了很多炼丹的方法。不过，随着服食丹药的副作用越来越明显，人们认识到吃丹药并不能长生不死，炼丹术也就逐渐没落了。

虽然没能实现长生不死的愿望，但在长期的炼丹实践活动中，人们却有了一个意外的收获，炼丹家发现，将硝、硫黄和木炭等物品混合到一起，能够燃烧爆炸，于是，火药就被发明了出来。火药还被医家用于治病，《本草纲目》中就提到火药能治疗疮癣，能杀虫、辟湿气和瘟疫。火药是中国古代四大发明之一，但它并不能使人长生不老，它只是炼丹家偶然发明的，所以，在炼丹家那里并不受重视。后来，火药被用于军事活动，才真正找到了自己的用武之地。

第四章

讽喻世情

2. 松脂愈癞

无论人们多么讨厌死亡，无论呐喊多少句"我真的还想再活五百年"，大量的事实都证明，长生不死之药是没有的。这个事实，的确让人心里很不好受。不过，长生不死虽然难以实现，延年益寿却是可行的，这样的药物也是存在的。晋代葛洪在《抱朴子》中记载：

闻上党有赵瞿者，病癞历年，众治之不愈，垂死。或云：不如及活流弃之，后子孙转相注易。其家乃赍粮，将之送置山穴中。瞿在穴中，自怨不幸，昼夜悲叹，涕泣经月。有仙人行经过穴，见而哀之，具问讯之。瞿知其异人，乃叩头自陈乞哀，于是仙人以一囊药赐之，教其服法。瞿服之百许日，疮都愈，颜色丰悦，肌肤玉泽。仙人又过视之，瞿谢受更生活之恩，乞丐其方。仙人告之曰："此是松脂耳，此山中更多此物，汝炼之，服，可以长生不死。"瞿乃归家。家人初谓之鬼也，甚惊愕。瞿遂长服松脂，身体转轻，气力百倍，登危越险，终日不极。年百七十岁，齿不堕，发不白。

这个故事在葛洪的另一部著作《神仙传》中也有记载，说的是上党（在今山西省长治市）有个叫赵瞿的人，得了癞病，看过很多医生，都没能治好，还越来越重，眼看就要死了。有人对他的家人说："趁着他还有口气，不如把他丢到外面去吧，如果死在家里，怕子孙们都会感染上癞病啊。"家人没办法，只好给他准备了粮食，把他送到山上的洞穴里。赵瞿十分哀伤，天天痛哭，就这样过了好几个月。有个云游仙人经过山洞，看见了他，问他为何独自在此痛哭？赵瞿知道这是个神奇的人，就叩头请求仙人相救。仙人送给他一袋药，并教给他服用的方法。赵瞿服药一百多天之后，身上的疮竟然都好了，而且面色变得红润，皮肤变得光滑了。这时，仙人又来看他，赵瞿千恩万谢，感激仙人的再造之情，并向仙人乞求药方。仙人说："没有什么神奇的药方，不过是松脂而已。这座山中就有很多，你把松脂炼化后服用，可以长生不死。"既然病已经好了，赵瞿就回家了。家人原以为他早就死了，一见之下，还以为是个鬼，非常惊愕。赵瞿从此长期服用松脂，身体越来越轻捷，力气越来越大，天天翻山越岭，也不觉得累。一百七十岁时，牙齿不落，头发不白。

故事中提到一种疾病——癞，这是一种很古老的病，《论语·雍也》记载："伯牛有疾，子问之，自牖执其手，曰：'亡之，命矣夫！斯人也而有斯疾也。'"孔子的得意门生冉伯牛生病了，孔子前去探望，伯牛怕传染给老师，不让孔子进屋，孔子只好从窗子里握着他的手，流着泪叹息道："难活了，这是命呀！这么好的人竟然得这样的病。"伯牛所患之病，正是癞病，中国古代称之为"疠疡""大风""麻风"，宋代王怀隐的《太平圣惠方》中，首次出现"麻风"字眼。从公元前1000年古埃及发现第一例麻风病开始，这一疾病在世界上肆虐已近3000年。麻风是由麻风杆菌引起的一种慢性传染病，主要发病部位是皮肤和周围神经。《素问·风论》云："疠者，有荣气热胕，其气不清，故使其鼻柱坏而色败，皮肤疡溃。"《素问·长刺节论》云："病大风，骨节重，须眉堕。"1975年，湖北省云梦县睡虎地秦墓中出土的竹简中，有这样一段记载：有人怀疑自己得了麻风病，就去看医生，医生诊断后说："病人眉毛脱落，鼻梁塌陷，刺他的鼻腔也没反应，四肢溃疡，手上无汗毛，声音嘶哑，的确是得了麻风病。"（《睡虎地秦墓竹简·封诊式》）综合以上记载，我们可以知道麻风病的主要症状是身体酸软、皮肤溃烂、鼻梁塌陷、眉毛脱落。

由于古代医疗技术有限，麻风被认为是上天对人们的惩罚，是天刑、绝症，是邪恶的病，一旦得了麻风病，就会被隔离，中外历史上都有很多麻风村、麻风岛，专门聚集麻风病人，更有甚者，麻风病人被烧死、活埋、淹死，手段极其残酷。得了麻风已经很不幸了，还被如此残酷地对待，麻风病人内心的痛苦可想而知。著名的诗人、"初唐四杰"之一的卢照邻，三十多岁时得了麻风病，身心俱受损伤，精神极度消沉抑郁。有一年，时任四川新都县尉的卢照邻进京，见到了京城名医孙思邈，当时的孙思邈已经九十多岁，深受文人学者的尊崇，卢照邻也被孙思邈的医术和风范所折服，拜在其门下。孙思邈精心为卢照邻诊治，并安慰他说："形体有可愈之疾，天地有可消之灾。"（《旧唐书·孙思邈传》）意思是只要顺应天地自然，静心修身养性，再加上医生的悉心照料，疾病就一定可以治愈。孙思邈的治疗和鼓励，给了卢照邻极大的信心。可惜好景不长，唐高宗到甘泉避暑，命孙思邈同行，对卢照邻的治疗不得已而中断，卢照邻也只好回到四川新都。后来，孙思邈告老还乡，从此两人仅有书信来往，再未见面。五年后，卢照邻因病辞官，前往太白山疗养，但病情却越来越严重，手脚麻木，渐至残废，深受疾病折磨的卢照邻听信方士之言，开始服食丹药，结果不仅没能治病，反而增添了新病。不久，孙思邈去世的消息传来，卢照邻陷入了绝望。随着病情越来越恶化，卢照邻彻底崩溃，最终自沉颍水而亡。

虽然麻风病给人们带来了极大的痛苦，但古代劳动人民从没有放弃与疾病的斗争，在这一过程中，人们发现了不少可以治疗麻风病的药物。赵瞿的故事虽有神话传说色彩，但其中提到的松脂，的确有治病愈疮的功效。松脂，又名松香、松膏、松肪、松胶等，是松树分泌出的树脂，在空气中结晶，凝成块状。松树质地坚劲，岁寒不凋，是长寿的象征，因此，古人认为服用松脂可以延年益寿，有助于养生。《神农本草经》说松脂"主治痈疽、恶疮、头疡、白秃、疥瘙、风气，安五脏，除热，久服轻身，不老延年"，李时珍《本草纲目》说松脂是"树之津液精华也。在土不朽，流脂日久，变为琥珀，宜其可以辟谷延龄"。可见，故事中的赵瞿因常年服食松脂而年岁长久，确有依据。明末有本叫《梼杌闲评》的小说，记载的是魏忠贤的故事，说魏忠贤年少时遇难身病，得一老僧搭救，一天，老僧外出，魏忠贤偶然在松树下服食一物，疾病竟然痊愈，老僧归来得知后说："凡松脂入地百年名为茯苓，千年变成琥珀，三千年则赋性成形，出神游戏，名曰贮影。此物就是贮影。他感山川秀气，日月精华，乃仙药之上品。人得之，依方炼服，可与天地同寿。"虽是小说附会，但也可见松脂的神奇功效。

除了松脂，黄芪、巴戟天、枳实等药物，也对治疗麻风病有帮助。另外，人们发现，某些蛇类如蟒蛇、乌蛇、白花蛇等，煮食或者制成药酒，对麻风病也有一定的疗效。

对抗麻风病，不仅仅是中国人的事情，世界医学界都一直在努力。1873 年，挪威人阿莫尔·汉森（Armauer Hansen）发现了麻风杆菌，证明麻风病不是什么天刑，它只不过是一种慢性传染病而已。随着医学的发展，麻风病的发病率显著下降，但是，对麻风病的治疗依然任重道远。

第五节　什么样的医生都有

1. 庸医杀人

唐代名医孙思邈在《大医精诚》中说："医方卜筮，艺能之难精者也，既非神授，何以得其幽微？"意思是医学是难以精通的技术，既然不是来自神仙的传授，又如何掌握医术的玄妙幽微呢？言外之意是医学很难学。孙思邈是历史上首屈一指的名医，竟然还发出这样的感慨，更何况一般的医生了。但奇怪的是"一瓶不响，半瓶晃荡"，越是孙思邈这样的大医、良医，在医术上越是谨慎，态度上越是谦虚，而反观那些学医不精、医术低劣的医生，却往往胆大妄为，自以为是，仅凭对医学的一知半解去治病，不仅没治好病人，反而误了病人性命。古往今来，这样的医生也不少，这个群体有个专有名称：庸医。

提到庸医，人们就会气不打一处来，古人还编了很多故事，对庸医进行辛辣的讽刺。

樵夫担柴，误触医士，医怒，欲挥拳。樵夫曰："宁受脚踢，勿动尊手。"傍人讶之，樵者曰："脚踢未必就死，经了他手，定然难活。"（清·游戏主人纂辑《笑林广记·卷之三·术业部》）

《笑林广记》是一部笑话集，可谓集古代笑话之大成者，书中所载笑话，讽刺了各类贪婪、愚昧、吝啬、虚伪的现象。这则笑话就是讽刺庸医的，说的是一个樵夫担着柴，不小心碰到了一个医生，医生很气愤，挥拳想要打他。樵夫赶紧说："切莫动手，切莫动手，我宁愿被你用脚踢。"人们听了樵夫的话，感到很惊讶，樵夫就说："脚踢未必马上就死，可如果经了他的手，我就一定难活了。"原来，这医生是个庸医，治死了很多病人，樵夫对此庸医早就很不满了，正好借机加以贬损，"宁受脚踢"的讽刺，真是辛辣啊。

清代谴责小说家吴趼人也有一部笑话集《俏皮话》，其中也记载了一个庸医，称为"某甲"，某甲治死了很多病人，但仍有一些不知情的人前去诊病，结果，被他治死的人越来越多。一天，忽然有人吹吹打打送来一块牌匾，某甲自从行医以来，从未遇到如此荣耀的事情，得意扬扬之际，也不管是谁送来的，就把牌匾挂了起来。邻居们都很奇怪，怎么会有人给庸医送牌匾呢？经过仔细打听才知道，原来是棺材店老板送的，好事的人就去问棺材店老板："某甲治好了您的病吗？为何要给他送牌匾呢？"老板说："并非是我找某甲看过病，而是棺材店一向生意清淡，自从某甲到此行医，店里的生意就有了很大起色，所以送这块牌匾给他，表示感谢。"庸医把人治死，反而成全了棺材店的买卖，真是天大的讽刺。

　　文学作品中的庸医，虽是作者虚构出来的，但文学形象都是以现实为基础的，真实的庸医，远比虚构的庸医更可怕，明代学者方孝孺引用过一句谚语："脏腑而能语，医师色如土。"（方孝孺《医原》）脏腑如果能说话，庸医就会吓得面如土色了，因为他们的无能立刻就会暴露出来。可惜脏腑不会说话，庸医们还是大行其道。明代医家徐春甫在《古今医统大全》中，把医生分为五类："精于医者曰明医，善于医者曰良医，寿君保相曰国医，粗工昧理曰庸医，击鼓舞趋，祈禳疾病曰巫医。"明医、良医、国医都是好医生，他们精于医术，保全民命，巫医在特定的历史条件下有其合理性，而庸医则是必须完全否定和批判的。庸医的特点是"粗工昧理"，医学是一门技术，庸医对这门技术的掌握很粗略，所以治病时违背医理，自然治不好病。徐春甫还重点分析了庸医的种种无耻行径："间有无知辈，窃世医之名，抄检成方，略记《难经》《脉诀》不过三者尽之，自信医学无难矣。此外惟修边幅，饰以衣骑，习以口给，诏媚豪门，巧彰虚誉，摇摇自满，适以骇俗。一遇识者洞见肺肝，掣肘莫能施其巧，犹面谀而背诽之。又讥同列看书访学，徒自劳苦。凡有治疗，率尔狂诞，妄投药剂。偶尔侥效，需索百端；凡有误伤，则曰尽命。"（《古今医统大全·翼医通考》）庸医们有的打着世医的幌子，从古书中抄几个方子，冒充医术高超的医生；有的谄媚权贵，自抬身价以惊世骇俗，一旦被人识破，就表面奉承背后诽谤。自己不爱学习，但遇到爱学习的医生，则讽刺打击。给人治病时胡乱开药，偶尔治愈，则索要高价诊费，若把人治死了，则推说是天命如此。徐春甫的这段描述，对庸医的丑恶嘴脸，可谓极尽细腻刻画之能事，不仅如此，他还发出了"庸医不早死，误尽世间人"的强烈呼喊，可见徐春甫对庸医的痛恨有多么强烈。

历史上，很多名医都是因为家人或者自己被庸医治伤或治死，才选择学医的。"金元四大家"之一的李杲，母亲患重病，请了很多医生，都没有治好，李杲眼睁睁看着母亲死去，十分悲伤，他发誓要拜良医为师，做一个好医生。清代著名医家黄元御年轻时有志于科举，发奋读书，因用功过度，患上眼疾，延医治疗，却遭遇庸医，结果左眼失明，断绝了仕进之路，因为在古代，五官不正，是不可以为官的。悲伤哀痛的黄元御决定学医，并且发誓："生不为名相济世，亦当为名医济人。"李杲和黄元御最终都成了一代大医、良医。

庸医的无能，更显得良医的可贵。然而，毕竟良医太少。眼看着那么多病人被庸医治坏、治死，难道就没有什么来惩罚庸医吗？有，古代的政府也制定了很多规章制度。唐代对于药品的监管非常严格，对药物的用法、用量以及禁忌事项都有规定，如果有医生因为不按规定用药而对病人的健康造成损伤，那么医生就要被流放甚至以杀人罪论处："诸医为人合药及题疏、针刺，误不如本方，杀人者，徒二年半。""其故不如本方，杀伤人者，以故杀伤论；虽不伤人，杖六十。"（《唐律疏议·杂律》）即使没有对病人造成损伤，但用错了药，也要受到杖责。这样的一些规定，大大规范了医生的行为，保护了病人的利益。宋代，药物的销售由政府控制管理，不准滥用药物，从而使医生这个职业越来越规范化。元代，政府下令各地禁止庸医行医，规定三年举行一次对医生的考核，合格后方许行医。明代的《大明律·刑律·人命》规定："凡庸医为人用药针刺，误不依本方，因而致死者，责令别医辨验药饵穴道，如无故害之情者，以过失杀人论。不许行医。若故违本方，诈疗疾病，而取财物者，计赃，准窃盗论。因而致死及因事故用药杀人者，斩。"这条法令规定如果出现严重的医疗事故，医生要被砍头。处理事故时，让"别医"来鉴定，这个"别医"就是其他医生，相当于现代的第三方仲裁、鉴定。违规的医生不许行医，也就是现代所谓的吊销行医资格证。清代在前代法律的基础上，进一步规定对未经官署许可的医生行医，处以五百以下的罚金。这些法律条文、规章制度，对规范医生的行为、打击庸医，起到了良好的促进作用。

古往今来，每个朝代都会出现庸医，毕竟人的能力、水平不同，就像同一个班的学生，有的学习好，有的学习不好，学医的人也是如此，有的人学成了良医，而有的人学医不精，就成了庸医。我们不能因为自己没遇到良医就否认良医的存在，更不能因为庸医而否定整个医学，庸医只是医学界中的庸碌之辈，不是医学的代表。

2. 名医难当

现在我们去医院看病，会发现医生有各种不同的称呼，主任医师、副主任医师、主治医师等，这么多医生，该找谁看病呢？很多人会找主任医师，一般所说的名医、专家，大都是这类医生，他们是病人看病的首选。不过，由于专家号很难挂，而且费用也高，所以，如果不是大病、顽疾，人们常常会选择找副主任医师或者主治医师等相对普通的医生看病。那么，名医和普通医生相比，谁更难当呢？有人会说：普通医生难当啊，名医们医术精湛，各种疑难杂症都能治，有什么难的？而普通医生就不同了，他们的医术不如名医，还会遇到自己治不了的病，你说难不难？

其实，这个问题，古人早就探讨过，并且给出了答案：名医难当。是不是让人大跌眼镜呢？别急，让我们一起来看看：

徐灵胎《名医不可为论》，谓名医声价甚高，轻证不即延治，必病势危笃，医皆束手，然后求之。于是望之甚切，责之甚重，若真能操人生死之权者。如知病之必死，示以死期而辞去，犹可免责。若犹有一线生机，用轻剂以塞责，致病患万无生理，则于心不安；用重剂以背城一战，万一有变，则谤议蜂起，前人误治之责，尽归一人。故名医之治病，较之常医倍难。（清·陆以湉《冷庐医话》）

徐灵胎即清代名医徐大椿，他在《医学源流论·名医不可为论》中用了比较长的篇幅论述了名医难当的道理，陆以湉在《冷庐医话》中对这段论述进行了浓缩总结：名医的名气大，社会地位高，所以，一般的病，人们不会请名医治疗，一定得是病情非常严重，普通医生束手无策的时候，才会去请名医。人们对名医寄予殷切的期望，认为名医责任重大，好像名医真的是能掌握生死大权的人。如果病人病入膏肓，不可救药，那么医生告知病人死期，并且离去，还可以免于担责。如果病人还有一线生机，医生该怎么办呢？假如用一些药力轻缓的药物来敷衍塞责，病人必死无疑，作为医生，肯定于心不安；假如冒险用药力猛烈的药物，背城一战，有可能治好，也有可能治不好，万一治不好，那么各种各样的诽谤议论就会冲着名医来了，人们指责医生滥用药，把人治死了。而之前由于庸医误治而延误病情的责任，也都推到名医身上。所以说，名医治病比普通医生难数倍。

其实，医学本非易事，要想精通，更是难上加难。无论是普通医生还是名医，都很难当。原因有二：首先，因为医学的研究对象是人，而人的身体结构很复杂，现代医学可以凭借各种仪器和化验了解人体内部的变化，即便如此，遇到疑难杂症，也还是不容易治疗。古代的中医就更难了，没有任何仪器可以借助，只能凭借望、闻、问、切四诊来判断病情。然而，望、闻、问、切又岂是易事？尤其是切脉，人的脉象多种多样，浮脉、沉脉、紧脉、洪脉、数脉、弦脉等二十几种，没有长期的切脉经验，根本不能很好地把握脉象。更何况，中医从来都不是单凭切脉来看病的，有的人看中医时，喜欢考医生，只是伸出手来让医生诊脉，医生问他时，则沉默不语，认为"病家不用开口，医生诊脉便知"。殊不知，中医讲究"四诊合参"，望、闻、问、切必须都有，明末清初医家李延罡在《脉诀汇辨》中说："望闻问切，犹人有四肢也。一肢废不成其为人，一诊缺不成其为医。然必先望、次闻、次问而后切者，所重有甚于切也。"望、闻、问三者，甚至比切脉更重要。医生需要全面收集病人的信息，才能做出正确的判断。其实，从病人一进门，医生对病人信息的搜集就已经开始了：病人的年龄、性别、举止神态、面色表情、喘息咳嗽等，全在医生的观察中，等到病人坐下来，医生再看看他的舌苔，问问他的感受，已经基本可以判断病情了，最后通过诊脉来验证，正好与自己的判断相吻合，于是开方抓药。所以说，脉诊只是中医诊病的一部分，而不是全部。清代医家早就说过："据脉定症，是欺人之说。"（陈修园《医医偶录》）"不须望、闻、问，但一诊脉，即能悉其病者，欺人语尔。"（王燕昌《王氏医存》）可见，古代中医都是将脉诊与其他诊病方法综合运用的。

其次，名医难当还在于医患关系的不好处理，医生要考虑到多方面的各种因素，《素问·方盛衰论》说："视其大小，合之病能，逆从以得，复知病名，诊可十全，不失人情。"意思是观察病人大小便的变化，与病状相参合，从而得知该病是逆是顺，能否治好，同时也知道了是什么病，这样全面诊察疾病，就有可能治好病人，也不会违背人情。不会违背什么人情呢？明代医家张介宾注解说："不失人情，为医家最一难事，而人情之说有三：一曰病患之情，二曰旁人之情，三曰同道人之情。"（《类经·脉色类》）对于这三种人情，清代医家李中梓专门写了篇文章《不失人情论》，进行了详细的论述：

所谓病患之情，是指医生每天面对的病人有各种各样的不同，一是病人的体质不同，有的阳气偏盛，有的阴气偏盛，就需要医生针对不同的情况进行不同的治疗。二是病人的性格不同，有的人爱听吉利话，如果医生告知病情的严重性，反而会被病人责怪；有的病人性情多虑，对他好言安慰，却被认为是虚伪。三是病人的地位、处境不同，有钱的病人大多比较任性，常常不遵医嘱；地位尊贵的病人又多妄自尊大，常常骄横放纵违背常理。四是病人的调养条件不同，贫穷的病人，连饭都吃不饱，更何况买药呢？地位低贱的病人，整天焦虑劳苦，不得安适，其心境可想而知，又如何安心养病呢？五是有的病人没有主见，刚听了医生的嘱托，一分钟后，又因别人的荒谬说法改变了主意，这样怎能治好病呢？六是有的病人过于谨慎，总怕发生意外，胆小保守，只求稳当，使得医生无法施展治疗。七是有的病人患得患失，心里老想着自己的难事，不能放松心情，再好的药又有什么用呢？八是有些性情急躁的病人得了慢性病，不断更换医生，用药杂乱；有些性情缓慢的病人得了急性病，延误时机，耽误治疗。九是有的病人对某些药物心存成见，不愿用药。十是有的病人忌讳疾病，或者有隐情难以启齿。这些都是病患之情。

所谓旁人之情，是指病人身边的人，他们不懂医理，却胡乱发表议论，评论医生。有的人把与自己关系好的平庸医生推荐给病人，耽误了病人的治疗。

所谓同道人之情，指各种各样的医生，一是只会要弄嘴皮子的医生，或者用花言巧语欺骗病人，或者用甜苦蜜语迷惑病人。二是阿谀逢迎的医生，看到病家显贵，就一心巴结。三是欺世盗名的医生，胸无点墨，目不识丁，却诈称医术是神仙所授或是高人密传。四是鲁莽草率的医生，没经过仔细诊断，就胡乱开药。五是妒贤害能的医生，嫉妒成性，表面上与人志同道合，暗中却造谣中伤。六是贪图侥幸的医生，贪财好货，愚昧无知，胡乱轻率地用药，等到治疗失败，则嫁祸于他人，掩饰自己的过错。七是见识浅薄的医生，各持己见，不能决断。八是由于病家对医生不了解，任用医生不专一，今天请张三，明天请李四，医生不愿受埋怨，就只用黄芩、桔梗之类的平常药物。各位医生互相观望，有的医生之间有利害关系，彼此避免嫌疑。这样虽然可以免除怨言，但白白地丧失了治病良机。

以上三种人情，病患之情和医生之情的情形最多，也最复杂，李中梓在《不失人情论》的最后说道：所有这一切，哪一点不是人之常情呢？可是人情的详细内容还有很多，难以说全。黄帝、岐伯把不违背人之常情作为告诫，要使学习的人思考、谨慎，不被粗鄙的习惯所沾染。虽是这样说，但要一定不违背人之常情，又不免要迁就。而迁就会对病情有妨碍，不迁就又对人情有妨碍，有决不可迁就的病情，又有不得不迁就的人情，怎么办呢？所以说：名医难当啊！

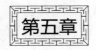

第五章

《医史人物》

　　读史可以鉴今。古代医家是怎样成才的呢？对于今天的医学教育有什么借鉴意义？这一章通过一些有趣的掌故，和大家分享从晋代到清代的八位医家从医的经过及其在医学上的贡献。皇甫谧年二十还游荡无度，在继母对其行为的泣教中幡然悔悟，苦学自新，成为魏晋时期著名的思想家、文学家。人过中年又因中风半身不遂，在多方医治无效的情况下奋而学医，以针灸之术解除了自己的疾苦，进而编纂了针灸学集大成的著作《针灸甲乙经》。宋代帝王喜欢医学，文人士大夫以知医为荣，朱肱、许叔微进士登第，最后以医为业，名噪一时，在《伤寒论》研究方面做出了突出的贡献。金元时期的朱丹溪和滑寿，儒而为医，在吸收前人经验的基础上，融会贯通，自成一家。被袁枚赞为能视人膏肓之疾的徐大椿，博闻广记，无师自通，名噪江南；何书田则是世传医家，各领风骚。明末清初的喻嘉言，年轻气盛，在报国无门的时候，负气剃发为僧，旋又以医为业，成为一代名医。他们人到中年，儒而为医，进一步印证了民谚所谓"秀才学医，笼中捉鸡"的道理。从这些名医成长的掌故中，我们还能得到哪些启示呢？

第一节　医者自医才可贵

1. 谧母泣教

在中国古代社会，医和儒的关系比较密切，范仲淹曾说过"不为良相，愿为良医"。虽然二者关系密切，但地位和身份却大有区别。医生在古代地位较低，而学儒的文人士子地位较高，一般都是文人士子遇到困难或者仕途不顺了才转而学医。也有一些是因为家人或自己常年疾病缠身，转而学医，比如金元四大家之一的朱丹溪。在中国古代，基本上是由儒入医而少有由医入儒的，因此儒学对医学产生了非常大的影响，中医基础理论和中医经典著作中包含了大量儒学思想。文人士子们的儒学功底有助于他们学习中医经典，这是事实，但是真正在儒和医两个方面都能做到举世闻名的寥寥无几，皇甫谧便是其中的佼佼者。

有关皇甫谧的生平事迹，《晋书·皇甫谧传》云：

皇甫谧，字士安，幼名静，安定朝那人，汉太尉嵩之曾孙也。出后叔父，徙居新安。年二十，不好学，游荡无度，或以为痴。尝得瓜果，辄进所后叔母任氏。任氏曰："《孝经》云：'三牲之养，犹为不孝。'汝今年余二十，目不存教，心不入道，无以慰我。"因叹曰："昔孟母三徙以成仁，曾父烹豕以存教，岂我居不卜邻，教有所阙，何尔鲁钝之甚也！修身笃学，自汝得之，于我何有？"因对之流涕。谧乃感激，就乡人席坦受书，勤力不怠。居贫，躬自稼穑，带经而农，遂博综典籍百家之言。

皇甫谧小时候也非常调皮，不爱学习，家人为其取名曰静，跟后来的名字"谧"的意思一样，都是安静的意思。看来家人希望他能够做个安安静静的人。但是，皇甫谧却是个特别顽皮的人，到了十几岁快二十岁的时候，还不学无术，家里人非常着急。有一次，皇甫谧不知从哪儿得到了些瓜果，跑来献给自己的叔母任氏。任氏趁机教育他："《孝经》中说，即使用三牲来奉养，也仍然是不孝。你现在差不多二十岁了，眼睛里还没有什么教化的概念，心中也没有一点应该学习的道理，即使献给我再丰厚的礼物，也没有一点点能安慰我恨铁不成钢的心情。"这里就有点奇怪了，怎么皇甫谧有了好东西，不想着分享给父母，倒是先拿给自己的叔母任氏，而且从叔母任氏的这段话中，可以看出叔母是以皇甫谧母亲的身份来教育他的，这是怎么回事呢？

原来皇甫谧的叔父家一直没有儿子，幼小的皇甫谧就被过继给了叔父，是叔母任氏一手把皇甫谧养育成人，所以皇甫谧跟自己的叔母感情很深，名义上叔母就是他的"母亲"。有好东西当然要跟母亲分享，但是母亲却不高兴，继续批评皇甫谧说："以前孟子的母亲通过三次迁居来培养孟子，曾参也曾特意杀掉家养的猪来取信儿子，难道是我没有选择好邻居，导致在你的教育上出现了失误？你怎么鲁莽愚钝到如此地步？修身勤学不是为我，是为你自己获得好处呀。"

说完叔母任氏伤心地对着皇甫谧痛哭流涕，皇甫谧也因此受到感动，激发了学习的热情，自此以后跟随着同乡一个叫席坦的人学习经书，不知疲倦，广泛阅读了大量经典著作和各家学说，为他以后成为一代文史大家奠定了坚实的基础。

这个故事与李白铁杵磨成针的故事如出一辙，都是因为一句话或者一件小事，受到了影响，触发了主人公刻苦学习的精神，当然最终李白和皇甫谧都成为名留青史之人。皇甫谧因为此事的影响，终身勤学不倦，《晋书·皇甫谧传》记载：

（谧）沉静寡欲，始有高尚之志，以著述为务，自号玄晏先生。著《礼乐》《圣真》之论。后得风痹疾，犹手不辍卷。……遂不仕。耽玩典籍，忘寝与食，时人谓之"书淫"。或有箴其过笃，将损耗精神。谧曰："朝闻道，夕死可矣，况命之修短分定悬天乎！"

自从立下了高尚的志向以后，皇甫谧就以著书立说为人生一大目标，自己取名叫玄晏先生，表明自己高洁的品格，不愿意出仕做官，热爱阅读经典古籍到了废寝忘食的地步，当时人们给他起了个外号叫"书淫"，比喻他像书虫一样，读书已经到了过度的程度。有人曾经规劝过他，读书虽然有益，但过度了就会损害身体和精神，皇甫谧却不在乎地说："早上了解了真理，晚上就是死了，我也满足了，更何况人生命的长短由天定，又不是我能决定的！"即使到了中年罹患风痹病，行动不便，深受其苦之时，也不忘从书籍中获得力量。这一方面受益于皇甫谧有一位深谙教育之道的叔母；另一方面也体现出皇甫谧本人在性格上具有坚持不懈的特质。个人性格特质在受到外界的强烈刺激后被唤醒，内外因相结合造就了皇甫谧辉煌的人生。

皇甫谧通过读书实现了人生的转折，名气越来越大。有的时候皇甫谧的一句话，甚至可以影响一个人一生的命运。对那些凡是同样认真学习、热爱书籍的年轻人，皇甫谧都愿意帮助他们实现人生理想，左思就是受到他帮助的人中一个典型代表。据南朝刘义庆《世说新语》记载，左思年轻的时候，因为妹妹左芬被选入宫中，所以搬到了京城居住。入京以后，他构思十年，在阅读大量相关著作的基础上，创作出了《三都赋》，现在《三都赋》已经是非常著名的一篇文学作品，但是当时左思却被人嘲笑讥讽了很久，后来左思把《三都赋》拿给当时的大学者张华以后，张华对左思说："你这篇文章写得非常精彩，已经可以和张衡的《二京赋》相提并论了，但是凭你现在的名气，这篇文章是不可能被大家看重的，最好有一个德高望重的名家提携你一下就好了。"左思找到了当时已经名满天下的皇甫谧，请皇甫谧帮忙推荐一下自己的文章。皇甫谧看完了《三都赋》后赞叹不已，亲自为之作叙，借助皇甫谧的名气，左思的《三都赋》一下子成为京城炙手可热的畅销品，之前诋毁怀疑左思的人，也都对他表示了尊敬和赞叹。一时间京城的贵族们以传写《三都赋》为荣，竟然导致纸张脱销。"洛阳纸贵"这个成语就是出自皇甫谧和左思的这段故事。

按道理说，皇甫谧已经成为如此有名的人了，很多人能不能出人头地都是他一句话的事儿，一般人处在这样一个万众瞩目的位置上，多多少少都有点飘飘然，但皇甫谧却不然，即使身处高位，却不骄不躁，淡泊名利，一生都保持着一颗难得的赤子之心。史书曾经记载，皇甫谧的一位亲戚叫梁柳，是皇甫谧堂姑的儿子，就任城阳太守时，由于城阳太守也算是掌管一方事务的高官了，有人就劝皇甫谧为梁柳饯行，毕竟梁柳发达了嘛，拉拉关系以后做事也能方便些。皇甫谧却说："梁柳做普通老百姓时来找我，我迎送也是不出门的，饭菜也不过就是些家常咸菜，清贫的人是不会把酒肉当作礼节来看待的。现在他做了太守，就急慌慌地赶去送行，这是把城阳太守这个职位看得比梁柳本人的品性还高，难道这符合古人行为处事的准则吗？如果这样做了，我的内心便无法得到安宁。"在皇甫谧眼中，再大的官也比不上贫贱之交的亲情，而皇甫谧前后行为的一致则显示出他高于常人的处世之道，是一个真正的君子。

皇甫谧不仅视名利如浮云，还倡导朴素简单的生活，追求清静无为的生活状态，他一生都过着清苦的生活。少年时期生活清贫，常常要亲自耕种来养活自己，这是被逼无奈，到成名以后也依然保持着清苦的生活状态就难能可贵了，粗茶淡饭，没有任何奢侈的追求，甚至史书中还记载了一段他在晚年时强调死后要薄葬，反对厚葬的言论。他一再强调葬礼和葬仪要简单，不要大造坟墓棺椁，不要用华丽的金银财宝来陪葬，不用在坟墓上种植树木，让他的身体与大地合为一体，充分展示出一位大儒大医博大的胸怀。

文学方面，他勤耕不辍，创作了大量优秀的文史著作，像《高士传》《逸士传》《列女传》《国都城记》等，流传千年，时至今日，依然是研究魏晋南北朝及其前代史不可或缺的史学资料。医学方面，他在《针经》《素问》《明堂孔穴针灸治要》三部早期中医经典的基础上，编写出了《针灸甲乙经》，成为我国现存最早的一部针灸学著作，被誉为"针灸鼻祖"，在医学史上地位极高。

皇甫谧正是具备了这些常人很难做到的优秀品质，才能成为一位在医学和儒学两方面都取得卓越成就的大家，他坚韧不拔、淡泊名利的品格到现在都值得我们不断地学习！

2. 医者自医

皇甫谧的人生非常辉煌，很多人倾其一生也达不到他成就的十分之一，但这并不代表皇甫谧一生都很顺遂，一生都过得很快乐。相反，皇甫谧一生大部分日子过得都要比平常人痛苦。如果说谧母泣教是皇甫谧发愤图强、勤学不倦的转折点，那么罹患风痹则毫无疑问是皇甫谧成为"针灸鼻祖"的转折点。这件事既是皇甫谧一生大部分痛苦的来源，也是皇甫谧精研医术，终成一代医学大家的决定性因素。

三十多岁正当壮年的皇甫谧患风痹病。风痹，皇甫谧将之称作"尪弊"，是中医痹证的一种，中医学把因风、寒、湿侵入人体（以风邪为主）造成的肢体疼痛或麻木的病证称为风痹。《素问·痹论》："黄帝问曰：痹之安生？岐伯对曰：风、寒、湿三气杂至，合而为痹也。"痹证是怎样产生的呢？是风、寒、湿三种邪气交杂作用于人体而产生的。从三十多岁开始，在长达十九年的时间里，皇甫谧的身体逐渐呈现出半边麻木不仁的状况，这导致他身体行动受损。行动受损极大地降低了皇甫谧的运动能力，长期缺乏运动，肌肉也逐渐萎缩，右边的脚都变得比左边要小。为了治疗自己的风痹病，缓解病情，他开始跟随社会潮流服食寒食散。

寒食散又名五石散，是由五种矿物组成的方药，早在汉代就有人通过服食寒食散来修炼神仙方术，到了魏晋南北朝时期，经过何晏的改进，在贵族和士大夫中间形成一股服食寒食散的风气。寒食散确实具有一定的治病效果，皇甫谧的《针灸甲乙经·序》中就记载了一个张仲景用五石汤治病的例子。说的是张仲景碰到了一个叫王仲宣的人，这个王仲宣不是别人，正是魏晋南北朝时期著名的文学家王粲，建安七子之一。当时王粲才二十来岁，很年轻，张仲景却断言说：你有病，四十岁以后眉毛会脱落，等眉毛全部脱落半年之后，你就会得病而死。张仲景为王粲开出的药方是五石汤，服用了五石汤就可以治愈王粲的疾病。这个五石汤也是由五种矿物药材组成，与五石散构成基本一致，张仲景直接使用五石汤来治病，说明五石汤或者五石散确实是一种可以治病的药方。这个故事的结果是，王粲虽然接受了张仲景的药方，但是却没有实际服用，过了三天又碰到张仲景时，还欺骗张仲景说已经开始服用药物，被张仲景一眼识破。等到王粲真的到四十岁时，果然像张仲景所说，眉毛脱落，得病而亡。

五石散能治病不假，但是把它作为保养品长期服用对身体的危害极大，自服食五石散成为风气后，一直到唐代，在几百年的时间里，因五石散而丧生的人大概有数十万人，药王孙思邈就曾呼吁世人不要再服用五石散，看到五石散的药方就要烧掉，以防后患。

　　皇甫谧赶时髦开始服用五石散，同时想通过五石散来达到治疗风痹的目的。但五石散的药性与皇甫谧的体质相违背，服药后出现了强烈的不良反应，身体更加委顿不堪，有好多次，皇甫谧都因为无法忍受身体的痛苦和精神的折磨，想要自杀，多亏了叔母的劝阻和照顾，皇甫谧才获得了活下去的勇气。再加上服用了一些其他药物，缓解了因五石散而加速的病情，皇甫谧才逐渐走出了人生低谷。

　　这期间皇甫谧一度希望有个神医能够出现，解救自己于水火之中，可惜愿望没有实现，在多方求医无果的情况下，皇甫谧决定求人不如求己，还是自己来救自己吧。正是因为风痹加上五石散带给皇甫谧的极大痛苦，使他认识到学习医学知识的重要性，在《针灸甲乙经·序》中，皇甫谧这样说道：

　　夫先人之体，有八尺之躯，而不知医事，此所谓游魂耳。若不精通于医道，虽有忠孝之心、仁慈之性，君父困危，赤子涂地，无以济之，此固圣贤所以精思极论尽其理也。由此言之，焉可忽乎？

　　他认为一个人生下来，长着高大的身躯，却不了解医学，这就是所说的游魂。如果不精通医道，即使有忠孝之心、仁慈的本性，在面对长辈或君主生病时，在遇到老百姓受苦受难时，也没办法救助他们。这就是古代圣贤们精密思考、透彻论述、穷尽医理的原因。古人认为不学点医术和医道，就是不孝之人，而皇甫谧根据自己的切身体会，深深地领悟到这一点，并加以实践，患病期间精研各种医学著作和治疗方法，在学习的过程中，逐渐将学医的重点放在了针灸上，最终在总结前人经验的基础上编纂出《针灸甲乙经》，对古代医书中针灸的内容进行了修订，在中国古代医学史上留下了光辉灿烂的一笔。

但是中医有各种治疗方法，皇甫谧为什么偏偏选择了针灸呢？这是因为皇甫谧常年风痹缠身，吃过很多种治病的药都不见效，加上后来病情严重出现了耳聋，那么多方药没有一次能够治好，甚至连减轻疾病的痛苦都做不到，使皇甫谧对方药的信任度大打折扣。其次，偶尔采用针灸的方式才能稍稍缓解身体的痛苦，导致皇甫谧认为处方药整体来说比较肤浅，再加上他曾经仔细阅读了《黄帝内经》，了解其中除了传统医学手段外，还可以按照人体的经络进行针灸治疗，所以皇甫谧选择从针灸入手来研习中医学。

靠顽强的毅力与不断的努力，在极端痛苦的病痛折磨下皇甫谧始终未放弃过，最终不但缓解了自己的病情，还通过自己所学的医学知识帮助治疗其他人。据说平阳太守刘泰曾向他请教治疗服食寒食散致病的方子：

咸宁四年，平阳太守刘泰，亦沉斯病，使使问余救解之宜……然身自荷毒，虽才士不能书，辨者不能说也。苟思所不逮，暴至不旋踵，敢以教人乎？辞不获已，乃退而惟之，求诸《本草》，考以《素问》，寻故事之所更，参气物之相使，并列四方之本，注释其下，集而与之。匪曰我能也，盖三折臂者为医，非生而知之，试验亦其次也。（《诸病源候论》）

皇甫谧深感失去身体健康后，即使再有才能也没办法写出皇皇巨著了，即使再擅长辩论也无法畅快地表达了。所以退而进行医学理论的学习，经过对《素问》《神农本草经》等各种经典医学著作的学习，逐渐掌握了古代医学基本原理，并对其进行深入研究。通过反复多次的学习和研究，实现了对中医学理论的灵活运用。

中国古代的很多医家都和皇甫谧学医的原因相似，比如药王孙思邈，之所以会立志从医，是因为他从小就身体不好，为了给他治病，家人多方求医，倾尽家财，这使孙思邈认识到必须要精研医术才能从根本上解决自己常年患病带来的家庭和自身的痛苦，创作《千金要方》的初衷也是认为一个处方就能救活一条人命，而人命贵于千金。简单实用的药方给病人看病抓药带来了便利，《千金要方》最终成为中国医学史上最早的临床医学百科全书。

还有金元四大家之一的刘完素、李杲，他们二人不是自己患病，而是母亲身患重病。亲人患病，虽然不像孙思邈、皇甫谧一样亲身体验了疾病的痛苦，但作为病人家属，心理上的痛苦一点也不比孙思邈、皇甫谧少，自己最亲近的亲人去世，这种打击促使刘完素、李杲转而学医。刘、李、孙、皇甫四个人经历过疾病带来的身体痛苦和精神痛苦，这些经历帮助他们在行医救人的过程中能够换位思考，急病人之所急，其著作也多偏实用。这说明医者如果能自医不仅对医生医术的精进有很好的促进作用，同时也能够达到更好地服务病人，为病人消灾解难的效果。

在苦难中磨砺自我，在苦难中坚持自我，永不放弃，这是皇甫谧一生的写照。古往今来，有多少优秀的人物都是在苦难中成长起来的，汉代史学家司马迁在《报任安书》中就曾感叹："文王拘而演《周易》，仲尼厄而作《春秋》。屈原放逐，乃赋《离骚》。左丘失明，厥有《国语》。孙子膑脚，《兵法》修列。不韦迁蜀，世传《吕览》。韩非囚秦，《说难》《孤愤》。《诗》三百篇，大抵贤圣发愤之所为作也。"意思是说，

185

周文王被拘禁才推演出了《周易》，孔子受难才创作出了《春秋》这本历史巨著，还有大文学家屈原、史学家左丘明、军事家孙膑、政治家吕不韦、哲学家韩非子，他们都是忍常人所不能忍，最终浴火重生，名留青史。皇甫谧也是他们中的一员，坚韧的性格和坚持不懈的精神，是他从苦难中获得成功的根本原因，也是我们需要学习的地方。

第二节　研究《伤寒》俩进士

1. 朱奉议

古人云："上有所好，下必甚焉。"是说上层的人有什么爱好，下面的人就会更加追捧。北宋帝王喜欢医学，他们收集医方，成立专门的医学书籍整理机构，负责医学图书的整理、刊刻。受此影响，文人士大夫普遍喜好医学，苏轼、沈括等人都知医谈医，但官宦缙绅真正以医为业者则是凤毛麟角，朱肱便是其中之一。

朱肱，字翼中，号无求子，浙江湖州人，大约生活在北宋后期，具体生卒年不详。元祐三年（1088）登进士科，历任雄州（今属河北）防御推官，知邓州（今属河南）录事、奉议郎，人们因此尊称他为"朱奉议""奉议公"。宋人周密《齐东野语》卷七记载：朱肱生活在一个读书仕宦家庭，先人关心民众疾苦，爷爷朱承逸曾任湖州孔目官，就是掌管图书典籍的官员，为人乐善好施。一次赴吴兴郡途中，救助因欠债被逼走投无路而欲跳河自杀的一家四口，父亲朱临皇祐元年（1049）登进士第，哥哥朱服熙宁年间（1068~1077）登科，号称一门三进士。

朱肱的仕途并不顺利，由于自幼接受了良好的家教，饱读诗书，关心民命，疾恶如仇，因而给他带来了灾祸。《续资治通鉴》卷八十七记载，北宋政和六年（1116），朱肱向皇帝上书，指出自皇帝即位以来，出现了两次日食，河东十一郡地震，人民死伤常以千计。河东，即黄河以东，黄河由北向南流经山西省境，黄河以东的地方古称河东。朱肱对民众的死伤非常痛心，念国家之重，冒死痛陈当朝官员的过失，因触犯右丞相曾布而罢官，隐居杭州大隐坊，自称大隐翁，以行医著述为事。

俗话说"塞翁失马，焉知非福"。仕途的挫折，促使朱肱成为一代名医。古之儒者，不为良相，则为良医。既然助君王治国平天下之路走不通，则退而求其次，隐于市井，悬壶济世，"上以疗君亲之疾，下以救贫贱之厄，中以保身长全"（张仲景《伤寒杂病论序》）。对于朱肱学医的心路，张蕆《南阳活人书·序》指出："今秋游武林，邂逅致政朱奉议。泛家入境，相遇于西湖之丛林，因论方士，奉议公乃称贾谊云：'古之人不在朝廷之上，必居医卜之中，故严君平隐于卜，韩伯休隐于医。然卜占吉凶，医有因果。不精于医，宁隐于卜。'"贾谊是西汉初年著名的政论家、文学家，曾在汉文帝时期任博士。朱肱引贾谊的话指出，古代的儒者，如果不能处庙堂之上助君王治理天下，一定居于医卜之中。卜占吉凶，可以劝善规恶；医祛疾病，可以传布圣人仁爱之道。所以西汉的严君平隐于成都的市井之中，以卜劝善；东汉时期的韩康（韩伯休）卖药于长安，以医济民。朱肱于是隐身杭州，潜心于岐黄之学，成为明噪一时的著名医家。和朱肱同时代的方勺《泊宅编》曾记其医事：

朱肱，吴兴人，进士登科，喜论医，尤深于伤寒。在南阳时，太守盛次仲疾作，召肱视之，曰："小柴胡汤证也。"请并进三服，至晚乃觉满。又视之，问所服药安在，取以视之，乃小柴胡散也。肱曰："古人制咬咀，谓到如麻豆大，煮清汁饮之，名曰汤，所以入经络，攻病取快。今乃为散，滞在膈上，所以胃满而疾自如也。"因依法旋制，自煮以进二服，是夕遂安。因论经络之要，盛君力赞成书，盖潜心二十年而《活人书》成。道君朝，诣阙投进，得医学博士。肱之为此书，固精赡矣。尝过洪州，闻名医宋道方在焉，因携以就见。宋留肱款语，坐中指驳数十条，皆有考据，肱惘然自失，即日解舟去。由是观之，人之所学固异邪？将朱氏之书亦有所未尽邪？后之用此书者，能审而慎择之，则善矣。

朱肱进士登科，但喜欢谈论医学，对张仲景的《伤寒杂病论》有深入的研究。在邓州任职的时候，当时南阳地方官盛次仲得病，召朱肱诊治。朱肱望、闻、问、切之后说："这是小柴胡汤证。"所谓小柴胡汤证，就是张仲景《伤寒论》中指出的，病人伤寒五六日之后，出现往来寒热、胸胁苦满、默默不欲饮食、心烦喜呕等症状，为小柴胡汤主治证候。就让病人连服三剂，可是病人服药之后，到了晚上不仅病没有好转，反而出现了胸满。朱肱再次进行诊断，对病人服药后的效果深感怀疑，就问服过的药渣在哪里？仆人取出药渣，朱肱看了之后，原来喝的不是小柴胡汤，竟然是小柴胡散。朱肱指出："古人制药，把生药刲碎如麻豆大小，然后煎煮取其清汁饮服，这样的剂型叫汤剂。汤剂能让药效进入经络，起到快速攻治疾病的目的。现在不用汤剂而用散剂，使药停滞在病人的胸膈之上，不能和解少阳经气和阳明胃气，所以胃依然胀满，疾病如故啊。"汤剂和散剂均是中药的剂型，但剂型不同，其作用力的强弱也因之有别，明代李时珍在其《本草纲目·序例》中引金元时期医家李杲的话："汤者，荡也，去大病用之。散者，散也，去急病用之。丸者，缓也，舒缓而治之也。"汤剂是把药物用水浸透后煎煮一定时间，然后去渣取汁服用，特点是吸收快，能荡涤病邪，适用于大病。散剂是将药物研碎为细末，一般不用煎煮，可直接冲服，取用方便，有散结除邪之功，适用于急病。丸剂的特点是药丸入腹后，丸剂内的药物随着药衣的慢慢消融而逐步释放，因而吸收缓慢，药力持久，一般适用于慢性、虚弱性疾病。朱肱于是依古法自己煎煮小柴胡汤，让病人服了两剂之后，当晚就安静下来。朱肱与盛次仲谈到明晰人体经络在诊治伤寒病方面的重要性，盛次仲建议朱肱把自己的研究心得写成书，于是朱肱潜心研究《伤寒论》二十年，著《南阳活人书》（简称《活人书》）一部。宋徽宗时期，进京献《活人书》，被授予医学博士。

从方勺的记载还可以看出，朱肱不仅精于医理，具有丰富的临床经验，还勤于学习，不耻下问，并且能知错则改。政和五年（1115），朱肱因"书苏轼诗"而贬达州（今四川达县），次年复职由达州返京途中，经过洪州听说名医宋道方在家，于是携其《活人书》前往求教。《活人书》的内容本来非常精深丰富了，但在与宋道方交谈中，宋道方还是指出并驳正了《活人书》中数十条错误，且每条都有依据。朱肱听了之后，好像若有所失，当天就返回京都，继续修改完善自己的著作。最后方勺总结说：由此看来，是人的学问本来有不同呢，还是朱肱的著作本来有未尽之处呢？今后学医之人用《活人书》的时候，希望能明辨而慎择之，这样就完善了。

奠定朱肱在中国医学史上的地位的是他在《伤寒论》研究方面所做的贡献，成果体现在他历二十年潜心研究而著成的《活人书》上。《南阳活人书》原名《无求子伤寒百问》，张蒇得其书之后，因感于华佗谓张仲景《伤寒论》为活人

第五章 医史人物

书，遂更名叫《南阳活人书》。明朝万历年间张惟任《序》指出："南阳之仲景，阐《内》《难》者也；有宋之奉议，阐南阳者也。《内》《难》之体具，俟南阳而用彰；南阳之辨精，得奉议而理畅。"张仲景的《伤寒论》，是阐述《黄帝内经》《难经》的理论体系并用之于临床的著作；朱肱的《活人书》，是阐述《伤寒论》理论体系的著作。《黄帝内经》的理论体系，到了张仲景的《伤寒论》才彰显其在临床应用上的巨大价值；《伤寒论》的理论体系，得朱肱的阐释才畅达易晓。张惟任对《活人书》给予如此高的评价，并非过誉之词，因为朱肱是谙熟仲景学术思想的第一人。《伤寒论》的原著在张仲景去世后很快就散佚，后经晋太医令王叔和整理编次才得以流传，但也时隐时现。唐初著名医家孙思邈在编纂《千金要方》时，都未能一睹《伤寒论》全貌，故林亿《校正千金翼方后序》云："孙氏撰《千金方》，其中风疮痈，可谓至精，而伤寒一门，皆以汤、散、膏、丸类聚成篇，疑未得其详矣。"孙思邈自己也慨叹："江南诸师，秘《仲景要方》不传！"（《备急千金要方》卷九）三十年后其编纂《千金翼方》时，方见到较为完整的《伤寒论》并收入其著作中。北宋王朝非常重视中医古籍的整理，成立了专门的机构校正医书。治平二年（1065），高保衡、林亿、孙兆等人奉旨校毕《伤寒论》，并呈报朝廷"本圣旨镂版施行"，分别以大、小字本刊行，林亿校本遂成为定型本、标准本。在《伤寒论》得以广泛流传的二十余年之后的元祐四年（1089），朱肱开始撰写《活人书》，"首尾几二十一年，前后仅九万余字。焦心皓首，绝笔青编"（《青词》）。九万余字的一本书，朱肱写了二十一年，青丝变白头，《活人书》为其研究《伤寒论》的绝笔。

朱肱可谓阐释仲景学说的第一人，张惟任指出其为《伤寒论》的功臣，体现在哪里呢？《黄帝内经》的理论体系主要是阴阳学说，而《伤寒论》则是《黄帝内经》理论体系在临床中的具体应用。五脏法地为阴出营血，以长养四肢百骸，所谓阴成形。六腑法天为阳，出阳气，阳气行脉外的肌肤腠理，功能是温煦肌肤、抵御病邪，即所谓阳化气。气血阴阳是人体生理活动中最根本的阴阳。五脏气发三阴经，六腑气发三阳经。《素问·调经论》："五脏之道，皆出于经隧，以行血气，血气不和，百病乃变化而生，是故守经隧焉。"五脏的功能都通过经络来实现。饮食入胃化而为津液，中焦泌津液而为血液，由手太阴肺经走五脏，携五脏精华的营血由经络布散到四肢百骸以长养之。六腑发阳热之气，走三阳经所在的肌肤腠理。邪犯人体，不越内外。贼风邪气犯三阳，不治疗则入六腑。饮食五味、七情忧伤犯三阴，不治疗则入五脏。经络用来行气血，故邪气致气血阴阳不和，变化而生百病，因此医生治病则需要明经络。伤寒为外感病邪，首犯人体肌表的三阳经所在区域。明白了经络就明白了病在气还是在血，在三阳还是在三阴，在五脏还是在六腑，简而言之，就是病位在表还是在里。朱肱深得《黄帝内经》之旨与仲景《伤寒论》之义，于《活人书》第一卷便首论经络，指出"治伤寒先须识经络，不识经络，触途冥行，不知邪气之所在"，又指出"治伤寒须辨表里，表里不分，汗下差误"。

《活人书》成书之后，其理论对后世医家产生了深远的影响。清代著名医家徐大椿在《医学源流论》中单列一节"《活人书》论"，指出："宋人之书，能发明《伤寒论》，使人有所执持而易晓，大有功于仲景者，《活人书》为第一。"徐大椿认为，宋代医家研究《伤寒论》的著作，真正能阐发说明仲景《伤寒论》的要旨，让医生在临床实践中有一定的标准，而且解释得通俗易懂的，朱肱的《活人书》是第一。

2. 许学士

民间谚语说："秀才学医，笼中捉鸡。"意思是说，秀才有传统文化的基础，对于根植于传统文化沃土的中医学，学起来就像笼子里捉鸡一样容易。历史上也确实如此，大医皆为大儒。华佗兼通数部儒家经典，孙思邈"通百家说，善言老子、庄周"，朱肱进士登科而以医名。无独有偶，宋代进士及第而悬壶济世，并在《伤寒论》的研究及临床应用方面取得显著成就的另一位医家是许叔微。

许叔微（1079—1154），字知可，号白沙，真州白沙（今江苏省仪征）人，宋代杰出的医学家，曾任徽州、杭州府学教授、集贤院学士，人称许学士。许叔微出身寒门，多次科举不就，遂以医为业，名噪一时。对于许叔微所取得的成就，宋元笔记中多有托梦、预知等怪异之说，如南宋洪迈《夷坚志》卷五：

许叔微，字知可，真州人。家素贫，梦人告之曰："汝欲登科，须积阴德。"许度力不足，唯从事于医乃可，遂留意方书，久之，所活不可胜计。复梦前人来，持一诗赠之，其词曰："药有阴功，陈楼间处，堂上呼卢，唱六作五。"既觉，姑记之于牍。绍兴壬子，第六人登科，用升甲恩，如第五得职官，其上陈祖言，其下楼材也。

许叔微家里一向贫穷，获州县举荐应考进士，但多次春闱不利。有一天船停泊在吴江，晚上做梦有人告诉他说："你要想进士及第，需要行善积德啊。"许叔微思忖，我家一向贫穷，无财货可以施舍于人，只有从事医学，悬壶济世才行。于是用心研究医学，果得卢、扁之妙。凡因病来求治者，皆悉心诊治，不取其费。疫疠之时，奋力救治，救活的人不可胜数。后来赴京会试，又梦见人以诗赠之："药有阴功，陈楼间处，堂上呼卢，唱六作五。"梦醒之后，并不明白其中的意思，姑且记于书牍。绍兴壬子年（1132）终于以第六名登科，因第二名不合格，遂升为第五名。他的前面是陈祖言，下面是楼材。现在才明白前面梦中诗歌的意思。托梦之说，不过是附会，但也暗含了当时士人的观念：医乃仁术，以医为业，即是儒家推己及人的仁爱之心。至于许叔微成就医名的真实原因，其《普济本事方序》曰："予年十一，连遭家祸，父以时疫，母以气中，百日之间，并失怙恃。痛念里无良医，束手待尽，及长成人，刻意方书，誓欲以救物为心。"许叔微11岁的时候，父亲因为流行疫疠而病故，母亲因悲伤忧愁昏厥而不省人事。"失怙恃"谓父母双亡，语出《诗·小雅·蓼莪》："无父何怙，无母何恃！"短短百日之间，父母双亡，给幼小的许叔微极大的打击，痛感乡里没有良医，遂致父母束手待亡，就立志研究医学，以救人为念。同时意识到"医之利大矣，可以养生，可以全身，可以延年，可以利天下与来世"。遂发愤于医，很快名噪乡里。陆心源《重雕元刻伤寒百证歌伤寒发微论·叙》："叔微，扬州仪征人，少孤力学，于书无所不读，而尤邃于医。建炎初，剧贼张遇破真州，已而疾疫大作，知可遍历里门，视病与药，十活八九。"南宋建炎元年（1127），因为战乱，真州疾疫大作，许叔微亲自上门为百姓诊治，十活八九。晚年因不满南宋朝廷苟安江南及秦桧陷害忠良，退隐乡里，行医济人，与抗金名将韩世忠过从甚密。岳飞被害后，韩世忠自请解职，移居苏州，常渡太湖访许叔微，共抒忧国情怀。

许叔微最为后代医家所称道的，是他在《伤寒论》研究方面所做的突出贡献，以及把经方运用于临床所取得的造诣。著《伤寒发微论》《伤寒百症歌》《伤寒九十论》等，成为独树一帜的伤寒学派。

1149 年，许叔微已是桑榆之年，仍手不释卷，将平生运用经方的案例整理编撰成《伤寒九十论》一书，该书是我国首部经方医案，也是最早的医案专著。经方是指汉代以前经过临床实践验证并广为流传的效验方，以张仲景《伤寒杂病论》中的方剂为代表。把《伤寒论》中的医方应用到临床实践，并把诊治的过程写成医案，这类医案曰经方医案。《伤寒九十论》选择九十个不同的伤寒病案，记载详细而真实，每例之后以《黄帝内经》《难经》《伤寒论》《诸病源候论》等理论为基础，结合个人的见解加以剖析；案案皆用仲景法，又灵活变通，真正做到理论与临床实践融洽结合，成为经方临床中里程碑式著作。

许叔微深得仲景《伤寒论》的精髓，强调治疗外感要首先明白表里虚实。他在《伤寒发微论·论表里虚实》中指出："伤寒治法，先要明表里虚实，能明此四字，则仲景三百九十七法可坐而定也。"表里虚实，可以说是伤寒辨证的总纲。

中医理论体系成于《黄帝内经》，而《伤寒论》则是《黄帝内经》理论体系在临床实践中的具体应用。治病须明表里很容易理解。《素问·调经论》："人之所有者，气与血耳。"人所有的最根本的两样东西，就是血和气。六腑发阳气，行三阳经所在的肌肤腠理，六腑、三阳经为表；五脏出营血，走三阴经，五脏、三阴经为里。营血行脉中，阳气行脉外，气血阴阳内外相随，和则无病。一旦病邪破坏了气血阴阳的和谐关系，则百病由生。治病辨表里，就是辨别疾病所在的病位是在气还是在血、在三阳经还是在三阴经、在六腑还是在五脏。病位明确了之后，要辨别病性是虚还是实。《素问·通评虚实论》："邪气盛则实，精气夺则虚。"《素问·调经论》："有者为实，无者为虚。""气之所并为血虚，血之所并为气虚。"邪气非人身所有，乃外加者。何谓虚实？风寒暑湿等邪气侵害身体，盛满为有，有者为实；五脏精血脱失为无，无者为虚。邪气加于人身就是有，故"有者为实"，实即为邪所犯。邪气加于人体的什么地方最为要害呢？气血而已。"气之所并"即邪偏聚于气，加于气为气实；"血之所并"即邪偏聚于血，加于营血为血实。气实者血必虚，血实者气必虚。表实者里必虚，里实者表必虚，为病之常。邪犯人体的气、血有虚、实，显现于外的病理表现则是寒、热。《素问·阴阳应象大论》：阳胜则阴病，阴病则热；阴胜则阳病，阳病则寒。这里"阴阳"是什么意思呢？就是气和血。寒、热是气、血阴阳的平衡关系被邪气破坏了之后产生的病理现象。气为阳，性热，行于经络之外，功能是温煦与固护；血为阴，性寒，行于经络之内，功能是长养身体。阳胜就是邪气导致阳热的气偏亢，则与之相随的血"病"，寒性的营血偏弱，出现热的征象。邪气导致性寒凉的血偏亢，则行于其外的阳气"病"，阳热的气偏弱，就会出现寒的征象。

　　许叔微深明仲景妙谛，强调治伤寒要明表里虚实。明表里，明白了疾病所在的位置；明虚实，明白了病性，而寒热则是虚实的病理表现。许叔微强调"伤寒最要辨表里虚实为先。有表实，有表虚，有里实，有里虚，有表里俱实，有表里俱虚，先辨此六者，然后用药，无不瘥矣"（《伤寒百证歌·表里虚实歌》）。清代著名医家俞震在其《古今医案按》许叔微医案后指出："仲景《伤寒论》，犹儒书之《大学》《中庸》也。文词古奥，理法精深，自晋迄今，善用其书者，惟许学士叔微一人而已。所存医案数十条，皆有发明，可为后学楷模。"

第三节　融会贯通成一家

1. 丹溪学医

金元时期，有四位著名的医生——刘完素、张从正、李杲、朱震亨，合称"金元四大家"，他们医术高超，医德高尚，有自己的医学理论，自成一派。其中，时代最晚的朱震亨属于大器晚成者，他集前三家之长，后来居上。

朱震亨，元代浙江义乌人，字彦修，世称朱丹溪、丹溪翁。朱丹溪小时候非常聪明，爱好学习，每天可以记诵一千字左右的文章，家乡的人把他看成神童，认为他将来前途无量。朱丹溪的祖上有以医术闻名者，不过，年少的朱丹溪并没有打算学医，他读书的主要内容是儒家经典，为的是参加科举考试，这也是古代读书人步入仕途的大道。正当他孜孜不倦地为科举考试努力时，家庭却遭遇了极大的变故：父亲因庸医误治、用药不当而死亡。当时朱丹溪十五岁，两个弟弟都还年幼，母亲成了家里的顶梁柱。艰难的生活并没有使母亲放松对三兄弟的教育，所以，朱丹溪没有放弃对科举考试的追求，继续学习儒家经典。同时，艰苦的生活磨炼了朱丹溪，使他成为一个尚义任侠、正直热情的青年，经常为老百姓打抱不平，赢得了大家的尊重和爱戴，二十多岁时被推举为里正，里是古代最小的行政单位。里正相当于现在的村委会主任。此时，朱丹溪的人生并没有与学医产生任何联系，直到他三十岁。

朱丹溪三十岁那年，母亲由于常年操劳，得了脾病，请了很多医生来诊治，都没能治好。面对束手无策的医生，心急如焚的朱丹溪萌生了一个想法：你们都治不好，干脆我自己学医，自己给母亲治病。于是他拿起中医经典著作《黄帝内经》，潜心研读起来。经过数年苦读，他对医理逐渐有所领悟，试着给母亲开了方子，竟然真把母亲的病治好了。此时的朱丹溪感慨万千：想当年，父亲被庸医误治而死，自己当时年少，不懂医学，救不了父亲，如今，凭着自己对医学的探索，终于使母亲免于庸医之害。可见，不同的人学医会有不同的成就，朱丹溪显然是适合学医的。但即便到此时，他也没有全力投入到学医中去，而是继续以参加科举考试为奋斗目标。后来，他听说理学大师许谦在浙江八华山讲道，就前去拜师学习。

许谦是理学大师朱熹的四传弟子，学问高，名气大，跟他学习的人很多。朱丹溪前去拜师时已经36岁了，与其他学子相比，朱丹溪年龄有点大了，但他听了许谦的讲道之后，深受震动，认为理学广博、深奥、纯粹、严密，就一心一意地学习理学。四年过去了，有一天，许谦对他说："我身体不好，卧病许久了，看了很多医生，也没治好。我希望能有个医术高超的医生出现。我看你平时聪明异常，肯不肯把这份聪明才智用来学医呢？"许谦老师为什么突然说出这样的话呢？难道他不想要朱丹溪这个学生了吗？不是的，许老师也是经过一番深思熟虑，为朱丹溪着想。此时的朱丹溪已经四十岁了，之前参加过两次科举考试，但都没成功。而生活又给了他一个重大的打击——妻子因病去世了。朱丹溪陷入了人生的最低谷，悲痛而惆怅，人生的道路该怎么走下去呢？许谦正是看透了他的内心，才提出学医的建议，算是给他指出一条道路吧。朱丹溪之前因为医治母亲，对医学已经有一些大致的了解，现在听了老师的话，觉得学医也不失为一种人生的选择。于是，他烧掉了原先为参加科举考试而读的那些书，决定专心学医。

可是，怎么学医呢？既然原来读过医书，那现在还是读医书吧。读哪本医书呢？当时医学界流行一本叫《大观二百九十七方》的书，是北宋徽宗大观年间的官修医方书，最初里面记载了297个方子，故名。后经多次增补，载方多至788首，又称《校正太平惠民和剂局方》（简称《局方》）。书中所收均是民间常用的方剂，比如至宝丹、牛黄清心丸、苏合香丸、藿香正气散、四物汤、逍遥散等，是一部流传较广、影响较大的临床方书。该书刚颁布时，被人们奉为治病准绳，自宋至元，盛极一时。因此，朱丹溪学医，先抄起了《局方》，夜以继日地学习。

在学习的过程中，朱丹溪发现，《局方》虽有其实用性，但也有很多不足，他在成为名医后写了很多书，其中有一本叫《局方发挥》，就是专门针对《局方》的。在《局方发挥》的序言中，他描述了《局方》造成的流弊："自宋迄今，官府守之以为法，医门传之以为业，病者恃之以立命，世人习之以为俗。"有了现成的方子，医生不再辨证施治，据书开方即可，甚至病人也不必求医，据书买药就行。针对这种状况，朱丹溪批评说：古方不能治今病。疾病千变万化，一个药方，前人用着有效，今天再用，就不一定有效了。治病须辨证论治，不能"立方以待病"，而应"因病以制方"。另外，《局方》所载各方大量使用芳香类药物，朱丹溪认为长期服用此类药物会耗伤胃阴，不仅不能治病，反而会使疾病缠绵不愈。

《局方》有这么多不足，自然不能再学了，那么，到底该学哪些医书呢？朱丹溪思来想去，终于意识到，要想学好医学，必须从中医经典著作入手。于是，他放下《局方》，重新拿起了《素问》。但是他却发现，有很多知识单凭自己去琢磨很难理解，怎么办呢？他决定拜个老师。可是，家乡的各位医生没有精通《素问》的，没关系，古代流行游学，朱丹溪就外出游学，寻访名师。然而，他走过了浙江、江苏、安徽的很多地方，都没有寻到合适的老师，只得回到浙江杭州。这时候，有人对他说："本地有一位姓罗的名医，可以为师。"这位医生叫罗知悌，字子敬，世称太无先生，南宋理宗时做过宫中近侍，精于医学，曾得"金元四大家"之一刘完素的门人荆山浮屠之传，后来又学习了张从正、李杲两家的医学理论，集三家学问于一身。南宋灭亡后，闭门谢客，专研医学。

朱丹溪满怀希望地去拜访罗知悌，谁知却吃了个闭门羹——罗先生不见。朱丹溪想那我明天再来，结果第二天还是不见，第三天，第四天……罗知悌的冷漠并没有使朱丹溪灰心丧气，反而更加坚定了他拜师的心意，态度也越来越恭谨。无论刮风下雨，他每天都站在罗知悌家门口等着，就这样，三个月过去了。精诚所至，金石为开，罗知悌终于被感动了。其实，罗知悌正是用这个方法来挑选真正诚心学医的人，没有毅力、不愿吃苦的人，学不了医。两人见面后，相谈甚欢，朱丹溪郑重地行了拜师礼。罗知悌很欣赏朱丹溪，把自己的医术倾囊相授，并为他讲解刘完素、张从正、李杲三家的医学理论，是非曲直的判断完全以《素问》等中医经典为标准。听了老师的讲解，朱丹溪大受启发，原来自己读医书时的种种疑惑，涣然冰释了。罗知悌还告诫朱丹溪，不能拘泥于《局方》，应该辨证开方。后来朱丹溪对《局方》的批判，与罗知悌的观点也是一脉相承的。

罗知悌是名医，但在病人面前没有架子，为人治病尽心尽力，精心照护，有的患者贫穷，罗知悌还免了他们的诊费。朱丹溪不仅从罗知悌那里学到了精湛的医术，还感受到罗知悌高尚的医德。日后朱丹溪自己行医时，对待病人也极为热心，对病人的痛苦感同身受，不仅治病，而且好言好语地安慰病人，这既是朱丹溪个人的性格使然，也有罗知悌的影响。

朱丹溪学成后回到了家乡。一开始，家乡的那些拘泥于《局方》的医生都嘲笑他，认为他的学问不正宗，等到他治好了许谦老师的病和其他一些疑难杂症，大家都对他佩服得五体投地了，从此，朱丹溪的名气越来越大。他又在刘完素、张从正、李杲三家理论的基础上，取长补短，融会贯通，结合《黄帝内经》和理学知识，创立了自己的理论。他认为阳常有余，阴常不足，因此在临证上提倡滋阴降火之法，故后世称之为"滋阴派"。

朱丹溪襟怀坦荡，医术高明，心怀苍生，活人无数，后世将他与刘完素、张从正、李杲并称为"金元四大家"，受到人们的景仰。

2. 撄而后宁

元末明初，有一位著名的医家，与朱丹溪齐名，他就是滑寿。

滑寿，字伯仁，晚号撄宁生。"撄宁"一词，出自《庄子·大宗师》："其为物，无不将也，无不迎也，无不毁也，无不成也，其名为撄宁。撄宁者，撄而后成者也。"这句话是对"道"的解释，作为事物，"道"无所不送，无所不迎，无所不毁，无所不成，无论什么情况，都顺其自然，这就叫撄宁。撄是扰乱、扰动，宁是安宁、宁静，撄宁就是不受外界事物的纷扰，保持内心的宁静。撄宁是道家修养所追求的极高境界。那么，撄宁生滑寿是如何撄而后宁的呢？他在医学上又有哪些成就和故事呢？

滑寿祖上为河南襄城的大家族，因祖父往江南一带任官，遂举家迁居仪真（今江苏仪征），后定居于浙江余姚。滑寿幼时聪明机敏，拜韩说为师，学习儒家经典，曾中过乡举。但元朝末年，政治黑暗，社会动荡，滑寿无意仕途，遂放弃科举，专心于医药。

当时京口（今江苏镇江）名医王居中（名君迪）客居仪征，滑寿多次前去拜访，态度极为诚恳，王居中深受感动，便将医学经典《素问》《难经》传授给滑寿。王居中认为，黄帝、岐伯之说存于《素问》，而《难经》又本于《素问》，所以，学医首先要领悟此二书之要旨。滑寿于是精心研习《素问》《难经》，感觉到二书内容详尽而深奥，获益颇多。但同时，他又不盲从经典，勇于提出自己的看法，他对老师说："《素问》的内容虽然详明，但篇章次序混乱，我打算把它分为十一类，重新编次。《难经》在脏腑营卫、经络腧穴等方面的论述非常广博，但文字上有错漏，我打算对《难经》进行注释。这样既便于自己学习，也可以对其他学医的人有所帮助。"王居中听了，大加赞赏，鼓励滑寿放手去做，并预言滑寿将来一定会在医学事业上做出一番成就。于是，滑寿完成了《读素问钞》和《难经本义》这两部医学著作。

滑寿在学医的过程中，意识到针灸的重要性，因为"经络不明，则不知邪之所在"（《十四经发挥》自序），遂向山东东平医家高洞阳学习针法，尽得其传。滑寿认为，上古时期医生治病很少用汤药，大都以针灸为主，但后来方药盛行，针灸之学逐渐被忽视，地位急剧下降。因此，有必要重新重视针灸，他在深入研究《黄帝内经》中针灸经络方面内容的基础上，结合自己多年的医疗实践，撰写了针灸学专著《十四经发挥》，把任、督二脉与十二经并论，称十四经。

除了撰写著作，滑寿还广泛吸收前代医家的学问，参合张仲景、刘完素、李杲三家之说而会通之。他的医术越来越高明，尤其擅长妇产、伤寒和疑难杂症的治疗，活人无数。他医术精湛，治疗无所不效，医德高尚，凡有人来求医，无论贫富，一视同仁。他不慕富贵，奔走乡间为百姓治病，在他行医的江浙一带，滑寿的医名无人不知，人们称他为"神医""老仙"，病人认为只要得到他的诊治，疾病就会有痊愈的希望；甚至只要能得到滑寿的一句断言，无论生死都没有遗憾了。

临安沈君彰患病，自汗如雨不止、面赤身热、口燥心烦。当时正值盛夏，酷暑难耐，他却让人把窗子关紧，还挂上厚厚的帷帐。他认为自己的病是由于至虚亡阳，因此，自行服用了白术、附子等具有回阳救逆功能的药，结果病情反而加重。家人赶紧请来滑寿为他诊治。滑寿发现他的脉象虚而洪数，又见他舌苔发黄，就对他说："之前服的药不对。本来你的病很轻，却用了重药。《素问》里记载，人应该顺应四季天时，不能违背大自然的运行规律而动。现在是夏天，白术、附子等大热之药岂可轻易使用？你如今脉象虚弱，身体燥热，其实是因为中暑了。中暑之人本来就容易出汗，你又服用了大热之药，所以身体极度虚弱，脉象洪数，病情加重。"说完，滑寿让病人家属把帷帐撤去，窗子打开，病人和家属面有难色，对滑寿的方法半信半疑，但既然医生如此说了，又不好违逆，只得照办。过了一小会儿，病人感觉清爽了许多，病人和家属这才松了口气。滑寿先给病人开了具有清热、益气、生津等功效的黄连人参白虎等汤，服三剂之后，出汗的症状好了大半，其他症状也都有所缓解。又让病人喝既济汤以调和阴阳，用冰水调天水散服用以缓解口渴。连服七天之后，病症都消失了。但病人又全身发痒疹，滑寿就让他服用防风通圣散，最后，病人终于恢复了健康。

一人患了消渴病，看了很多医生，都认为是肾虚水竭，津液不能上升，于是用温补肾阳之药附子丸治之，谁知病人更加严重，还引发了旧有的眼病。病人本来是个胖子，被一群庸医治得干瘦如柴，仓皇之中，来请滑寿。滑寿诊断后，叹息道："水不足应济之以水，始未闻有水不足而以火济之者。"他先用寒凉药泻下，去其火毒，再用苦寒清润之药，一个多月后，病人痊愈了。

一妇人难产，七天了孩子还没生下来，而且她每天吃得很少。滑寿诊过之后，开了方子：把枫叶捣碎，放到凉粥里煎汤喝。很快，孩子生下来了。大家都觉得很神奇，枫叶为什么能治病？滑寿解释道：生孩子是个力气活，这妇人饭吃得少，哪来的力气生孩子呢？枫叶先生先落，后生后落，所以用枫叶入粥煎汤。

当时人称滑寿用药奇怪而无不见效，其实，仔细分析，也没什么奇怪的，他只是善于思考，勤于学习，临证时以《黄帝内经》《难经》等中医经典为治疗准则，但又不拘于古方，因此能够灵活运用前人的经验，辨证施治，对症下药，治好别的医生治不好的病。

滑寿本是儒生，学识渊博，工于辞章，行医后也没有放弃辞赋之事，他与当时的文人名士宋濂、戴良、朱右等多有交往，常有诗歌唱和。从这些诗歌中，可以看出文人们对滑寿高超医术的敬佩。戴良在《题滑寿像赞》中说："貌不加丰，体不加长，英英奕奕，其学也昌。"戴良首先描述了滑寿的外貌，是一副清瘦但精神矍铄的样子，其次高度赞扬了滑寿在儒学、医学两方面的成就。宋濂、戴良、朱右等人都曾经为滑寿作传，其中记载了滑寿的不少医案，对于滑寿医疗经验的保存、传播，发挥了很大的作用。

滑寿不仅为人治病，自己更是注重养生，从《题滑寿像赞》中已经有所提示，《明史》更称："年七十余，容色如童孺，行步矫捷，饮酒无算。"七十多岁，仍然像壮年人一样，显然是养生的结果。古人的养生，常常与修道密不可分，元末起义军方国珍的军师刘仁本在《羽庭诗集》中有一首诗称"正月望前一夕，与滑伯仁炼药"，诗中记载了滑寿炼丹制药的情形。刘仁本身体衰弱，吃了滑寿炼制的丹药，竟收到了"气吞日月"的效果。滑寿修身养性，追求清静无为，希望能够避世清修，而不愿踏足仕途。据《绍兴府志》《浙江通志》等记载，滑寿是明朝开国功臣刘基的哥哥，学医后改姓。刘基显贵后，曾劝滑寿出仕，但他拒绝了。刘基在滑寿那里住了一个多月，见其终不为所动，只好离开。滑寿不愿为官，一心只想在民间为百姓消灾解难，祛病却疾，同时自己也可隐逸清修，真正实现了"撄宁"之境。

滑寿融合前人之说，贯通古今，自成一家，其医术已达到炉火纯青、出神入化的境地。他不慕仕途，撄而后宁，以天下百姓为己念，以毕生所学来护佑世人健康，不愧为苍生大医。

第四节　自学、祖传皆风骚

1. 穿穴膏肓

在中国医学的历史长河中，徐大椿是一位颇具传奇色彩的医学大家。徐大椿（1693—1771），原名大业，字灵胎，号洄溪，江苏吴江人。他儒而为医，以医术名震江南，且传布京城，两次被诏进京会诊。清代著名文学家袁枚在《徐灵胎先生传》中记载，乾隆四十五年（1780），"上以中贵人有疾，再召入都。先生已七十九岁，自知衰矣，未必生还，乃率其子爝载楄树以行，果至都三日而卒"。意思是说，皇帝再次诏他入都为宦官诊病，但此时徐大椿已经是七十九岁的古稀老人，自知年已垂老，未必能活着回家，让儿子拉着棺材随其入京，到京都之后果然三日去世！

徐大椿的医术并非世代相传，更非名师相授，而是自学成才。他出生于书香世家，曾祖父徐釚好古博学，积书甚富，为康熙十八年博学鸿词科翰林，参与纂修《明史》，是位饶有隐逸风格的辞章之士，以工于诗文而闻名于时。父亲徐养浩，精通水利之学，曾聘修《吴中水利志》。徐大椿生活在这样一个家学渊源十分深厚的士大夫家族，长辈们希望他读书做官，承继祖业，克振家声，然而徐大椿却看淡功名利禄，不屑于当时士人汲汲修为的八股时文。据袁枚《随园诗话》卷十二记载：

余弱冠在都，即闻吴江布衣徐灵胎有权奇倜傥之名，终不得一见。庚寅七月，患臂痛，乃买舟访之，一见欢然。年将八十矣，犹谈论生风，留余小饮，赠以良药。门邻太湖，七十二峰，招之可到。有佳句云："一生那有真闲日，百岁仍多未了缘。"《自题墓门》云："满山灵草仙人药，一径松风处士坟。"灵胎有《戒赌》《戒酒》《劝世道情》，语虽俚，恰有意义。《刺时文》云："读书人，最不齐；烂时文，烂如泥。国家本为求才计，谁知道，变做了欺人技。三句承题，两句破题，摆尾摇头，便道是圣门高弟。可知道'三通''四史'是何等文章？汉祖、唐宗是那一朝皇帝？案头放高头讲章，店里买新科利器；读得来肩背高低，口角嘘唏，甘蔗渣儿嚼了又嚼，有何滋味？孤负光阴，白白昏迷一世。就教他骗得高官，也是百姓朝廷的晦气！"

袁枚为清代乾嘉时期的名士，与赵翼、蒋士铨合称为"乾隆三大家"（或"乾嘉三大家"），诗文以抒发真性情为主，反对八股时文，故与吴江布衣徐大椿都有谋略出众、风流倜傥的美名。乾隆三十五年（1770），袁枚因病拜访徐大椿，二人谈笑风生，相见如故。徐大椿虽然年近七旬，但仍然精神矍铄，忙于悬壶济世，曾自嘲：一生哪有清闲的日子，到老了还有很多事情要做。说明徐大椿不以年老而碌碌无为，而是活到老学到老。平时痛恨八股时文害人不浅，编成歌诀加以嘲讽。

说起徐大椿先生学医，却有其曲折的经历。他七岁入私塾，十四岁探究《易》理，旁及诸子百家，对《道德经》深有体会，遂详加注释。二十岁入县学，因身体孱弱而习武，两年后精于技击，能力举百钧。但因家中亲人相继病故，徐大椿悲痛万分，遂夜以继日研读岐黄之学，走上了悬壶济世的为医之路。据《洄溪府君自序》记载："余之习医也，因第三弟患痞，先君为遍请名医。余因日与讲论，又药皆亲制，医理稍通。继而四、五两弟又连年病卒，先君以悲悼得疾，医药之事无虚岁。家藏有医书数十种，朝夕披览，久而通其大义，质之时医，茫如也。乃更穷源及流，自《内经》以至元、明诸书，广求博采，几万余卷，而后胸有实获，不能已于言矣。"三弟患腹部胀闷之症，四弟、五弟相继不治而亡，父亲因此悲伤得病，终年医药不停，使徐大椿深切感到医学的重要，也气愤于庸医的医术低下，于是愤而学医。徐大椿研究医学，上追《灵枢》《素问》这些中医的经典著作，以溯医学之源，下考汉唐诸家之说，以究医学的流变。注解《难经》以明经络脏腑，注《本草》明药性，以知治病之所以然。50年间，经他批阅之书千余卷，泛览之书达万余卷，可见其治学之勤。（《慎疾刍言·序》）由于其洞悉医学源流，妙悟医理，自学成才，其理论不为一家一派的学说所拘泥，多有独特创见。深厚的传统文化根底、以医济人的远大抱负，使他勤奋研读，博采众方，成为一代大医。袁枚《徐灵胎先生传》描述其医术：

> 每视人疾，穿穴膏肓，能呼肺腑与之作语。其用药也，神施鬼设，斩关夺隘，如周亚夫之军从天而下。诸岐黄家目瞠心骇，帖帖折服，而卒莫测其所以然。

徐大椿先生每当诊视疾病的时候，好像能够透视人体的膏肓，呼唤肺腑与之对话。施用药物，像鬼神安排好了一样灵验。攻克疑难重病，犹如周亚夫的军队从天而降，众医家两眼发呆，心里惊骇，十分敬服，但是终究没有人猜度出他这样治疗的原因。清代著名温病学家王孟英在《洄溪医案·序》中，也做出了和袁枚相同的评价："余读之如获鸿宝，虽秘本而方药不甚详，然其穿穴膏肓，神施鬼设之伎，足以垂医鉴而活苍生。"徐大椿去世八十余年之后，王孟英获其医案如鸿宝，虽然遗憾医案因后人秘其技而方中药味和剂量不甚详细，但徐大椿治疗疾病，能透视人的膏肓，用药神奇，其技术足以流传后世，作为医家的借鉴并用来救治苍生百姓。遂将其《洄溪医案》重加编定，并附上简要的评语，雕版成书，以广其传。

文人袁枚和医家王孟英对徐灵胎有如此高的评价，并非虚语，而是被徐大椿高超的医技和高洁的人格魅力所折服。《洄溪医案·暑》中记载了这样一则医案，充分显示了徐大椿技高一筹和医家救死扶伤、敢于担当的精神：毛履和的儿子毛介堂，酷暑之际患病，当时的医生都以热证论治，给病人服以寒凉去热之药。徐大椿根据病人汗出不止、脉微、四肢逆冷等症状，认为此乃汗出过多导致亡阳。脉证相参，得出了和一般医生完全相反的结论：病人是热极而寒，真寒假热之证。汗出不止，是病人阳虚不固，不能用寒凉药，而必须用温热药以救之。若不"急进参、附以回其阳"的话，即刻便有亡阳之虞。

病人的家属面有难色，不知道该听哪位医生的话。徐大椿斩钉截铁地说："承蒙两家相好，我不忍心坐视病人被误治。再说了，哪里有医生不自信而仅作尝试的道理？如果病人出现问题，我愿意以命偿命！"病人勉强喝了徐大椿开的温热之药，结果一剂药汗就止住了，冷凉的身体变得温暖，晚上能够很好地睡觉。随后，调整药方，不到十天就病愈了。

徐大椿在病人生死存亡的问题上，不是明哲保身，而是本着对病人高度负责的精神，喊出了"死则甘愿偿命"的医家担当，其高超的医技和高尚的品德所铸就的担当精神，跃然于纸上！

《洄溪医案·外感停食》记载一则医案，也充分反映了徐大椿不仅有高超的医技，还具有对病人高度负责，勇于担当的高尚品德。淮安商人杨秀伦年七十四岁，因患外感而不能食，当时的医生都认为此富商年事已高，非补剂则不会被采纳，于是就迎合病人的心理开一些滋补的药品。不断滋补的结果，使病人闻饭气就呕吐，见人吃饭就斥责。病人恶食一个月，只能用人参汤来维系生命。病家慕徐大椿的医名，特请其为病人诊治。徐大椿细心诊断之后说："这个病可以治好。但是我开的汤方，病人一定不会认真服，不服的话病人必死。如果我顺从你们的意思，和前面的医家一样开滋补的医方，病人也还是死，不如我不开方。"家人问当用什么药？徐大椿说："非用生大黄泻出积食不可。"众人听了果然非常惊骇，其中一个人说："姑且等先生开了方之后再商定。"徐大椿明白，病人家属言外之意是，医生不远千里而来，不能不给个情面，等他药开好之后，私下里抛弃就行了。于是徐大椿待药煎煮好，亲自到病人身边强迫其服下去。这可吓坏了病人家属，他们大惊失色。在徐大椿的强力监督下，病人勉强服了一半汤药，到了夜晚，腹胀之气已经略平，能够入睡。第二天，病人服下一整剂汤药，泻下宿食少许，身体也舒缓多了。第三天刚拂晓，病人就到徐大椿处亲自答谢。早膳开始之后，病人看着大家吃饭，忍不住也撮了一点放嘴里咀嚼，惊讶地说："为啥饭不臭了呢？"从此之后，饮食渐进，精神如常，众人都以为徐大椿医术神奇。徐大椿感慨地说：伤食就会恶食，这是人们都知道的道理。如果宿食不去则新食难进，去旧才能纳新，不论老少都是这样的治疗方法。当今的医生认为老人停食不能采取消食泻下之法，只应该滋补，然后等待病人自我消化。这些错误的认识，反而被世人奉为金科玉律，误治的病人不知道何其多呀！

徐大椿之所以能力排众议，一反时医迎合老年富贵病人喜补恶攻的心理，以生大黄泻病人宿食，不仅因为他艺高人胆大，还因为徐大椿有高尚的医德，以救死扶伤为己任，敢于担当，这样才能亲自督促病人服下药，最终治愈病人。

2. 橘井活人客

青浦何氏医学世家，是中国医学史中少有的瑰丽奇葩。据何氏家谱记载，何家自南宋避金之乱南渡江南，举家迁居到有"小杭州"之称的江苏青浦青龙镇。何氏后人世代为医，经历了宋、元、明、清、民国、新中国等六个朝代，先后悬壶于江苏镇江、河南开封、浙江杭州、上海青浦和松江、奉贤等地，有名可考的何姓医家达 350 人之多。他们勤奋好学，悬壶济世，代有名医，如二十三代名医何书田等。当代著名医家秦伯未先生曾在人民日报《学习历代中医带徒的精神和方法》一文中指出："江苏青浦何氏，从南宋开始行医，传到现在二十多代，没有间断，其中何书田、何鸿舫等都是一代名医。"何氏的医名及医技，清代陆以湉《冷庐医话》记载：

青浦何书田其伟，家世能医，初为诸生专于学，工古今体诗，未尝为医。自其父元长先生卒，念世业不可无继，稍稍为之，名大噪。有徐姓者，昏热发狂，力能逾墙屋，何曰：是邪食交结也。则其人果以酷暑食水浇饭，旋就柳阴下卧也。以大黄、枳实下之而愈。……尝作医论诗云：治病与作文，其道本一贯。病者文之题，切脉腠理现。见到无游移，方成贵果断。某径用某药，一味不可乱。心灵则手敏，法熟用益便。随症有新获，岂为症所难？不见古文家，万篇局万变。此可见其生平所得力矣。

何书田（1774—1837），名其伟，字韦人，自号竹簳山人。幼承家学，兼攻诗文。六岁入家塾，十八岁中秀才，此后七次应举而不中，三十三岁时因父亲逝世，考虑到家传的医业不可后继无人，遂以医为业。由于传统文化功底好，且有家族历代相传的医学积淀，很快医名大噪。曾经治疗一个徐姓病人，外感实邪而内有积滞，出现《黄帝内经》中所说的"上高而歌，弃衣而走"的症状。何书田诊之，谓其病为实邪与饮食交结，遂以大黄、枳实泻下而愈。何书田本习儒，富有诗名，认为医家治病犹如文人写文章，病人对于医家来说，就如文人写作所面对的题目，医家通过切脉、望色、听声，由外而揣内，得病人的病因病机，知邪犯六经中的某经，则治以对证之药，一味药都不能错乱。

清代医家毛对山在《对山医话·徐何辨症》中，记载了当时的名医徐秉南与何书田同诊一危重病人的故事，既反映了何书田高超的医技、率直的性格，也反映了医家勇于自省、知错则改的良好品质：

苏州的徐秉南、青浦的何书田皆精通医术，名噪一时。苏州金阊刘姓富户仅有一个儿子，春天患伤寒至病势垂危，诸医束手无计，遂重金聘徐、何二位名医。徐秉南先到，诊视病人良久之后指出："伤寒为百病之长，死生往往在数日之内，如果辨证不对，用药不当，则危殆立现。诊该少年之疾，为两感伤寒。两感指阴阳两经重复感受两种病邪，一脏一腑，同受其邪，表证里证，一并发作。两邪相迫，阴阳皆病，为伤寒之危证，治疗往往难以下手：治其表则里邪会进一步炽盛，治其里则表邪急迫。观察病人的形体证候，危在旦夕，即使古代的名医医和、医缓再生，也无回天之力！"话还没有说完，门人报何书田到，徐秉南退到隔壁的夹室。何书田入诊病人，也断其为两感伤寒，且病人齿枯舌短，阴液已竭，治表救里皆不宜。但切其脉虽"奄奄欲绝"，但尚有胃气，本着脉象上有一线希望即有一线生机的原则，遂反复研求，以轻清的药品，宣病人肺气，希望能使其津液恢复，神志略清，如此则可以别图生机。徐秉南让仆人索得医方，认为这个方案并不能治疗病人的伤寒两感，且一时冲动说下了决绝之话："如果何书田能治好这个病人，愿揭去自己诊所的招牌，一辈子不再行医！"病人服了何书田的方药之后，果然出现了转机，经过细心的调治，不几日病人便能起坐进粥。徐秉南自知前面失言，遂请病家设酒席相劝才得以和解。

徐、何皆为名医，同诊一富家子弟，二人对病人的病症诊断所见略同。然而于细微之处，则何书田技高一筹，且有高度的责任心。何书田认为，只要病人尚有一线生机，就应抱一线希望尽力拯救，果然病人转危为安。徐秉南自恃技高，说出了决绝没有退路的话让自己难堪，最后设席屈膝赔礼才得以和解。医话的后面讲到何书田诊治其侄子患伤寒之证，其形症虽然和刘姓病人相似，而用药无效，很快气绝。何书田立即幡然悔悟，致函徐秉南以请罪。徐、何辨证的故事，说明了何书田不仅有高超的医技，还有对病人高度负责的救死扶伤的精神。

同时也说明，无论多么高明的医家，面对危重的疑难杂症，由于病人的体质不同，即使相似的形症，也不能保证都能起死回生。何书田作为当时的名医，能知错即改，立即致函请罪，说明了他不仅有高超的医术，还有宽阔的胸襟。

何书田不仅是一位技术高超的医家，还关心国家大事，积极参与林则徐的禁烟运动，为林则徐出谋献策，二人最后成为好友。何书田与林则徐交往的佳话，见载于清人梁章钜《楹联丛话全编》：

青浦何书田茂才其伟居北斡山下，工诗，家世能医，书田益精其业，名满大江南北。侯官林文忠公抚吴时，得软脚病，何治之获痊。赠以联云："菊井活人真寿客，斡山编集老诗豪。"由是投分甚密，而何介节自持，未尝干以私，人皆重之。

梁章钜提到的侯官林文忠即著名的民族英雄，福建侯官的林则徐。林则徐任江苏巡抚时，曾患软脚病，久治不愈，后经何书田悉心治疗得痊。林则徐很感激，赠给他一副对联——菊井活人真寿客，斡山编集老诗豪。自从治好林则徐的软脚病后，何书田的声誉远播江南，两人也成了知己好友。1840年以前，西方列强用鸦片来毒害中国人民，使中华民族濒于被鸦片灭亡的危境。禁烟行动不仅关系到国计民生，也关系到国家和民族的前途，为了达到彻底禁烟的目的，不仅要有坚决果断的禁烟行动，同时必须辅之以救助的医疗措施和手段，才能制止鸦片烟的流行，彻底铲除烟祸蔓延的土壤。林则徐主政福建，力主禁止鸦片，并寻求解除鸦片烟瘾的药方。在研制戒烟药方面，何书田成了林则徐的医药顾问和帮手。何书田结合本人的医疗经验，编订适合全国应用的戒烟方针及药方，于1833年编成《救迷良方》一书，并将有关戒烟的方药献给林则徐。林则徐在 1833 年《筹议严禁鸦片章程》奏折的附录中介绍《救迷良方》云："十余年来，目击鸦片流毒无穷，心焉如捣。久经采访各种医方，配制药料，于禁戒吸烟之时，即施药以疗之。就中历试历验者，计有丸方两种，饮方两种，可否颁布各省，以资疗治。"

这些戒烟方药传到全国城乡后，深受民众的欢迎，起到了良好的作用，当时有文人有感于此，拟撰了一副对联，以褒扬林则徐与名医何书田二人的深厚情谊——廉吏常怀忧国志，医人多负悯民心。

1823 年林则徐任江苏按察使，适值大雨成灾，与何书田等磋商对策，打击豪强，赈济灾民。何书田等人以医术救贫贱之厄，又主动组织起来救济灾民。道光十七年（1837），何书田因劳累过度与世长辞，是年林则徐升任湖广总督，督防汉阳，当时桐城派大家姚鼐的弟子，诗文家姚椿正在撰写《竹韑山人何君墓志铭》，林则徐于姚椿处得知好友何书田已为故人时，非常悲伤，写下感人肺腑的悼诗：

先生精医不言医，酒酣耳热好论诗。
小沧浪馆昔联艺，题笺斗韵相娱嬉。
韶华弹指阅五载，我历荆襄青鬓改。
别来未寄尺素书，只道灵光岿然在。
今逢姚合共泛舟，始知君作蓉城游。
欲招黄鹤一凭吊，楚天木落空悲秋。
惟君推解遍乡里，鸿雁哀鸣少流徙。
清门累世孔泽长，何况克家多令子。
云旗摇飏沔水东，韑山山色长苍茏。
岂徒方技独千古，盛业应归文苑中。

这首诗将两人交往的情谊表达得淋漓尽致。"别来未寄尺素书"，没料到因公务繁忙，一别竟是永别！诗的最后盛赞何书田不仅医术足以名留千古，如果生在太平盛世，其诗文也应享誉文坛。

第五节　疑难杂症我最行

1. 一针救两命

中国古代历史上出现过很多擅长治疗疑难杂症的名医，喻嘉言就是其中之一。喻嘉言是明末清初的著名医家，名昌，字嘉言，江西南昌府新建人（今南昌市新建县），与张路玉、吴谦并列为清初三大家，医术非常高超，找他看病的人络绎不绝，传说他所到之处，医名冠绝一时，其他的医家都非常敬仰他。

喻嘉言一生曲折离奇，经历了从明到清的朝代变更，这种变化对他的影响很深。他本名朱昌，"朱"是明代皇帝的姓氏，一个人如果跟皇帝同姓，要么他是皇亲国戚；要么是家族里有人为国家立下过汗马功劳，皇帝赐国姓以表示奖励。喻嘉言属于第一种情况，是朱元璋第十七个儿子朱权的后代，跟明代皇帝是亲戚。本来作为皇帝的亲戚，在和平年代可以享受各种各样的优惠，生活会非常优裕，但喻嘉言运气却很差，明代还没灭亡时，他就没享受过皇室的优待。《清史稿·喻昌传》记载："喻昌，幼能文，不羁，与陈际泰游。明崇祯中，以副榜贡生入都上书言事，寻诏征，不就，往来靖安间。披剃为僧，复蓄发游江南。顺治中，侨居常熟，以医名，治疗多奇中。才辩纵横，不可一世。"

喻嘉言从小就聪明好学，博览群书，放在现代社会，喻嘉言就是一个典型的学霸。但是在古代，学霸仅仅学习好是不够的，还要通过科举考试来实现人生理想，证明自己的实力。喻嘉言为此一直都非常努力，结果事与愿违，科举考试没有成功。考试没成功不要紧，喻嘉言当时认为只要有一颗火热的报国之心就行，作为皇室宗亲，给皇帝提点建议，即使没考上科举，也同样算是实现人生理想了，所以他怀揣一颗报国之心，以副榜贡生的身份上书皇帝，希望皇帝能够改革弊政，恢复大明王朝往日的辉煌。但是副榜贡生人微言轻，以这样的身份上书根本不能在朝廷激起一点浪花。

副榜贡生是个什么身份呢？这得先说说贡生是什么意思。贡生其实就是秀才，只不过这种秀才比一般的秀才学习成绩好，比考上举人的秀才学习差。简单来说，贡生是考不上举人，但学习成绩在秀才中又属于中上等的一类人，国家为了显示爱惜人才，挑选这类人进入国子监进行学习。副榜贡生相当于国家给的一种荣誉，意思是虽然你没考上举人，但是你的学习成绩跟举人差不多，国家认定你也算是考中了举人副榜。

副榜贡生说得再好听，身份依然是个小秀才，天下秀才何其多，国子监里到处都是跟你学习水平差不多的人，官场上还有一堆比你学习好的人，没有区别于其他人的特殊才能，怎么可能会吸引皇帝的注意呢，再加上明代末年各种社会矛盾集合在一起，不是短时间内几个建议就能恢复社会稳定的，喻嘉言的建议最终并没有被朝廷采纳。这等于给喻嘉言浇了一盆冷水，他所有的报国热情都被浇灭了，只好回家去。喻嘉言本身是一个比较喜好结交朋友的人，结果遭受到仕途不顺的巨大打击，他心灰意冷，回家后遁入空门，出家做了和尚。

做和尚这段时间，是喻嘉言一生的转折点，在这段时间内，他阅读了大量的中医经典著作，如《黄帝内经》《伤寒论》《本草纲目》等，极大地丰富了自己的中医学知识，为晚年以医为业、以医闻名打下了坚实的基础。同时由于这段佛门经历，他在医学观念上有了创新之处，在了解疾病和解释疾病病机时，他大量引用佛教的观念和词汇，丰富了中医理论的内涵和外延，这一特点使喻嘉言成为中国古代医学史上与众不同的医家。

关于喻嘉言弃儒学从医学的原因，除了上面提到过的仕途不顺，还有其他一些有意思的说法：有一种说法认为是因为朝代的变换，为了避免新朝的征召，表明自己不与满清政府合作的态度，毕竟喻嘉言多多少少也算是明代的皇亲国戚，虽然没享受到什么好处，但是气节是不能丢的。况且进入清代以后，喻嘉言的身份使他时刻处于危险之中，很容易就会被人抓到把柄而命丧黄泉，出家为僧向清朝统治者表明了他与旧身份的脱离，使自己免于被牵连。这一点从喻嘉言进入清朝后，改名换姓的事实就可以证明。明清易代之际，喻嘉言在原有姓氏"朱"字上加了一笔变为"余"，又因为同音改为"俞"，后来为"俞"旁边加了个"口"变而为"喻"，成为大家熟知的喻嘉言，就是为了躲避朝代变化中的各种灾难。这也是大时代中，个人命运对社会潮流的屈服，即使像喻嘉言这样放荡不羁、有个性的人，也不得不在现实面前低头。

不过与青灯相伴，过清苦的僧人生活不符合喻嘉言热爱交友的性格，他大概也从没想过要做一辈子和尚，所以没过多久就还俗从医了。他行医专治各种疑难杂症，在其著作《寓意草》90余条病案中，仅纠正误诊误治的病症就有36条，不仅如此，在其他典籍中也能够看到大量展现喻嘉言医术高于一般医生的案例，清代高士奇《牧斋遗事》就曾记载：

北城多败屋，居民多停棺其中。嘉言偶见一棺似新厝者，而底缝中流血若滴。惊问傍邻，则曰："顷某邻妇死，厝棺于此。"

嘉言急觅其人，为语之曰："汝妇未死，凡人死者血黯，生者血鲜。吾见汝妇棺底流血甚鲜，可启棺速救也。"盖妇实以临产昏迷一日夜，夫以为死，故殡焉。闻喻此言，遂启棺。诊妇脉未绝，于心胸间针之，针未起，而下已呱呱作声，儿产，妇亦起矣。夫乃负妇抱儿而归。

这个故事是说北城以外，有一些很破的房子，居民大都在那里暂时停放棺材。喻嘉言先生从此处路过，突然看见一口新停放的棺材，棺材底的缝隙中滴出鲜血。他吃惊地询问邻居，邻居说："不久前某个邻居的妻子死了，把棺材放在了这里。"喻嘉言急忙找到死者的丈夫，告诉他："你的妻子没有死。凡是人死血色黑暗，活人血色鲜艳。我看见你妻子棺材底流出的血是鲜红色的，赶快开棺救人！"原来这位妇人因为生产失血过多，昏迷了一天一夜，她的丈夫看到自己的老婆这么长时间都没有醒过来，应该是已经死了，所以就给她办了丧事。结果听到喻嘉言这么一说，丈夫赶快打开棺材。喻嘉言急忙诊视妇人的脉象，果然脉息还没有断绝，于是就在她心胸之间扎了一针，针还没拔出来，就听到呱呱的声音，妇人得救了，小孩也顺利生下来了。丈夫背着妻子，怀抱婴儿，最后高兴而归。

喻嘉言以产妇棺材底流出的血是鲜红色为判断标准，短时间内便能断人生死，这是作为医生的一个基本素养。更难能可贵的是，他毅然而然开棺救治，一针两命，显示出医家惊人的胆识和精湛的技艺。当然，文中的描述有些夸张，甚至还有传说把这个故事安在了医圣张仲景身上，但这个故事却真实地反映了人们对大医的景仰之情。

除了一针救两命的故事，《牧斋遗事》中还记载了喻嘉言其他的治疗常人所不能治的疾病的故事，也是在其他医生已经无法医治的情况下，喻嘉言通过细致诊脉，最终治好了病人：

邑有大老某致仕家居，其夫人年已五十，忽然呕吐不饮食。诸医群集，投剂俱不效。邀嘉言视脉，侧首沉思，迟久而出，拍大老肩曰："高年人犹有童心耶！是妊非病，吾所以沉思者，欲以辨其男女耳。以脉决之，其象为阳裹阴，定是男也。"已而果验。

这个故事讲的是县城内有一位大人，年纪大了辞官退休回家。他的夫人年龄也挺大的，已经五十岁了，有一天突然呕吐不止，不思饮食。很多医生一起会诊为夫人治病，却怎么也治不好，症状没有减轻。后来找到了喻嘉言来为夫人诊脉，喻嘉言诊脉并侧着头思考了很久，出来以后拍着这位大人的肩膀说："您的夫人不是得了什么病，而是怀孕了，我思考了很久并不是在考虑如何才能治好病，而是在辨别胎儿的性别是男是女。根据夫人的脉象，阳脉较盛，将来应该是生个男孩儿。"没过多久，夫人果然生下的是个男胎。

一般中医认为女子四十九岁，男子六十四岁就不再具备生育能力了，《素问·上古天真论》"二七天癸至……七七天癸竭"就是这个意思。而这个案例中的病患已经年过五十，高龄孕妇在古代是非常少见的，所以很多医生在为病患诊治的时候，都没有想到会是因怀孕而引发的呕吐症状。喻嘉言则不然，一方面对医理和病人的身体状况非常了解，另一方面懂得具体问题具体分析，诊脉也细致入微，展现出了高超的医术。

高超的医术来源于喻嘉言深厚的理论基础和丰富的临床经验，他曾经熟读《黄帝内经》《难经》这些中医经典著作，又曾治疗过多种疑难杂症，每次在治疗疾病的时候，都会和弟子们反复交流切磋，先从前辈医家那里寻找疾病的来源，探讨这种疾病在古代是什么病，古代医家是用什么方子来治疗的。然后再结合病人的具体情况，对证下药，往往最后的治疗效果都很不错。如果治疗没有效果，也会和弟子们反复研讨，一定要弄清楚病因才会罢休。在治疗疾病的过程中，一方面能看出喻嘉言对待疾病的认真态度，另一方面也能够看出他善于辨证施治的疗疾理念。

喻嘉言在医治被误诊的病人时，特别强调辨证的重要性，经常呼吁"不辨证而用方者，几何而不误耶！"不进行辨证诊治就给病人随便开药方，极大地增加了误诊的概率。对病人体质和病因的探查是诊治的基本步骤，只有清楚了病因和病人的不同体质才能对证下药，中医特别强调辨证施治的原因也正是在于此。辨证的准确与否关系到医生治疗效果的好坏，喻嘉言能够灵活运用辨证施治的方法，同时还具有胆大心细的个人特质，是他成为一代名医的重要原因。

2. 嬉戏愈奇疾

喻嘉言还俗从医后，经常在各地游历，常待的地方有两个：一个是靖安，一个是常熟。靖安在现在的江西省，喻嘉言晚年行医在靖安待的时间最长，因为他的亲姐姐嫁到了靖安。《靖安县志》记载："明季副贡，学博才宏。隐于医，其女兄嫁邑之舒氏，故居靖安最久，治疗多奇中，户外之履常满焉。"意思是说喻嘉言有一个同胞的姐姐，两个人感情很深，晚年他行医时，因为他姐姐嫁到了靖安一户姓舒的人家，所以他经常去往靖安，在靖安治疗了非常多的疑难杂症。每天来找喻嘉言看病的人特别多，喻嘉言住的房子外面常常堆满了鞋子。

常熟在今天的江苏省，离苏州很近，喻嘉言在常熟也待了很长一段时间，而且人生的最后阶段也是在常熟度过的。因为喻嘉言与明末清初的大文学家钱谦益关系非常好，钱谦益家在常熟，所以邀请喻嘉言也搬来常熟。人到中年，总是往姐姐家去，于礼不合，加上好朋友钱谦益的盛情邀请，喻嘉言最终定居常熟，并在常熟开设了一家自己的医馆。

钱谦益是清代初年诗坛的领军人物，地位极高，两个好朋友住在一个地方，喻嘉言生活上有钱谦益的照顾，免除了后顾之忧；钱谦益有什么疾病，喻嘉言治疗起来也能非常及时。《牧斋遗事》就记载过一个跟钱谦益有关的病案，而且这个病案特别神奇，常被各代医家称赞：

牧斋一日赴亲朋家宴，肩舆归，过迎恩桥，舆夫蹉跌，致主人亦受倒仆之惊。忽得奇疾，立则目欲上视，头欲翻于地，卧则否。屡延医诊治，不效。

时邑有良医喻嘉言，适往他郡治疾，亟遣仆往邀。越数日，喻始至，问致疾之由，遽曰："疾易治，无恐。"因向掌家曰："府中舆夫强有力善走者命数人来。"于是呼至数人，喻命饫以酒饭，谓数人曰："汝辈须尽量饱餐，且可嬉戏为乐也。"乃令分列于庭之四角，先用两人挟持其主，并力疾趋，自东则疾趋至西，自南则疾趋至北，互相更换无一息停。主人殊苦颠播，喻不顾，益促之骤。少顷，令息，则病已霍然矣。

时他医在旁，未晓其故，喻曰："是因下桥倒仆，左边第几叶肝搐搦而然。今扶掖之疾走，抖擞经络，则肝叶可舒；既复其位，则木气敷畅，而头目安适矣。此非药饵之所能为也。"牧斋益神其术，称喻为圣医。

钱谦益号牧斋，有一天去朋友家赴宴，酒足饭饱后，坐着轿子回家。走到一个叫迎恩桥的地方，轿夫不慎摔倒，钱谦益受到了惊吓，回家后就得了奇怪的病。站着时眼往上走，头往下栽，躺着又没什么问题，像正常人一样，多次求医都治疗无效。当时好朋友喻嘉言不巧去外地治病了，钱谦益急忙派仆人去请。过了好多天，喻嘉言才赶回来，问清致病的原因后说："这个病很好治，不要害怕。"于是对管家说："把你家身强体壮的轿夫叫一些过来。"管家立刻叫来一帮人。喻嘉言一边吩咐预备酒饭，一边对轿夫说："你们尽量吃饱喝足，还可以自己玩闹开心一下。"随后，吩咐轿夫站在院内四个角，先让两个人搀扶着钱谦益快走，从东快走到西，从南快走到北，第一组人累了，第二组人接着来。这样不停地快走，钱谦益感觉上下颠簸得太厉害，完全忍受不了了，但是喻嘉言却全然不顾钱谦益难受的表情，越发催着轿夫们快走。又跑了一阵子，才让轿夫们停下来，这个时候钱谦益发现：咦？病怎么全好了！

其他的医生在一旁观看，都不知道这是怎么一回事。喻嘉言告诉他们说："这个病是因为病人下桥跌倒受惊，肝叶痉挛导致肝气不舒。足厥阴肝经主管众筋，其脉从足趾上行，络胆属肝，上行连目，通行肝的气血。现在搀扶着他快走，就是为了让肝叶舒畅，疏通他全身的经络。肝气畅通，头部和眼睛自然而然就安然舒适了。这种病不是药物所能治好的。"钱谦益听完以后，更加佩服喻嘉言的医术高明，从此尊称喻嘉言为圣医。

这则医案中喻嘉言将钱谦益的病因解释为肝叶痉挛，这样的说法比较容易使人产生误解，会让人认为是肝出现了器质性病变引发了疾病。实际上，从中医脏腑经络理论的角度讲，钱谦益是受惊导致肝气紊乱，肝气一旦紊乱，与肝相关的经络运行也会出现问题，足厥阴肝经起于足大趾，环绕阴器，上行于目，故肝气紊乱，引发头部、眼睛的疾病，疏通了经络，病自然也就好了。

从这则医案中可以看出，喻嘉言非常重视经络脏腑在人身体健康方面的重要作用。他认为凡是为人治病，首先就要了解脏腑经络，不了解脏腑经络，治病救人张嘴闭嘴都是错。在五脏六腑中，喻嘉言认为最重要的是脾胃，保护好脾胃，就能防止邪气入侵，从而保持身体的健康，所以喻嘉言在治病时特别注意对病人脾胃的调理。

除此以外，这则故事还表现出喻嘉言卓越的医术。以嬉戏的方法疏通病人的经络，使病人的肝气舒畅，最终治愈了钱谦益的疑难杂症。在治疗钱谦益之前，喻嘉言一定是深入了解了发病的原因，准确判断出钱谦益是因为情绪波动引发了肝气郁结，而运动可以促进肝气的疏泄，所以喻嘉言由旁人协助，逼迫着钱谦益大量运动，对证治疗。虽然没有像传统的治疗一样开具处方，治疗过程显得神乎其神，背后却隐藏了喻嘉言对病因的细致审查，这是喻嘉言成功治疗疑难杂症的基础之一。

当然了，作为一代名医，喻嘉言不仅限于治疗疑难杂症，对于中医经常使用的治疗方法，喻嘉言也同样运用得非常娴熟。《牧斋遗事》中记载过一个喻嘉言利用传统情志疗法治疗疾病的案例，也同样达到了非常好的治疗效果：

嘉言往乡，舟过一村落，见一少女于沙际捣衣。注视良久，忽呼停棹，命一壮仆曰："汝登岸潜近女身，亟从后抱住，非我命无释手。"仆如其言。女怒且骂，大呼其父母。其父母出，欲殴之。嘉言徐谕曰："我喻某，适见此女将撄危症，故明救，非恶意也。"女父母素闻喻名，乃止。喻问曰："汝女未痘乎？"曰："然。"喻曰："数日将发闷痘，万无可救，吾所以令仆激其怒者，乘其未发，先泄其肝火，使势少衰，后日药力可施也。至期，可于北城外某处来取药，无迟。"

越数日，忽有夜叩喻门者，则向所遇村中少女之父也。言女得热疾，烦躁不宁之状，喻问："肤间有痘影否？"曰："不但现影，且现形。"喻慰之曰："汝女得生矣。"乃俾以托里之剂，其痘发透。此女得无恙。

　　这个故事里喻嘉言采用了与之前的案例完全不同的方法——情志疗法，情志疗法是一种被经常使用的中医疗法，很多名医都曾经采用过情志疗法来治疗疾病。喻嘉言并非情志疗法的专家，但由于清楚地了解了病人的病因，对证而治，采用了情志疗法，纾解了病患的肝气，达到了通过治疗脏腑，最终治愈疾病的效果。故事是说喻嘉言乘船去往乡村，船经过一个小村庄时，看到一个少女在河边洗衣服。喻嘉言盯着少女看了很久，忽然喊船夫停船，并告诉一名身体强壮的仆人说："你登上岸，悄悄地靠近女孩儿，从后面突然抱住女孩儿，没有我的命令不要放手。"仆人听从喻嘉言的指示去做，少女非常生气，大声叫骂，并大声呼喊自己的父母，她的父母听到呼声赶快出来，见到有人竟然非礼自己的宝贝女儿，就打算殴打非礼少女的仆人。喻嘉言这才出来慢慢地解释说："我是喻嘉言，刚才看到您的女儿将会得一场大病，所以公然用这种方法来治疗，并非有恶意，请您二位一定不要介意啊。"少女的父母平时就听说过喻嘉言的医名，非常相信喻嘉言，便立刻放手了。喻嘉言接着问："你们的女儿还没出过痘吧？"父母回答说："是呀！"喻嘉言说："几天后你们的女儿就要发痘了，没有什么可以救治的方法，因此我让仆人故意去激怒你们的女儿，趁着痘还没有发出来，让她通过发怒来发泄她郁结的肝气，从而使病情缓解，再用药来治疗就容易收效了。等到你们的女儿发病的时候，到城北我家来取药，可千万不要因为迟到而延误好的治疗时机。"

　　过了几天，突然有人晚上敲喻嘉言的门，正是之前在乡村碰到的那个少女的父亲。姑娘的父亲一进门就告诉喻嘉言说女儿得了热病，病症表现为烦躁不宁。喻嘉言问："皮肤间出现了痘的影子吗？"姑娘的父亲回答说："不仅有痘的影子，形状也非常明显。"喻嘉言安慰道："你的女儿能够活下来了。"于是使用托里之剂使痘毒全部发散出来，少女最后身体健康，病情痊愈。这里的托里之剂，是指补中扶本以增强抵抗力的药剂，《景岳全书》就有专门的托里散，用于治疗一切恶疮。此案用来治疗少女的痘毒，再合适不过。喻嘉言用托里之剂，一方面这是针对痘毒的专门治法，另一方面托里之剂中多有人参、甘草等能够固护脾胃的药物，双管齐下，少女最后痘毒得解，身体痊愈。

这则案例中的少女和钱谦益一样，同样都是肝气郁结，但喻嘉言却采用了不同的治疗方法，根据病人的不同体质来加以治疗。钱谦益是名门世族，家中生活条件优越，平时缺少运动，通过运动来疏解肝气，能达到比较好的疗效，同时钱谦益是因为受到惊吓而得病，如果再采用受惊发怒的方式来疏解肝气，反而会加重钱谦益的病情。而少女则不同，喻嘉言见到少女时，少女在河边洗衣服，这说明少女家生活条件一般，肯定不会养尊处优，平时估计没少干活儿，完全不缺乏运动，采用运动的方法来解肝郁，不能达到最好的治疗效果，所以喻嘉言就采用了激怒的方式，让少女痘毒得以被激发。从这两则案例对比，可以看出病症不同、病因不同，虽然治疗的基本理念相同，但采用的方法却完全不同。只有具有深厚的中医基础理论修养，才能做到真正的灵活运用，辨证施治。

晚年的喻嘉言医名极盛，但他并不满足，提出："吾执方以疗人，功在一时；吾著书以教人，功在万里。"他认为治病救人，功劳只在一时，而著书立说，能够将自己的理论传递给后代的医家，可以惠及千千万万的后人。所以晚年倾尽全力先后撰写了《寓意草》《尚论篇》《医门法律》等医书，这些医书集中体现了他的医学思想，确立了他在医学史上的地位。康熙年间，1644 年，一代名医喻嘉言在常熟溘然长逝，由于喻嘉言一生没有子女，最终他的外甥赶到常熟将他的遗骸带回了故乡南昌安葬。

第六章

〖 本草拾趣 〗

　　黄河长江，辽阔华夏，孕育出草木葱茏，馨香浓郁的一片杏林。杏林里的一草一木、一花一实都是世界医药宝库中璀璨夺目的瑰宝。

　　这一草一木、一花一实既有着神奇的疗效，同时也是我们的先祖在与大自然做斗争中用生命换来的。"神农尝百草，一日而遇七十毒"。早在原始社会，人类就有了简单的医疗活动。人们在寻觅食物时，常常会误食一些东西而致病、中毒，有时也会因偶然吃了一些东西，使原有的某种病状减轻，甚至消除。于是，人们逐渐发现了药物。以后的几千年里，在与疾病做斗争的过程中，通过实践，不断认识，从偶然发现逐渐转为主动寻找药物。并且为了使已知的药物知识和治疗经验保存下来，在口耳相传的师承口授中，前人为加深后人的印象，不只传授药物性能，往往连同药物发现的过程和有关经历也一并讲述出来。甚至通过艺术想象和虚构，加入一些引人入胜的情节，有的传说还带着一层神秘的色彩。这样长期流传和不断丰富的结果，形成了掌故传说。

　　从药物学角度看，中药掌故显然不能当作考究药物起源的依据，也不能当作实际应用的药典。因为它是在流传过程中不断地经过艺术加工而形成的。但是，我们也必须看到，这些传说故事在解释各种特定药物的药性及其如何被人们发现的过程时，往往符合一定的客观规律。药物的发现离不开生活实践，最先发现某种药物的必然是经常接触它的人。诚如南北朝时期著名医药学家陶弘景在《名医别录》中所说的："藕皮散血起自庖人，牵牛逐水近出野老。"

我们希望通过亦庄亦谐、妙趣横生的掌故，为大家开一个"营养野味的小灶"，提供一份新鲜有趣的资料，更为广大爱好中医药和中国传统文化的朋友提供一份"美味可口的快餐"，让大家既能够获得中草药知识，又能够增强自己文学艺术欣赏能力。

第一节　走方灵药

1. 车前止暴下

中国古代有一类医生，他们没有固定的行医场所，而是游走于民间，这类医生叫"走方医"。又因为他们边走边摇一种特殊的工具"串铃"，所以他们又被称为"铃医"。相对于有些儒医的矜持、拘泥，或高不可攀，他们更接地气。在中国医学史上，许多名医圣手都出自民间，如被后世尊称为"药王"的唐代名医孙思邈，被外国人喻为"东方药物巨典"的《本草纲目》的作者李时珍，都曾是走方郎中。他们的行医足迹遍及大江南北、南疆西域。清代中医学者赵学敏，将走方医的验方秘术与祖传绝技辑录成《串雅》一书。赵学敏总结走方医的经验，发现其有三大特点：一是用药十分便宜，因为走方医所治疗的对象是民间百姓，收入不高，药贵了病人买不起；二是见效快，"药咽下即能去病"，因为走方医每到一处停留时间很短，服药见效快才能取信于病人；三是药源广，所需药材各地都能方便采到。因此，走方医所用方药，大多具有简、便、易、廉、效的优点，这些药物往往是比较常见而人们不大注意之物，是中药大家庭的重要来源。可以不夸张地说，民间医生对中医药的形成和发展，对中华民族的繁衍昌盛，做出过不可磨灭的贡献。下面就介绍两个关于走方医常用药物的掌故。

第一个掌故出自南宋医学家张杲的《医说》一书，名字叫"车前止暴下"。车前就是常用的中药车前子，为车前科多年生草本植物车前的成熟种子，全国各地均有分布。暴下是腹泻不止的病。

欧阳文忠公尝得暴下，国医不能愈。夫人云："市人有此药，三文一帖甚效。"公曰："吾辈脏腑，与市人不同，不可服。"夫人买之，以国医药杂进之，一服而瘥。后公知之，召卖药者，浓遗之，问其方，久之乃肯传。但用车前子一味为末，米饮下二钱匕。云此药利水道而不动气，水道利则清浊分，谷脏自止矣。（宋·张杲《医说》卷六）

掌故中的欧阳文忠公就是文学史上赫赫有名的唐宋八大家之一——宋代的欧阳修。他的诗词千年之后我们还在传颂，但是再有名气的人也免不了大病小疾。有一年秋天，欧阳修突然患了腹泻不止的病。腹泻我们大家可能都经历过，短时间还好说，时间长了，不管是谁，身体肯定是吃不消的。欧阳修请了很多名医进行诊治，都没有效果，身体一天天虚弱下去。仁宗皇帝得知他患病，也非常关心，特命御医为他治疗，谁知服了御医的药也没有效果。欧阳修心中思忖：大概是平常工作太劳累了，导致身体过早衰老，看来这个病是治不好了，难道我要死在腹泻这个病上吗？想到这里，他的心情十分忧伤。欧阳修患病一直好不了，这可急坏了他的夫人，她到处打听有谁能治此症，打听了多天都没有效果。有一天，欧阳夫人正在家里闷坐发愁，突然听到一阵清脆的串铃声，原来是街上来了一位走街串巷卖药的"铃医"，她赶紧派家人去打听一下。家人回报说这个"铃医"正好卖的是治泄泻的药，一帖只要三文钱，而且有速效。夫人听后大喜，急忙把这个好消息告诉了欧阳修说："反正你这个病治了这么多天也没有什么效果，我们何不从铃医那里买一帖药试试呢？"欧阳修听了夫人的话，不但不高兴，反而大发雷霆："我身为朝廷的公卿大臣，身体脏腑都娇贵无比，铃医是给乡野匹夫治病的，平民百姓他们皮坚肉厚，与我怎能相提并论呢？铃医们的药只配卖给平民百姓服用，对我们这些公卿大臣是不合适的。更何况社会上有的是江湖骗子，来历不明的药怎么能乱吃呢？"夫人被他这么一番数落，当时也气得不行，心想"我为你好，你还埋怨我，反正难受的是你自己"。便不再多说话了。然而又见到欧阳修痛苦不堪，她又焦虑万分，坐立不安，心中暗想：穷富贵贱，本来是没有定论的，只不过是地位的不同所造成的悬殊罢了。想你欧阳修在考进士做官之前家里不也一贫如洗吗？怎么做了官，身体就娇贵了呢？穷人和富人的身体我看没什么区别，穷人能吃，富人当然也能吃。想到这里，她就私下派家人去向那个"铃医"买了一帖药回来，亲自端给欧阳修骗他说是皇上担心他的病又换了一个御医给他开的药，让他试试。欧阳修不知其中详情，二话不说就将药服了下去。谁知这个药还真是有效，病很快就好了。欧阳修十分高兴，一本正经地对夫人说："还是御医的药灵，幸亏没有听你的话去买街上的药吃，否则还不知会造成什么样后果呢？"夫人闻言，不禁感慨地说："你呀，就知道御医的名气大，看不起社会上的医生，也看不起广大人民百姓，其实，你服的药正是从街上的'铃医'那里买来的，而将你病治好的也正是被你看不起的人。"欧阳修闻言大惊，忙问："这是真的吗？""这还能有假？"夫人没好气地说："不信，你自己去问问。"欧阳修将信将疑，忙派人找到了那个铃医。一问情况，果然如此，于是他向铃医询问药方。铃医开始还不想告诉他，后来经不住欧阳修的软磨硬泡，没办法只好说给他听。原来药方只有一味药，那就是车前子，研成细末，用米汤服用两钱匕（钱匕是古代量取药末的器具。用汉代通行的五铢钱币盛取药末至不散落者为一钱匕。如果折算成重量，一钱匕约相当于今天 2g 稍多一点）就可以了。此药能利水湿，又不伤真气，泄泻一症，本是二便清浊混淆，水湿不化所引起，用此药后能使水湿通利而清浊得分，泄泻也就自止了。欧阳修听后嘘唏不已，深为叹服，厚赠了铃医。从此以后他再也不敢小瞧走街串巷的铃医们了。

车前子性味甘、寒，有利小便、除湿止泻、清肝明目、清肺化痰之功效。《神农本草经》言其"主气癃，止痛，利水道小便，除湿痹"；《药性论》言其"补五脏，明目，利小便，通五淋"；《本草纲目》言其"导小肠热，止暑湿泻痢"。

清代名医赵学敏在《串雅》序中说："昔欧阳子暴利几绝，乞药于牛医。"指的就是此事。那些地位高贵的国医们，往往瞧不起走街串巷的走方医，甚至污称他们为"牛医"，而正是这位被称作"牛医"的民间医生，在众多御医束手的情况下，竟治愈了朝廷大臣的危疾，使几乎绝命的欧阳修转危为安。岂不发人深思！

所以我们在选择医生的时候，只应该看他是否有真才实学，而不能看其外表是否相貌堂堂、衣冠楚楚，更不能因为医生是否有名气来进行取舍，否则，不过是自欺欺人而已。

2. 李防御治痰嗽

无独有偶，《医说》中还记载了另一则类似的掌故，名字叫"李防御治痰嗽"。

绶带李防御，京师人，初为入内医官。值嫔御阁妃苦痰嗽，终夕不寐，面浮如盘，时方有甚宠。徽宗幸其阁，见之以为虑，驰遣呼李。先数用药弗应。诏令往内东门供状，若三日不效，当诛。李忧技穷，与妻对泣，忽闻门外叫云：咳嗽药一文钱一帖，吃了今夜得睡。李使人市药十帖，其色浅碧，用淡斋水滴麻油数点调服。李疑草药性厉，并三为一自试之，既而无他，于是取三帖合为一，携入禁庭授妃，请分两服以饵。是夕嗽止，比晓面肿亦消。内侍走白，天颜绝喜，锡金帛厥值万缗。李虽幸其安，而念必宣索方书，何辞以对？殆亦死尔。命仆侍卖药人过，邀入坐，饮以巨盅。语之曰：我见邻里服嗽药多效，意欲得方，倘以传我诸物，为银百两，皆以相赠不吝。曰：一文药，安得其值如此？防御要得方，当便奉告，只蚌粉一物，新瓦炒令通红，拌青黛少许耳。扣其所从来。曰：壮而从军，老而停汰，顷见主帅有此，故剽得之，以其易办，姑借以度余生，无他长也。（宋·张杲《医说》卷四）

这则掌故的主人公是一个御医——一个姓李的防御，防御本为防御使，是地方的军事长官，相当于我们今天的地方军分区司令员。御医好像和防御扯不上关系。实际上，到了北宋晚期，防御逐渐成为对士绅的尊称，和我们通常说的员外相似。如宋代洪迈的《夷坚甲志·徐防御》中记载宋高宗的母亲显仁太后曾患眼病，宫中御医治疗无果。后寻访到一个姓徐的乡野医生，治好了太后的病，高宗皇帝赏赐给他大量的金银和田宅，人们都称他为徐防御。明代冯梦龙《古今小说·新桥市韩五卖春情》："那市上有个富户吴防御，妈妈潘氏，止生一子，名唤吴山。"

本则掌故的主人公李防御就生活在北宋末年的徽宗时代，

当时政治腐败，民不聊生，农民起义此起彼伏。而道君天子宋徽宗赵佶对此充耳不闻，依旧纵情诗画，声色犬马，逍遥自在。李防御作为一个宫廷御医，人微言轻，对于这个局势也无可奈何，只求做好本职工作，一家人平平安安。但是，这个简单的要求在那个封建集权的社会也是难以实现。

俗话说"闭门家中坐，祸从天上来"，李防御这次碰到的祸事可不小。有一天，他在宫廷值班，宋徽宗赵佶一个最宠爱的妃子因连日歌舞，以酒为浆，突发痰嗽不停，成日成夜不得安卧。急得徽宗团团转，连忙传旨所有御医必须用最好的方法、最快的速度来治好爱妃的病。可是，偏偏事与愿违，痰嗽非但不好，反而越来越严重，并且又附带有并发症：面部又增浮肿，脸上像盖了一个盆子。本来这个妃子长得姿色颇为秀丽，柳眉、杏眼、瓜子脸，能歌善舞，又能迎合皇上的心意，平时最讨徽宗的欢心。现在脸肿得像猪头一样，见到皇上就撒娇哭泣，好不使人烦恼。御医们治了多日，始终不见效果，徽宗大为恼火，将御医们痛骂一番："你们都是些酒囊饭袋，平素一个个要邀媚争功，像伸着脖子的大白鹅一样，今日朕正在用人之际，你们一个个退缩不前，像缩头乌龟一样。"

这个妃子平常仗着皇帝的宠爱飞扬跋扈，有些御医们受过这个妃子的气，对她十分厌恶，恨不得她早死。有的也确实无回春之术，又加上症状确实比较奇特，大家把能想到的办法都用上了，始终不见效果。听皇帝这么一说，众御医都感觉羞愧无比，一个个只好低头沉默不言。

徽宗见他们都不吭声，更是怒不可遏，就指名道姓地说："李防御，明天先派你去治疗，如果三日之内，用药不见效果，就定斩不饶！"御医们一个个吓得面面相觑，战战兢兢，李防御更是面如土色，精神恍惚，怎么回到家里的他都不知道。妻子见他这番模样，忙问他发生了什么事。李防御把今天在宫中的遭遇讲述了一遍。他的妻子也毫无办法，夫妻俩潸然泪下，准备提前做最后的诀别。

正在山穷水尽，束手待毙的时候，突然听到门外串铃响起，原来是来了一个走方医。这个走方医一边摇铃一边叫卖："谁买咳嗽药？一文一帖，吃了今夜睡得安。"李防御听到叫卖声开始没太当回事，我们御医都治不好，一个游医又有多大能耐呢？可是转念一想：姑且死马当活马医吧！说不定是上天派来搭救我的。想到这里李防御赶紧派家人去买了几帖药。药拿在手里，李防御看了就直皱眉，原来这个药是粉末状的，药面呈浅绿色，看着就让人很不放心。他接着向家人询问服用方法，更是令人匪夷所思，闻所未闻，是用腌咸菜汤加上几滴麻油调服。李防御心里直打鼓：这个药来路不明，贸然送进宫去把娘娘吃坏了，那我可是罪上加罪。可是治不好娘娘的病我也活不了，还是我先试一下这个药吧。他把三剂药并为一剂，自己先试服。服药后，过了一天，自己也没感觉什么不舒服的。李防御这才放心，于是取三剂药合为一剂，第三天带入宫廷交给那个妃子，请她分两次服用。回家后，整整一天一夜李防御都提心吊胆，生怕这个药没有效果，第二天自己的死期就要到了。谁知奇迹果然发生了，当天病人服过药后，到了晚上咳嗽就停止了；更神奇的是，到了第二天早上，脸肿也开始消退了。

李防御正在家端坐着等着皇帝派人来抓他，忽听门口一阵喧哗，家人禀报说皇帝派内侍向他传旨。李防御心想这下完了，吓得差点晕了过去，硬着头皮来听内侍宣旨。原来是妃子的病好了，皇上很高兴，赏赐给他价值万缗的金帛。李防御听到这个消息感觉自己又活了一回，实在是太高兴了。一家人正在弹冠相庆之时，李防御突然想到一个事：自己虽然庆幸因治愈妃子的病而能平安无事，但皇上必然要向他索取药方，那该用什么话来回答呢？如果答不上来，难免会被治以欺君之罪，还是难活命。于是命仆人在门前等候那个卖药人。不长时间，仆人带进来一个满面风霜的老者，说是昨天的卖药人。李防御赶紧拉住老者的手，吩咐仆人摆酒席，并让他坐在上座，用大酒杯请他喝酒。老者受宠若惊，手足无措，忙问李防御何故如此。李防御对他说："我看见邻居们患咳嗽的服了您的药大多有效，我想知道这个药方，倘若能把它传给我，我将送给您价值一百两银子的财物。"那卖药人哈哈一笑说："一文钱的药怎么能值这么些钱呢？防御想要得到此方，我便告诉您。只需蚌粉一物，在新瓦上炒得通红，拌上一点青黛就行了。"李防御恍然大悟，又问这个药方从哪里得来。卖药人答道："我壮年时当兵，后来因为年龄大了被裁汰，临离开军营的时候，一个偶然机会，我见我们营的主帅有这个药方，就把它偷到手。因为这种药容易制作，姑且借卖药来谋个生计，度我的余生，此外我就没其他本事了，别的病我也治不了。"

掌故中的蚌粉配以青黛就是我们今天还在使用的中成药——黛蛤散。方中药物很简单，就两味药，其中青黛，出自《药性论》，别名靛花，具有清热解毒、凉血止血的功效；蛤壳，出自《本草原始》，别名海蛤壳，具有清肺热而化痰清火的功效。两药共用即可清肝利肺、止咳化痰。

清代名医赵学敏在《串雅》序中说："李防御治嗽得官，传方于下走。谁谓小道不有可观者欤？"指的就是这件事。"下走"指的就是民间的走方医。御医李防御，在走投无路、万般无奈之际，向民间的走方医求得单方，治愈了宋徽宗爱妃的痰嗽病，也保住了自己的性命，并升了官。这一事实告诉人们：不可轻视民间验方、单方，它们往往能治大病。在那些走街串巷的走方医中，在广大的民间百姓中，蕴藏着许多有价值的验方，这是祖国医学宝库中不可或缺的一部分，应当认真去发掘。

第二节　寻常之物有奇功

1. 黄土亦奇珍

中药中有一类药物在人们的日常生活中十分普通，随处可见，药价也很低廉，但到了良医手中就成为无上妙品，药能治病全在于医之善用。比如黄土就是其中的代表。大家可能会产生疑问：黄土几乎随手可得，但是怎么能治病呢？这和宋代儿科名医钱乙的经历有关，我们先来看《宋史·钱乙传》中的一段记载：

元丰中，皇子仪国公病瘛疭，国医未能治。长公主朝，因言钱乙起草野，有异能。立召入，进黄土汤而愈。神宗皇帝召见褒谕，且问黄土汤所以愈疾状，乙对曰：以土制水，木得其平，则风自止；且请医所治垂愈，小臣适当其愈。天子悦其对，擢太医丞，赐紫衣金鱼。（《宋史》卷四百六十二）

钱乙是宋代著名的儿科医生，字仲阳，生于 1020 年，卒于 1101 年，他本是浙江钱塘（今浙江省杭州市）人，乃五代时吴越王钱镠的后代，后随曾祖北迁，遂为山东郓城（今山东省东平县）人。他自幼聪明，入学后学习长进很快，后随父为官住在任所，见闻益广。但好景不长，未有多久，父母双亡，他便成了孤儿。一姓吕的亲戚收养了他，钱乙在吕家一边帮助做一些家务杂事，一边仍坚持学习。吕氏是个医生，所以钱乙每天都能接触到病人，于是就向吕氏学习医术。由于钱乙刻苦攻读，吕氏又乐于教诲，不久便掌握了基本的医疗技术。

钱乙临证之后，感到医中之难，莫过于儿科，因小儿不会言语，人称"哑科"，所以俗语有"宁治十男子，不治一妇人，宁治十妇人，不治一小儿"的说法。但钱乙能知难而进，取古今有关儿科书籍，日夜研读。功夫不负有心人，几历寒暑，造诣极深，其后又结合自己的临床实践，写成了中国现存最早的一本儿科专著《小儿药证直诀》，为儿科学的发展奠定了理论基础。后世医家，特别是儿科从业者，无不视此书为必读之书。

钱乙对儿科各种疾病大多能手到病除，且往往采用让人意料不到的办法，使用黄土治病就是其中之一。在北宋神宗元丰年间（1078~1085），宋神宗的九儿子仪国公病了（听仪国公这个名头很大，感觉像个老头，实际上当时还是个流鼻涕的小孩子呢），太医们怎么治也治不好。宋神宗的儿子患的病是瘛疭，也就是老百姓常说的"抽风"。实际上这个情况会在很多小儿病中出现，具体这位仪国公小朋友是怎么得的病，史料中没有记载清楚，反正全太医院的人都傻了，怎么治疗都没有效果。宋神宗恨不能把这帮人都给痛打一顿，朕平时养着你们，你们倒是好好学习啊，平时不认真读书，到真的诊病时却全成废物了，朕的若干儿子闺女都是因为你们才挂的（宋神宗一共生了14个儿子，但是包括仪国公在内长大成人的却只有6个），等我腾出时间来一定好好收拾你们。但光生气不成啊，那边那位还抽着风呢。于是问满朝文武大臣：怎么办呢？大家都大眼瞪小眼的，束手无策。这时，恰好神宗的姐姐长公主来朝见他，她上殿告诉神宗："我知道一个医生，虽然人家出身草野，但人家钻研医术，手段那是十分的高明啊。我女儿上次病危，就是这位给救活的，陛下您可以把他找来试试。宋神宗一听："啊？有这样的人，叫什么名字？"长公主说："他的名字叫钱乙，现在就在京城呢。"宋神宗这下来了精神头："那就甭等了，还不快宣他进宫？来人，宣钱乙进宫！"于是钱乙在护卫的带领下，来到了万众瞩目的皇宫。到了宫里一看，这位仪国公小朋友果然病得不轻，抽风抽得很厉害。于是钱乙开始心无旁骛地认真诊病。要说这给皇族诊病，还真不是一般人能干的，一定要达到了一定的修养和境界，心中做到只有患者和病症，其他一概不想，才能看好病。否则一会儿想这可是皇族啊，要是治好了还不飞黄腾达？一会儿又想，坏了，这要是治不好，还不把我拉出去剁了？您要是这个心态，那可就完蛋了，还没开始诊呢，这手可就哆嗦上了，腿也发抖了，还诊病呢，能稳住自个儿就不错了。钱乙诊完病后，告诉侍者："以温补脾肾立法，方用黄土汤。"太医们一听傻了：什么？黄土汤？这都挨得上吗？原来这黄土汤是医圣张仲景的方子，记载在《金匮要略》中，主要是治疗由于中焦脾气虚寒所导致的便血，怎么看都跟眼前这个瘛疭没有关系啊。这帮太医们打破了脑袋也没想出来这是个什么思路。

　　顺便说一句，这个黄土汤里的主要一味药就是灶心黄土，现在药名叫灶心土，也叫伏龙肝，这可不是随便地里抓一把黄土就能用的。那么什么是灶心黄土呢？就是过去农村做饭用的土灶，在炉膛里的灶底被火反复烧的那些砌炉灶用的黄土。现在农村一般很少用土灶了，想找这灶心黄土还真不容易。可在古代，别说农村，就连城市大部分家庭做饭用的都是土灶烧柴，所以在当时，灶心黄土基本上是随手可得的。中医认为，灶心土味辛，性微温，有温中止血、止呕止泻之功，适用于脾气虚寒，虚寒性出血，中焦虚寒，胃失和降所致呕吐，以及妊娠恶阻及脾虚久泻等。《本草再新》一书谓其可"开胃健脾，消食利湿，补中益气"。现代药理研究证明，灶心土的成分主要是硅及硅酸盐，具有收涩止血之功效。灶心黄土用的时候给撬下来，捣碎，就可以了。黄土汤的熬制方法是把灶心黄土先熬水煮三五沸，滤去渣，加入地黄、白术、阿胶、附子、甘草、黄芩浓煎。此方治疗脾胃虚寒引起的出血症状效若桴鼓，只是现在人们很少用了，好多药店都买不到灶心土这味药了。

　　太医们都用怀疑的眼光看着钱乙，心想：我们就等着看你当众出丑吧，民间土郎中还想到我们皇宫里来治病？皇上也不懂啊，怎么办？反正大家都没有办法了，那就试试吧。于是如法煎药，就给这位仪国公小朋友喝了。结果，喝完药后，病就好了（掌故中记载为"进黄土汤而愈"）。仪国公小朋友此次大难不死，后来长大成人，成了宋神宗活着的儿子里除了宋哲宗外年龄最大的。《宋史》里记载，宋哲宗死后他差点当了皇上，结果因为眼睛有点什么问题，没有当成，让宋徽宗当了（《宋史》原文："于诸弟为最长，有目疾不得立。徽宗嗣位，以帝兄拜太傅。"）。反正是比他的前八位很早就挂了的哥哥们幸福多了。回过头来讲，仪国公小朋友的病好了后，宋神宗那是相当的兴奋啊：朕的儿女们这下估计可以避免一个接着一个死去的厄运了！他斜眼看了一下羞愧得汗流浃背的诸位太医们，转身对钱乙露出满脸的微笑："爱卿，来，谈谈你的治疗体会吧，这个黄土汤，它怎么能治这个病呢？"钱乙回答道："回皇上，我是'以土胜水，木得其平，则风自止'。"这是中医里面的阴阳五行理论，认为抽搐是由于体内的风邪引起的，风由木来，所以他用补土的方法来克制水湿的泛滥，水液正常了以后，依靠水来生发的木气也就正常了，风自然也就止息了，这样抽搐就会停止。钱乙接着说："况且，诸位太医们用了药，治疗得差不多要好了，我只是很凑巧在这个时候给加了把劲儿而已。"看来钱乙是很给这帮太医们面子的，说话都给留了余地。宋神宗很恼火地又斜了一眼这帮太医，心想这帮笨蛋给他们留什么面子，你们来看看人家钱乙，人家说话多客气啊，你们都学着点儿！在这种兴奋情绪的感染下，宋神宗对钱乙说："爱卿治病有功，朕现封你为太医院太医丞，赐紫衣金鱼袋！"太医丞就是太医院院长的副手，相当于副院长吧。而这个紫衣金鱼袋是三品以上官员的标识，在北宋一般医生是没有这个资格佩戴的。

总之，宋神宗表现出了对钱乙的高度重视，实际上，他也是为自己的未来考虑，自己勇猛地生了这么多孩子，总是病死可不是办法啊，一定要把这个儿科医生留在太医院！相信这也是宋神宗当时内心最大的心愿。钱乙一下由一个普通的民间医生变成了太医院里的太医丞。

灶心土在古代可谓是寻常之物，药价低廉，但到了良医钱乙手中，就成了灵丹妙药，观此掌故可知药能治病，全在于良医之善用。

2. 天然白虎汤

在张仲景的《伤寒论》中，有四首方剂是以四象来命名的，它们分别是小青龙汤、小朱雀汤（黄连阿胶汤）、白虎汤、真武汤，在方剂学中占有重要位置。话说"太极生两仪，两仪生四象"，四象是古代的方位名词，分别用四神灵来命名，分别是东青龙、南朱雀、西白虎、北玄武。《素问·阴阳应象大论》中有："东方生风，南方生热，西方生燥，北方生寒。"由于我国所处的地理位置，故形成了东方和春季温和、南方和夏季炎热、西方和秋季干燥、北方和冬季寒冷的气候特征，暑往寒来，秋去冬至，循环运转不已。按五行归类方法：春温属木，主青色；东方生风，易受风邪。虽然春季阳气回升，但阴寒之邪犹存。季节交换，不注意加减衣服，易感外邪，导致恶寒发热、喘咳，小青龙汤起到解表散寒、温肺之作用。夏热属火，主赤色；南方生热，易感热邪。小朱雀汤起到清心泻火、滋肾养阴之作用。秋凉属金，主白色；西方生燥，易感燥邪。白虎汤主治大热、大汗、大渴、脉洪大诸症，起到清热除烦、生津止渴之作用。冬寒属水，主黑色；北方生寒，易受寒邪。冬季阳气不足，阴寒之气盛，人体易脾肾阳虚，真武汤起到温阳利水之作用。

在古代医学界中，有一种水果被称为"天然白虎汤"，那就是西瓜。西瓜是汉代张骞通西域后传入中原的，故称之为西瓜，是人们夏季消暑最常见的果品。那么西瓜和白虎汤有什么联系呢？这就要说起宋代叶绍翁的《四朝闻见录》中记载的名医王继先的故事了。

上尝以泻疾召继先，继先至则奏曰："臣渴甚，乞先宣赐瓜而后静心诊御。"上急召太官赐瓜。继先先食之既，上觉其食瓜甘美，则问继先："朕可食此乎？"继先曰："臣死罪，索瓜固将以启陛下食此也。"诏进瓜，上食之甚适，泻亦随止。左右惊，上亦疑，问继先曰："此何方也？"继先曰："上所患中暑，故泻，瓜亦能消暑尔。"大率皆类此。（宋·叶绍翁《四朝闻见录》卷三）

王继先生活在北宋末年至南宋初期，出生在一个医学世家，他父亲当时在京师是个很有名气的医师，家传名药"黑虎丹"威震于世，老百姓都叫他"黑虎王家"。

在南宋初期，由于金兵侵扰，半壁河山沦于金人。虽有岳飞、韩世忠一众忠臣良将，立志抗敌，可高宗皇帝却偏听奸佞之谗言，杀害忠良，卖国求荣。宋高宗赵构是我国历史上典型的奴颜媚骨之君，他置国仇家恨于不顾，却迁都临安（今浙江省杭州市），偏安一隅，成天歌舞宴乐，纸醉金迷。南宋诗人林升曾有诗：山外青山楼外楼，西湖歌舞几时休？暖风熏得游人醉，直把杭州作汴州。（《题临安邸》）由于荒淫无度，饮食不节，因此高宗经常患病。

有一年夏天，宋高宗突然得了一种怪病，整天拉肚子，拉得整个人都虚脱了，因此整天郁郁寡欢，心情非常烦闷。宫内的御医束手无策，用药无数，就是治不好，而且都不知道皇帝这个病是什么原因引起的。拉了几天之后，御医们的药仍然不见效，宋高宗实在忍不了了，便龙颜大怒，告诉御医："如果你们治不好朕的肚子，朕就剖开你们的肚子！"被吓得屁滚尿流的御医们急得像热锅上的蚂蚁，这时有一个人突然提出了一个意见：张榜寻医，从民间寻找偏方。王继先看到了榜单之后，大手一撕，被召进了宫里。王继先等了许久之后，被召进宫面圣。他看了病怏怏的皇帝之后，嘴角突然露出一丝诡异的微笑，然后装模作样地看了看御医们的治疗方案。心中便有了谱：御医们的治疗方案并没有什么破绽，只是他们用治疗癌症的药来治一个普通感冒——治得好才怪！王继先一眼就看出来，宋高宗近日来频繁地上吐下泻，体力大损，而且现在又正值酷暑，有点脱水，难受的宋高宗又好几天没怎么吃饭，所以，这种状况用药是不可能医治好的，只能用一物一试：西瓜。但是让王继先犯难的是，以自己卑微的出身让皇帝吃西瓜治病，不仅难以得到信任，而且搞不好还容易落一个戏弄圣上的罪名。想来想去，他想出了一个妙计。他向宋高宗请奏说："陛下，草民最近赶路来京给圣上看病，热渴难当，不知道圣上可否赐一西瓜解渴。"宋高宗看了王继先一眼，不知道他葫芦里卖的什么药，于是就赐了一个西瓜给他。王继先拿到西瓜之后，手捧红瓤翠皮的西瓜大口吃了起来，一边吃还一边吧唧嘴，看得宋高宗和大臣们直咽口水。宋高宗已经好几天没怎么

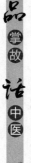

进食了，看到王继先吃着汁水淋漓的西瓜，突然来了食欲。王继先瞟了宋高宗一眼，停了下来，说道："圣上，要不您也来一块儿？"这时御医纷纷出来劝阻，说西瓜乃阴凉之物，皇上龙体欠安，切勿进食。宋高宗早就烦透了这些庸医，拿起王继先手中的西瓜有滋有味地吃了起来，旁边的御医们一边看着一边不停地用手擦着额头上的汗珠。吃完西瓜的宋高宗，突然感觉腹中肠鸣气转，齿颊生津，脾胃沁凉，通体舒泰。到了傍晚，竟然不腹泻了，调理了几天之后，宋高宗竟然痊愈了。宋高宗又一次召见王继先，问他："朕得的这个病究竟是什么原因引起的？"王继先回答说："陛下所患乃是暑泻，西瓜天生白虎汤也，最善消暑，故而泻止。"高宗大喜，赏赐甚丰。并留他在朝中任御医，编撰校定医书，一时驰名。

用一个西瓜把宋高宗治愈的王继先，至此名声大噪，宋高宗也把他留在了身边，至此，他的人生彻底被改变，从"杂牌山野医生"变成"皇帝身边红人"。王继先也是中国历史上为数不多的通过医术获得皇帝赏识，从而获得权倾朝野地位的人。至于他后来与奸相秦桧等人做了很多祸国殃民的坏事，这是后话，我们这里就不赘述了。

西瓜可谓夏季最常见之果品，其味甘性寒，甘能生津，寒以祛热，功能清热解暑、除烦止渴，确有白虎汤的作用，且亦食亦药，民间甚至有"热天半个瓜，药方不用抓"的说法，可见西瓜对人体的益处很大，故被古人称为"天然白虎汤"。

第三节　药掌其性，取效如神

1. 一张良方三品官

中药大家庭中每一种药物都有其自身特点和主治病症，作为医生如果能掌握其性状，用于其适用的症状，往往能取效如神。这类掌故俯拾皆是，下面举几个例子。

中药荜茇有温中祛寒、下气止痛之功效，能治肠鸣腹泻、痢下、齿痛、头痛等症。通过现代药理研究发现，荜茇对大肠杆菌、痢疾杆菌均有抑制作用。关于荜茇，在唐朝钟辂的《续前定录》中有一个"一张良方换来三品官"的掌故：

> 太宗苦于气痢，众医不效，即下诏问殿庭左右，有能治此疾者，当重赏之。宝藏常困是疾，即具疏以乳煎荜茇方进，上立差。宣下宰臣与五品官。魏徵难之，逾月不进拟。上疾复，问左右曰："吾前饮乳煎荜茇有效。"复命进之，一啜又平复。因思曰："尝令与进方人五品官，不见除授，何也？"徵惧曰："奉诏之际，未知文武二吏。"上怒曰："治得宰相，不妨已授三品官，我，天子也，岂不及汝耶？"乃厉声曰："与三品文官，授鸿胪卿。"（唐·钟辂《续前定录》）

话说在唐朝鼎盛的太宗贞观年间（627~649），有一学者名叫张宝藏，是陕西临潼（今陕西省西安市临潼区）人，七十多岁了，他之前参加过多次科举考试都名落孙山。想想自己年纪一大把了，渐渐心灰意冷，对出仕做官也就死心了。但张宝藏不像某些人除了读儒家经典外，别的就什么都不知道，他这个人读书不死板，兴趣爱好十分广泛，平素除了谈诗作文以外，还特别喜欢收集单方验方，但凡看见疗效卓著的药方，一定会亲手摘录下来，好像获得了无价之宝一样，反复揣摩。他虽然已经七十多岁了，这个兴趣却越发浓厚起来。

一日，他闲来无事，就到京城长安游历。他之前多次来过京城长安，城内一草一木他都非常熟悉，此一番转下来也无甚特别之处，便感兴趣索然，准备打道回府。他顺着大街往东城门走，离得老远就看到城门口聚集着一大群人围得里三层外三层。张宝藏虽然已经七十多岁了，但爱看热闹的兴致仍然不减，遂不顾年老，也拼命挤进去看个究竟。原来是城门高悬皇榜，大家都在观看皇榜的内容。皇榜上写的是当今皇上唐太宗患了一种气痢病，御医久治无效，才张挂皇榜，诏谕四方，凡有能治此疾者，不论官民人等，必重加奖赏。宝藏看完不禁暗自思忖：我前些年也曾患过这种病，当时真是痛苦不堪，幸得良方治愈，至今还记忆犹新。太宗皇上也患了这个病，何不去试他一试，或许有效，也未可知。想到这里，他大步流星地上前揭了皇榜，随护榜官员进宫见驾。

张宝藏到了宫内，仔细地看了太宗的气色，又询问了太宗的症状，完全和当年自己患病时的状况一样，于是把自己当年使用的药方呈上。此方甚为简单，只用乳汁，以鲜牛乳为佳，煎荜茇服用。太宗依法服用之后，很快病情就好转了。不想区区小方，竟然神效若此。太宗心中大喜，于是询问宝藏的身世。因为宝藏攻读一生，屡次参加科考却始终未中第，太宗下诏赐他五品官衔。宰相魏徵在旁闻言，脸上露出不悦之色，认为一个乡下老头，仅凭一张处方，偶然治好了皇上的病，给个八品九品的小官就可以了，轻而易举地获得了五品官，众人肯定不服，所以他表面应承皇帝，过后却并未执行。太宗皇上日理万机，此等小事便更是没有挂在心上，渐渐地也将张宝藏淡忘了。

隔了一个月，太宗皇帝的旧气痢病又复发了。想起上次服的药有神效，就吩咐御医不妨仍然用原方治疗，服用过牛乳煎荜茇后，病又好了。不经意间，太宗又想起了上次的献方之人张宝藏，便问随侍在身边的魏徵："上次献方人有功，不知现居何职？"魏徵闻言，心中畏惧，战战兢兢地答道："上次奉诏之际，陛下虽说是授予他五品官，但不知任文官，还是任武官，所以至今还没有正式授职。"太宗大怒道："我身为天子，一国之主，令行禁止，你作为宰相，怎么能对我阳奉阴违呢？即便是我当时没说清楚，事后你就不会问问吗？我看你是居心叵测吧！"魏徵无言以对，吓得大气也不敢出。太宗怒气不减地说道："这次你给听清楚了，即刻授予献方人张宝藏三品文官，任鸿胪寺卿之职务，管理朝廷祭仪工作。"魏徵这下可不敢怠慢了，只得遵照皇上的旨意，很快就给张宝藏办理了授官的手续，张宝藏也即日走马上任。谁也未料到，小小一味荜茇，竟然成为张宝藏进入仕途的敲门砖。张宝藏也因此成为我国医学史上因为献方获得官爵最高的人。这就是一张良方换来三品大官的故事。

故事中唐太宗患的气痢是由于冷气停留在肠胃间，导致冷热不调，脾胃不和，肠鸣腹痛，腹泻赤白。而荜茇恰能温中散寒，牛乳养胃补血，寒去血旺，气痢自能霍然痊愈。

2. 紫菀通秘结

中药紫菀性温，味苦，能温肺下气、消痰止咳。但是怎么能治疗便秘呢？它的功效好像和便秘扯不上关系啊？我们且看宋朝施德操《北牕炙輠录》中的记载：

蔡元长苦大肠秘固，医不能通，盖元长不服大黄等药故也。时史载之未知名，往谒之，阍者龃龉，久之乃得见。已诊脉，史欲示奇，曰："请求二十钱。"元长曰："何为？"曰："市紫菀耳。"史遂市紫菀二十文，求之以进，须臾遂通。元长大惊，问其说，曰："大肠肺之传送，今之秘无他，以肺气浊耳，紫菀清肺气，此所以通也。"（宋·施德操《北牕炙輠录》卷上）

这里的蔡元长就是北宋的蔡京。蔡京的大名，因《水浒传》而广为流传，贪婪、奸佞的标签贴得牢牢的。他的真实面目，却在历史的迷雾中斑斑驳驳，真假难辨。蔡京是福建仙游人，字元长，可以称得上学富五车的学霸，宋神宗熙宁三年（1070）进士及第，被王安石视为天下仅有的三个"相才"之一。王安石的政治对手司马光也对蔡京大加赞赏。他做过开封知府、户部尚书，最后官至太师，封魏国公，先后四次拜相，权倾天下十七年。蔡京这老兄是抓钱的好手，一方面抓制度改革，搞得国库充盈；一方面仰承上意，把宋徽宗伺候得舒舒服服；一方面中饱私囊，穷奢极欲，真可谓集能臣、弄臣、奸臣为一体，被称为徽宗时期六大奸臣之首，人人恨之入骨。蔡京此人，还是书法大家，所谓北宋书法四大家"苏、黄、米、蔡"里的"蔡"就是指蔡京。

不过话说回来了，再牛的人物，也不可能不生病。不过牛人的病，看起来顾虑就多了。据说蔡京权势熏天之时，得了便秘。本来这病不难，可居然搞得群医束手，没有人敢下药。你想，一般通便的药物就是大黄、番泻叶之类的泻下药，万一把宰相大人拉出个好歹，谁能担当得起？众医一筹莫展之际，只好改用别的方法，但总不见效验，虽非大病，却痛苦异常，无可奈何，只好向徽宗皇上求医。徽宗命御医替他治疗，结果还是不能通行，正巧这件事传到了名医史载之的耳朵里。

史载之，名堪，四川眉山（今四川省眉山市）人，曾中徽宗政和年间（1111～1118）进士，著有《指南方》三卷，不过此时尚未知名。史载之想，凭着自己的医术，有把握治好元长的病，不如前去看看。谁知到了蔡京的府上，管门人见他貌不惊人，连门都不让他进，一直过了大半天，等到蔡京亲自从里面传出话来，才得进去。史载之诊过脉后，心想这些人都是目中无人，今天非叫你们看看我史某的医术。于是，他便制定了一个出奇制胜的方法，乃向蔡京说道："此疾易治，只需二十文钱即可。"蔡京忙问："我已病深日久，痛苦不堪，先生有何药竟如此之贱，莫非戏弄我的吧？"载之答道："医贵识别证候，药贵平中见奇，怎么能说我是戏弄您的呢？"于是，史载之只用一味紫菀，研成细末，让他服下。蔡京信疑参半，因苦无他法，勉强服用下去。谁知不久，大便通畅，百苦俱失。

宋时文人多知道点医术，蔡京见载之药到病除，惊问其故。史载之微微笑道："此理并不深奥，只是人们往往忽视罢了。大便秘结是肠腑不通的缘故，气与肺相连，肠乃肺之传送器官，肺气不通，影响肠腑，使腑气不得下行，今大便秘结，正是由于肺气不通造成的。紫菀一药，能肃降肺气，故为治咳嗽妙品；现在我用紫菀给你清理肺气，大肠自然就随之而通达了。药到病除的道理就在这里，又有什么值得奇怪的呢？"众人听了，无不点头称是，再也不敢小看他了。自此，史载之的医名一时大著。

紫菀本是常用的止咳理气药，而中医认为，便秘的成因比较复杂，有实秘、虚秘、热秘、冷秘、风秘及气秘之分。本掌故中蔡京所患的便秘可能属于"气秘"，多由忧思郁结，气滞不畅，导致津液不行，肠失传导而成。古代本草书多用紫菀通利小便及治疗血尿，对其通大便之功则鲜有记载。只是在清代的《本草从新》中称紫菀有"苦能下达，辛可益金（肺）……虽入至高，善于达下"之功。近代名医朱良春的《朱良春用药经验集》中有这样的描述："紫菀所以能通利二便，是因其体润而微辛微苦……润则能通，辛则能行，苦可泻火，故于二便之滞塞皆效。"朱氏指出紫菀能通二便，很有可能是通过验证而知此药的通便功效的。从紫菀的药性看，还是有些道理的，紫菀微温而润，为肺家要药，能开泄肺郁。中医认为，肺与大肠相表里，生理和病理上都相互影响，紫菀能使肺气宣通，气行则津液也行，津液下行得以润泽肠道，便秘则可解。

3. 御赐金杵

宋朝赵溍的《养疴漫笔》中记载了一个市井小药铺获得皇家御赐金杵的故事，这是怎么回事呢？咱们慢慢来说。

宋孝宗患痢，众医不效。高宗偶见一小药肆，召而问之，其人问得病之由。乃食湖蟹所致。遂诊脉曰："此冷痢也。"乃用新采藕节捣烂，酒调下，数服乃愈。高宗大喜，即以捣药金杵赐之。（宋·赵溍《养疴漫笔》）

"舍命吃河豚"这是人们常说的一句话，是说河豚味鲜美，但又有大毒，食之有中毒的危险，那么，人们为什么还要拼命去吃它呢？说到底，就是因为味美无比之故。世间的事往往都是这样，因贪于此而失于彼也。

在水产品中，其味鲜美能和河豚相媲美而又容易吃到的恐怕要算螃蟹了。别看它张牙舞爪，走起路来横行霸道，假如你把它捉住，放在锅中一煮，那就是"螯封嫩玉双双满，壳凸红脂块块香"了，在酒席宴上也算是无上妙品。虽说螃蟹是可口佳肴，但吃多了也会致病，因螃蟹性寒，最常见的就是腹痛、腹泻等症。

据说南宋第二个皇帝孝宗赵昚，最喜吃螃蟹。每年秋季，金风送爽，在脐满蟹肥之时，那真是顿顿离不开螃蟹。有一年因为贪食过多，突然腹中剧痛，泻下胶黏带血的粪便。御医诊断为痢疾，治痢的通套方如白头翁汤、葛根芩连汤、香连丸之类都用过了，却似石沉大海，毫无起色。孝宗身体一天天虚弱下去，已经多日不能临朝，积压了很多公文奏折，无法处理，文武百官忧心忡忡。太上皇宋高宗心中更为焦虑不安。因为高宗本是宋太宗赵光义的后裔，自靖康之变后，他的亲族大部分被金兵俘虏，死的死，散的散，好不容易才从太宗的兄长宋太祖赵匡胤的后裔中挑选了孝宗，从小在宫中养大，然后接替皇位，现在眼看孝宗病重，怎不令人焦急！

一日，高宗心中郁闷，就带了宫中太监，两人扮作主仆，在临安城内闲逛散心。这临安自高宗南渡作为帝都以后，各地商贾云集，真是"市列珠玑，户盈罗绮，竞豪奢"，可以算得上是当时世界上数得着的大都市。可高宗惦记着孝宗的病，也无心观赏，主仆二人就这样闷闷不乐地往前走着，忽然他停下脚步，眼睛盯着路边一间店面的对联发呆。原来，这是一间大药肆，门上写着一副对联："善医奇难杂症，专卖妙药灵丹。"对联是咱们中国的传统文化之一，又称楹联或对子，是写在纸、布上或刻在竹子、木头、柱子上的对偶语句。对联对仗工整，平仄协调，是一字一音的中华语言独特的艺术形式。古时的商铺喜欢在自家门口贴上这么一对楹联，表明自己的经营范围，显示自己的文化内涵，这个传统一直延续至今。高宗看到这副对联心中一动，就随口说了一句："不知他是否能治疗痢下？"随从连忙跑过去问话，店主人严某答道："本店虽小，治痢却是专科。"高宗得到回报后喜出望外，赶紧请他进宫为孝宗治病。

严某来到内宫，问过了孝宗患病之由，又诊了脉，知道皇上因多食湖蟹而致病。严某仔细思忖：蟹乃介属，性极沉寒，因凉而致痢下的情况极其常见，用温中药物进行治疗是常理，但朝中御医如云，这个简单的道理怎么会不知道呢？这个方法他们肯定都用过了，因此再用估计也没有什么效果了，必须另想妙策。严某苦思冥想，终于想到在一本古书上看到过有藕汁能解蟹毒的记载。于是他赶紧取用新鲜的莲藕捣汁，再用热酒少许让孝宗冲服。捣的时候，必须用杵臼，严某来的时候随身没带，当时用的是皇宫内的金杵臼。果然服用了几次鲜藕汁，孝宗痢下就逐渐止住了。太上皇高宗太高兴了，就将捣药用的金杵臼赏赐给他，孝宗也感谢他治疗有功，提拔他做了医官。严某回家后就在药肆门头挂了块横匾，上书"金杵臼严防御家"，一时名动京师，生意兴隆，不在话下。后来，人们都称他"金杵臼严防御"。至今杭州还有一个"严官巷"，相传就是"金杵臼严防御"的药铺所在地。

掌故中藕能治孝宗痢下，主要在解蟹毒，藕之性味，甘涩而平，甘可养胃，涩可止痢。南北朝时期的名医徐之才在《雷公药对》中就记载了藕汁能解蟹毒。严某熟读医书，方能运用自如。关于藕能解蟹毒，后人也间有论述，如明代缪希雍在《本草经疏》中记载："（藕）本生于污泥之中，而体至洁白，味甚甘脆，孔窍玲珑，丝纶内隐，疗血止渴，补益心脾，真水中果之嘉品也，又能解蟹毒。"所以用其来治疗因食蟹而致的痢下自然能获良效。

第四节　慧眼识药

1. 藜芦愈惊风

有一些中药，人们往往在不经意间或偶然间发现它们的功用，这是大自然给我们带来的意外之喜。

我们知道，医学史上赫赫有名的金元四大家之一的张从正擅长以汗、吐、下三法治病，并以此著称于世，是"攻下派"的代表，被后世所敬仰。说起其"吐法"用藜芦，还有一段小故事，怎么回事呢？我们来看看张从正《儒门事亲》中的记载：

一妇病风痫。自六七岁得惊风后，每一二年一作；至五七年，五七作；三十岁至四十岁则日作，或甚至一日十余作。遂昏痫健忘，求死而已。值岁大饥，采百草食。于野中见草若葱状，采归蒸熟饮食。至五更，忽觉心中不安，吐涎如胶，连日不止，约一二斗，汗出如洗，甚昏困。三日后，遂轻健，病去食进，百脉皆和。以所食葱访人，乃悉葱苗也，即《本草》藜芦是矣。《图经》言能吐风病，此亦偶得吐法耳。（金·张从正《儒门事亲》卷二）

张从正家附近有一个妇女常年患有癫痫病，癫痫病就是咱们俗称的"羊角风"或"羊癫风"，是大脑神经元突发性异常放电，导致短暂的大脑功能障碍的一种慢性疾病。这个妇女暂且称她为王氏吧，王氏的癫痫病是由于六七岁时患了惊风后落下的病根。惊风是小儿时期常见的一种急重症，又称"惊厥"，俗名"抽风"。由于其症情往往比较凶险，变化迅速，威胁小儿生命。所以，古代医家认为惊风是一种恶候。自此以后，王氏的癫痫病每一两年发作一次，几年以后发病频率就上升为每年五到七次了；到了三四十岁的时候就更加严重了，达到了每天发病一次，最多的时候甚至达到了每天发病十多次。每次发病的时候她口唇青紫，口吐白沫，牙关紧闭，不管陡坡、泥坑、水池皆倒地打滚，并且神志不清，痴呆健忘，真是让人痛不欲生。王氏的家人曾经请过张从正来给她进行医治，张从正经过仔细诊察后，仍不得要领，便只好让他们另请高明！她的家人感叹：连天下闻名的张先生对于这个病也没有办法，必是绝症无疑了。自此以后，对于王氏的病情就任其发展，不闻不问了。

有一年，张从正的家乡睢州（今河南省商丘市）一带闹旱灾，自春至秋，滴雨未下，真是赤地千里，颗粒无收，老百姓几乎家家都断粮了，大家没办法，只好四处寻找能吃的东西。王氏家里在当地也只能算是一个普通人家，碰到这样的灾年自然不能幸免，全家人饥一顿饱一顿，每天一睁开眼就要为吃的发愁，谁还能照顾得了王氏呢。王氏因此犯病就更加频繁了，整天疯疯癫癫地四处游逛，碰到有好心的富户会给她一口吃的，更多的时候则是见到什么吃什么，树皮、野草、树叶都吃过，只是勉强活着而已。一天，王氏又犯病了，晕晕乎乎地从家里出来，也不知道走的什么方向，也不知道走了多长时间，肚子饿得实在不行，就晕倒在路边。过了很长时间，王氏醒了过来，发现自己躺在一个沟里，原来是她晕倒的时候从路边摔了下来。王氏这时还是饿呀，她就四处寻找东西吃，突然她发现了一片类似大葱模样的野草。看到这个，王氏眼睛简直要放绿光了，也不管这是什么草了，抓起来就往嘴里塞。大概吃了十几棵，王氏就感觉不妙，肚子里面翻江倒海般难受，一张嘴，哇的一声就开始吐了起来。她嘴里吐得东西和咱们大家平常因反胃吐的食物残渣不同，而是像胶一样的口水。并且这一吐不打紧，她的嘴就像坏了的水龙头一样再也止不住了，隔一会儿吐一阵，就这样持续了一天多的时间，王氏感觉自己的身体就要吐空了，身体也开始出虚汗，汗出得越来越多，浑身都湿透了，就像刚从水里捞出来一样，这时她感觉身体特别困倦，就再一次晕了过去。也不知过了多久，王氏醒了过来，感觉身体十分轻松，头脑也清醒了起来，沿着记忆中的路回到了家里。家里人因为几天没有见到她，都在到处找她，看到她回来了都十分高兴。又因为她之前经常外出，只是这次时间稍长，既然回来了，也就没有问她这几天的经历。很快大家发现了一些异常，以前她每天要犯几次病，但是这次回来好几天了，怎么一次病也没有犯呢？大家这才想起来问她前几天出去的经历，王氏支支吾吾地也说不清楚。家里人感觉这个事情特别奇怪，就又把张从正请到家里给她诊治。张从正经过诊治之后，发现王氏脉象平和，原来的惊风之症竟然不药而愈了。张从正感觉很纳闷：自己都治不好的病究竟是谁治好的呢？他又仔细询问了王氏的经历，当听到她因吃了类似大葱的野草后呕吐不已的情节后，就问她是否还能找到长有那种野草的地方。于是王氏就带着张从正找到了那个沟。张从正拿到这个野草后，经过仔细辨认，发现这就是人们俗称的"憨葱"，也叫"山葱"。但是人们通常认为这个草有毒，牛羊吃了会胀死。这有毒的草怎么就能治得好惊风呢？张从正百思不得其解。一回家就钻进书房翻阅起了本草书籍，但一连好几天都没有什么收获。这天他正在看宋代苏颂编写的《本草图经》，突然被上面的一条记载吸引了："葱大吐上膈风涎。"心中顿悟："原来它是治痰的妙药。王氏因痰迷心窍才成癫证，这一吐把痰去了，不就等于开了心窍么！"这里顺便说一句，古人认为惊风多由痰气交阻，蒙蔽心窍所导致。中医有句俗语——"怪病多出于痰"，这里的怪病多指的是精神、神经、体液之类的疾病。

掌故中的"憨葱"在药书中的正式名字叫"藜芦"，是百合科藜芦属的植物，性寒，味苦辛，有毒。《本草纲目》载："哕逆用吐药，亦反胃用吐法去痰积之义。吐药不一，常山吐疟痰，瓜蒂吐热痰，乌附尖吐湿痰，莱菔子吐气痰，藜芦则吐风痰也。"张从正自此以后常用藜芦涌吐的功能治疗病人，久而久之，吐法成为张从正独特的治疗方法之一而流传后世。不过话说回来，吐法用藜芦也算是张从正偶然间悟到的吧！

2. 芋梗解蜂毒

小蜜蜂我们都见过，一身金黄发亮的绒毛，一对轻快透明的翅膀，加上一双明亮敏锐的眼睛。五六月间，微风轻轻地吹

第六章 本草拾趣

拂着，千万条柳枝展开肥大的绿叶。青的草，绿的叶，各种五颜六色的花，都像赶集似得聚拢来，形成了热闹非凡的盛夏。在蓝天的映衬下，蜜蜂在花丛中翩翩起舞，在花与花之间互相传送着花粉，为夏天增添了许多生趣，简直就是美的使者。但是这可爱的小东西尾巴里却藏着一根小小的毒针。你可不要小看这根毒针，要是被小蜜蜂的毒针扎到了，你就会疼得哇哇大哭，被扎的地方也会红肿起来。还有一种蜜蜂喜欢主动攻击人，它就是杀人蜂，是蜜蜂的一个变异种，一旦它们发现目标，就会成群结队进行攻击，追得你无处可逃，即使你跳入水中躲避，它们也不会离开，而是等着你从水里出来后再继续攻击。而且这种蜜蜂的毒性还特别大，如果被超过一定数量的杀人蜂蜇过，还会危及人的生命。

2015 年年末的热播大剧《芈月传》中有一个情节，王后芈姝为陷害芈月的儿子嬴稷，故意送给他一套颜色鲜艳的衣服并引他从事先放置好杀人蜂的路上走过。结果王后的儿子公子嬴荡喝了大量米酒，因不知情而从这条路上经过，他和拼死救护嬴稷的芈月的贴身侍从葵姑一起被杀人蜂严重叮伤，危在旦夕。这时芈月机智地发现了七叶一枝花，救了他们。然而现实情况是，七叶一枝花既不能抗过敏，也不能解决溶血的问题，并不具备这样特殊的救人功效。中国医学史上记载的真正能解蜂毒的却是另外一味中药——芋梗。芋梗是天南星科芋属植物芋的叶柄，具有祛风、利湿、解毒、化瘀之功效。关于芋梗疗治蜂毒的功能还有一个流传很广的掌故：

处士刘易，隐居王屋山，尝于斋中见一大蜂罹于蜘蛛网，蛛搏之，为蜂蜇坠地。俄顷，蛛鼓腹欲裂，徐徐行入草，蛛啮芋梗微破，以疮就啮处摩之，良久，腹渐消，轻捷如故。自后人有为蜂蜇者援芋梗敷之，即愈。（宋·彭乘《续墨客挥犀》

卷八）

在北宋仁宗年间（1022～1063），忻州（今山西省忻州市）人刘易，学识渊博，文武双全，可他就是不愿意参加科举出仕做官。有一次他路过王屋山（在今山西省晋城市与河南省济源市交界处），发现这里山清水秀，景色宜人，便举家隐居在这里。平日里他读读书，练练武，开荒种地，欣赏着一片大好山色，生活得倒也惬意。有一天，他在书房里看了小半天书，感觉眼睛酸涩，便闭目养神起来。过了一会儿，觉得眼睛舒服多了，便准备继续看书，不经意间瞥了一眼墙角，发现一只大蜘蛛正在那里结网。只见那只蜘蛛爬在一面墙上先向垂直的另一面墙吐出了一根细丝，接着它沿着这个细丝在垂直的两面墙之间不停地往来，从它尾部出现了一条又一条晶亮的细丝。它先织纵的，再织横的，从内到外一圈一圈地织，这个网结构十分精巧，最终织成了一个八角形的网，好像布下了"八卦阵"。刘易今天看书看累了，就对这个蜘蛛产生了兴趣，要看看它今天能抓到什么猎物。结果等了好长时间，这只蜘蛛也没有什么收获。正在刘易感到无趣之时，突然从窗口飞进一只大黄蜂，这只黄蜂个头挺大，一看就知是那种带毒的杀人蜂。刘易于是拿起扫帚想把大黄蜂赶出去，结果事与愿违，越赶这只黄蜂越不往窗边飞，就在屋里横冲直撞。你说巧不巧，一个不小心就撞在刚才那只蜘蛛结的网上。蜘蛛一看有猎物送上门了，自然不肯放过，慢慢地靠近黄蜂，准备美餐一顿。这只黄蜂个头甚大，超过蜘蛛好几倍，也是不肯乖乖就范。两只小虫就这样僵持了起来。刘易来了兴致，也忘了要赶黄蜂这个事了，目不转睛地看着这两只小虫的一举一动。蜘蛛猛然间向黄蜂喷出了一股稍粗的丝，同时快速地向黄蜂移动，想把黄蜂牢牢地束缚住，让它不能动弹。不料想，这只黄蜂早有准备，蜘蛛的丝虽然是喷在了它的身上，可它也把自己的毒针扎在了快速向自己移动的蜘蛛身上。这下可算是两败俱伤，黄蜂被蛛丝紧紧缠绕在蛛网上动弹不得；而蜘蛛也被黄蜂的毒针蜇伤，摔在了地上。不一会，只见蜘蛛的肚子开始膨胀起来，大得就像要裂开一样，说明这只黄蜂的毒性还真不小。接着它开始慢慢地向门口爬动，不一会儿就爬进门外的草丛中。刘易对这只蜘蛛的举动更加感兴趣了，寸步不离地跟着它。蜘蛛在草丛里爬来爬去，似乎在找着什么东西。最后，它爬进了一片田里，这里是刘易之前开荒种下的芋头，在他的精心照顾下，芋头苗郁郁葱葱的。只见那只蜘蛛爬到了一颗芋头苗下用嘴咬破了芋头梗，咬破之处滴出汁水，接着将黄蜂蜇伤之处和芋头梗咬开的地方摩擦了好一段时间。结果奇迹出现了，蜘蛛原本肿胀欲裂的肚子开始慢慢缩小，直至恢复如常，蜘蛛沿原路返回继续去享用它的美餐。刘易看了这个过程先是惊得目瞪口呆，经过仔细思考，他恍然大悟，原来芋头梗可以治疗蜂毒。为了验证这个想法，他还亲自让黄蜂蜇过一次，然后用芋头梗捣烂如泥，敷于患处，很快就可止痛消肿。

自此之后，因为山间黄蜂众多，凡是有人被黄蜂蜇伤的，刘易均用此法进行治疗，芋头梗治蜂毒的功效也逐步流传开来。比刘易时代稍晚刊行的《本草衍义》提到芋梗可"涂蜘蛛"。现代编撰的《湖南药物志》也记载芋梗"治筋骨痛、无名肿毒、蛇虫伤，芋茎捣烂敷患处"。这说明芋梗对治疗蜂毒或蜘蛛咬伤均有疗效，并且使用方法简便，取材也比较容易。

以上两个掌故均是主人公在不经意间发现藜芦和芋梗的功效，其实有相当一部分药物的发现过程都是这样的，相信大自然一定存在着大量我们未发现的药物。一百多年前，法国著名的艺术家奥古斯特·罗丹曾经说过："生活中不是缺少美，而是缺少发现美的眼睛。"在这里我们借用一下罗丹的这句名言，大自然中并不是缺少药物，而是需要发现它的慧眼。愿我们大家从此以后留心自己身边发生的一切，具备一双发现新药物的慧眼。

第五节　不是仙药胜仙药

1. 南阳菊潭

菊傲霜抗寒，高洁幽雅，芳香四溢，成为历代文人骚客吟诗作赋的对象。著名的如战国时期楚国的诗人屈原，在《离骚》中借菊花以寄志："朝饮木兰之坠露兮，夕餐秋菊之落英。"饮坠露，餐秋菊，表达了作者洁身自好、不与恶势力同流合污的孤傲品格。晋代诗人陶渊明不为五斗米折腰，辞官归隐，爱菊成癖，写下许多咏菊名句，"采菊东篱下，悠然见南山"，可谓是脍炙人口的佳句，妇孺皆知。

文人骚客喜欢以菊自喻，是因为菊花有其独特的品性，其高贵气质非一般花草可比。明代医家李时珍在《本草纲目》中指出：

菊春生夏茂，秋花冬实，备受四气，饱经露霜，叶枯不落，花槁不零，味兼甘苦，性禀平和。昔人谓其能除风热，益肝补阴，盖不知其得金水之精英尤多，能益金水二脏也。补水所以制火，益金所以平木，木平则风息，火降则热除，用治诸风头目，其旨深微。黄者入金水阴分；白者，入金水阳分；红者，行妇人血分，皆可入药。神而明之，存乎其人。其苗可蔬，叶可啜，花可饵，根实可药，囊之可枕，酿之可饮，自本至末，罔不有功。宜乎前贤比之君子，神农列之上品，隐士采入酒，骚人餐其落英。费长房言：九日饮菊酒，可以辟不祥。

《神仙传》言：康风子、朱孺子皆以服菊花成仙。《荆州记》言：胡广久病风羸，饮菊潭水多寿。菊之贵重如此，是岂群芳可伍哉？

菊生长于春夏秋冬四季，秋天开花，冬天结实，备受四季精华物质的滋养，具有独特的品性，饱经霜露，叶枯不落，花槁不零。菊还是一味疗效显著的中药材，就其性味来说，味兼甘苦，禀性平和无毒。家菊清肝明目，野菊祛毒散火，临床中多用以治疗目赤、咽喉肿疼、耳鸣、风热感冒、头疼、高血压、痈疮等病症。李时珍进一步阐释了菊花治病的机理，指出前人只知道菊花能祛风热火毒、滋补肝阴，大概不知道这是因为菊花得到秋霜雨露的滋养，所以能滋补人的肺肾二脏。补益肾水是用来涵养抑制肝虚所致的火亢，火降之后风热之疾自然消除。滋补肺金是用来平抑肝火，肝木正常则内风之疾自然平息。所以菊花用来治疗各种风邪造成的头目之疾，意义非常深奥微妙。黄菊入药，可进入肺肾二脏的阴分；白菊入肺肾的阳分；红菊可以行妇人的血分。不同颜色的菊花，都可以入药，对菊花神妙的功用明察并熟练掌握它，在于对菊花的药性有深入细致的研究。不仅如此，菊从根部到花叶都是宝：菊苗可以作为蔬菜吃，叶子可以晒干当茶叶泡水饮，花可以吃，根部可以入药，把菊花晒干装进布囊可以做枕头，菊花还可以酿成菊花药酒。前代的贤人把菊花比作君子，《神农本草经》三品分药而把菊列为上品，是最合理不过的了。

菊花品性高雅，入药养肝明目，具有很好的养生保健和治疗功效，因而历史上便出现了很多和菊有关的传说，李时珍言九月九重阳节饮菊花酒避不祥的故事，便是其中影响较大的。九月九饮菊花酒辟邪，最早见于梁代吴均的《续齐谐记》：

汝南桓景随费长房游学累年，长房谓曰："九月九日，汝家中当有灾。宜急去，令家人各作绛囊，盛茱萸，以系臂，登高饮菊花酒，此祸可除。"景如言，齐家登山。夕还，见鸡犬牛羊一时暴死。长房闻之曰："此可代也。"今世人九日登高饮酒，妇人带茱萸囊，盖始于此。

　　东汉时汝南一带瘟疫为害，疫病流行，呻吟痛苦之声遍布乡野。有个名叫桓景的人，历经艰险入山拜费长房为师，学消灾救人之术。一天，费长房告诉桓景："九月九日瘟疫害人，你家中当有灾难，赶快离开这里回到家中，让家人用红色的布囊装满茱萸扎系于胳膊上，然后外出登上山的高处，饮菊花酒，可以消灾除祸。"桓景及时回乡，带着家人和乡里邻居登上高处。高高的山上风清气爽，身上的茱萸祛邪，菊花酒强身，携带有疫疠之气的雾霾难以到达山巅，众乡邻都安康无恙。傍晚返回家园，家中"鸡犬牛羊，一时暴死"，而登高的众人却免受灾殃。从此，重阳登高饮菊花酒、妇人佩戴茱萸囊的风俗，就世代相传了。

　　李时珍提到的胡广饮菊潭水而高寿的故事，见于《后汉书·胡广传》。胡广在汉安帝时期被推举为孝廉，后历任朝廷司空、司徒、太尉，官至太傅，为人谦和，熟悉典章。史书言其"性温柔谨素，常逊言恭色，达练事体，明解朝章"，即说胡广性情温柔，平时谨慎朴素，说话谦逊恭敬，通晓事理，明晰朝廷的典章制度，当时京师就有谚语说："万事不理问伯始，天下中庸有胡公。"伯始是胡广的字，时人认为万事不明白的都可以问胡广，可见当时人们对胡广的敬重。《后汉书·胡广传》言其"时年已八十，而心力克壮"。唐代李贤等注中引用南朝盛洪之《荆州记》有关菊水的记载指出："盛弘之《荆州记》曰：菊水出穰县。芳菊被涯，水极甘香。谷中皆饮此水，上寿百二十，七八十者犹以为夭。太尉胡广所患风疾，

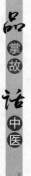

休沐南归，恒饮此水，后疾遂瘳，年八十二薨。"三国时，穰县属荆州南阳郡。菊潭之水称为菊水，是因为芳菊开满山崖，每当雨水下行，裹挟着山上的芳菊沉入潭中，使潭水甘美。附近村民饮用此菊潭水，上等的寿命可以达到一百二十岁。胡广患风痹，辞官寓居于此，长期饮用菊潭水，风疾于是痊愈。

南阳多菊潭，又名菊花潭，俗称不老泉，因属于南阳郡，故有"南阳菊潭"的掌故。南阳菊潭位于今天河南省西峡县丹水镇南部，菊潭旁边山上盛开的菊花即郦菊，是中国古代非常著名的菊花品种，史书中有大量记载，长期食用者多长寿。东汉末年应劭《风俗通义》云：

南阳郦县有甘谷，谷中水甘美。云其山上大有菊花，水从山上流下，得其滋液，谷中三十余家，不复穿井，仰饮此水，上寿百二三十，中者百余岁，七八十者名之为夭。菊花轻身益气，令人坚强故也。

郦县，今属河南省南阳市内乡县。据《内乡县志》记载，秦设郦县，属南阳郡。隋代开皇三年（583）改郦县为菊潭县，同属南阳郡。菊潭水之所以甘美，是因为潭水岸边到处是菊花，泉水从山上流下，携带菊花浸入潭中，天长日久，潭水得菊花的滋味，饮菊潭水者都能延年益寿。晋代的葛洪在《抱朴子·内篇》中也有类似的记载："南阳郦县山中有甘谷水，谷水所以甘者，谷上左右皆生甘菊，菊花堕其中，历世弥久，故水味为变。其临此谷中居民，皆不穿井，悉食甘谷水，食者无不老寿……故司空王畅、太尉刘宽、太傅袁隗，皆为南阳太守，每到官，常使郦县月送甘谷水四十斛以为饮食。此诸公多患风痹及眩冒，皆得愈。"从以上记述看，早在汉代、两晋及南北朝时，南阳菊潭已是景致诱人，盛名远扬。

菊乡之人饮菊潭水延年祛疾，盖得之于菊的药用功效。

《神农本草经》记载："菊花，味苦，平。主风头眩肿痛，目欲脱，泪出，皮肤死肌，恶风湿痹。久服利血气，轻身，耐老延年。"菊花主治各种风邪造成的头目疾病，以及风湿痹证。久服菊花水，能通气活血，使身体轻便，延年益寿。宋代唐慎微《证类本草》卷五指出，菊花水"除风补衰，久服不老，令人好颜色，肥健，益阳道，温中，去痼疾。出南阳郦县北潭水，其源悉芳。菊生被崖，水为菊味"。意思是说，饮菊花水能除风邪补虚衰，久服令人气血旺盛、身体健康，有益于生殖，并可祛除各种顽疾。并进一步明确指出，这里所说的"菊花水"就是南阳郦县北的菊潭水。潭水的周围到处是菊花的芳香，野菊长满了山崖，因此潭水充满了菊的甘味。宋代苏颂的《本草图经》也明确指出"菊花生雍州川泽及田野，今处处有之，以南阳菊潭者为佳"。

　　菊花能安肠胃、利血脉、调四肢、治头目之疾，而在众多的菊花品种中，以南阳野菊药效最佳。菊花满布涯岸，花叶随风飘落潭泉，谓之菊潭水。长期饮用菊潭水，能祛疾消灾、延年益寿。因而南阳菊潭不仅引来诗人骚客的赞誉，还吸引了无数养生慕道之人驻足。唐代孟浩然《寻菊花潭主人不遇》："行至菊花潭，村西日已斜，主人登高去，鸡犬空在家。"宋代著名文人苏辙《五月园夫献白菊》："南阳白菊有奇功，潭上居人多老翁。"金代元好问曾在西峡任县令一年，其母逝后，他辞官守孝期间，并没有回老家，而是在菊潭水旁边觅佳处住下，且一住三年，与菊花山的百姓同饮菊潭水，喝菊花酒，探索养生之道。他在菊潭留诗达15首之多，如："菊潭秋花满，紫稻酿寒泉。甘腴入小苦，幽光出清妍。"（《元遗山集》卷二）又如："思得菊潭酒，为公制颓龄。"（《元遗山集》卷二）

菊花神奇的功效被广大人民充分认识之后，就成为药食两用的植物。现代科学研究进一步证明，菊花中含有挥发油、菊苷、小檗碱、黄酮类、维生素、微量元素等物质，可抗病原体，增强毛细血管抵抗力；其中的黄酮类物质已经被证明对自由基有很强的清除作用，而且在抗氧化、防衰老等方面卓有成效。因此，历史上出现了很多用菊花做成的养生保健食品，最常见的莫过于人们日常饮用的菊花茶了。有的把菊花加糯米、酒曲酿制成菊花酒，古称"长寿酒"，其味清凉甜美，有养肝、明目、健脑、延缓衰老之功。把菊花与粳米同煮制粥，能清心、除烦、悦目、去燥。把菊花拌在米浆里，蒸制成糕，或用绿豆粉与菊花制糕，具有清凉去火的食疗效果。菊不仅是一味祛疾的中药，更是人们养生延年的保健佳品。

2. 黄精轻体

黄精为百合科多年生草本块茎植物，因其块茎色黄和生姜相似，故有"山姜""仙姜"之称。饥荒岁月，人们采野菜度日，偶尔掘得黄精食之，但久食之后发现黄精不仅能充饥，还能延年益寿，故又名"救穷草""仙人余粮"。关于黄精的得名，李时珍《本草纲目》云："黄精为服食要药，故《别录》列于草部之首，仙家以为芝草之类，以其得坤土之精粹，故谓之黄精。"《五符经》云："黄精获天地之淳精，故名为戊己芝，是此义也。"天乾地坤，古人认为黄精得天地之精华，土为坤色黄，黄精根块亦黄，故曰黄精，意谓土地所生精华之物。所谓"戊己芝"即土芝，古人以十干配五方，戊己属中央，于五行属土，因以"戊己"代称土。宋代苏轼《思无邪斋赞》："培以戊己，耕以赤蛇。"芝类为道家服食延年之品，神仙家把黄精列为草芝之类，是因为在早期，黄精只是道家的服食养生佳品，并不作药用，故《神农本草经》未收载。魏晋之人崇尚修仙服食，南朝梁陶弘景《名医别录》也把黄精列为草部之首。晋代葛洪《抱朴子·内篇·仙药》："服黄精仅十年，乃可大得其益耳。……黄精甘美易食，凶年可以与老小休粮，人不能别之，谓为米脯也。"指出服黄精可以补益身体，灾荒之年可用黄精充饥。其《神仙传》记载王烈"常服黄精并炼铅，年二百三十八岁，有少容，登山如飞"，尹轨"晚乃奉道，常服黄精，日三合，年数百岁而颜色美少"。当然，这些仙道之人服食黄精颜色永驻，甚至能年过数百，不过是道家的夸张之词，以吸引常人步入道家，其说并不足信。但魏晋之际，神仙家喜服食黄精以延年益寿，则是有大量的例证。

魏晋时期士人热衷于服食求仙，和当时的社会背景有关。魏晋至隋唐之际，朝代更替频繁，疫疠流行，灾荒连年，不免让士人产生人生如梦，生死无常的想法。有的人及时行乐，醉生梦死，有的人则到身外的大自然去寻求心灵的慰藉，探索延年不死之道。同时，灾荒及疫疠流行对家庭和社会造成的巨大伤害，也促使人们寻求可以充饥的植物以度灾荒。魏晋之际灾荒连年，从东汉著名医家张仲景《伤寒杂病论》的序文中可见一斑。张仲景指出："余宗族素多，向余二百。建安纪年以来，犹未十稔，其死亡者三分有二，伤害十居其七。"以张仲景家里的生活条件和医疗条件，从建安元年开始还不到十年，他家族的人死了三分之二，其中因伤寒疫疠死亡的占十分之七，一般人家则可想而知。曹植在《说疫气》中也吟道："家家有僵尸之痛，室室有号泣之哀，或阖门而殪，或复族而丧。"不仅家家都有丧失亲人的哀痛，有的甚至阖家死亡，整个族群衰亡，遂使当时的人口户籍大减。《三国志·魏志·张绣传》提到："是时天下户口减耗，十裁一在。""十裁一在"

就是仅存留下来十分之一的户口，这种可怕的灾难是社会战争、灾荒和瘟疫一并导致的严重后果，社会各个阶层都难以幸免，如建安诗人陈琳、徐干等人纷纷去世。知识分子尚且如此，百姓们的生活更是可想而知。特殊的社会环境，必然产生特殊的社会情形。魏晋之人一旦遇上能使他们摆脱困境的邪说和行为，都会很快地相信并奉行，而在饥荒之年，人们只能四处逃荒，掘野菜以充饥，在这个过程中发现某些中药不仅能充饥，还有养生延年之效就不足为奇了。徐铉《稽神录》卷六"食黄精婢"记载：

临川有士人唐遇，虐其所使婢，婢不堪其毒，乃逃入山中。久之，粮尽饥甚，坐水边，见野草枝叶可爱，即拔取濯水中，连根食之，甚美。自是恒食，久之遂不饥，而更轻健。夜息大树下，闻草中兽走，以为虎而惧，因念得上树杪乃生也，正尔念之，而身已在树杪矣。及晓又念当下平地，又欻然而下。自是，意有所之，身辄飘然而去。或自一峰之一峰顶，若飞鸟焉。数岁，其家人伐薪见之，以告其主，使捕之不得。一日遇其在绝壁下，即以网三面围之，俄而腾上山顶，其主亦骇异，必欲致之。或曰："此婢也，安有仙骨？不过得灵药饵之尔。试以盛馔，多其五味，令甚香美，致其往来之路，观其食否？"果如其言，常来就食，食讫不复能远去，遂为所擒。具述其故，问其所食草之形状，即黄精也。

临川士人唐遇，为人性恶，经常虐待他的婢女。婢女忍受不了他的虐待，就逃到山中。不久，所带干粮吃完后无以充饥，饥饿难耐，眼望着溪水边的草地，有一种野草的枝叶十分可爱，就拔了一些，放到水里一洗，连根带叶全都吃下，竟然特别好吃。从此之后她就以这种草为食，久而久之，不仅不感到饥饿，还觉得身体较以前轻捷健壮。夜里休息在大树下，听到草中有野兽奔跑的声音，误以为是老虎，心里十分害怕。于是她想，要是能到树梢上去躲着就好了。她这样想着，身子已经不知不觉地爬上了树梢。到了早晨，又想应该回到平地上，身子就飘飘然回到了地上。从此，只要她心里想到哪儿去，身体就会飘然而去。有时候从这一山峰到另一山峰，她就像一只飞鸟似的很快到达。几年以后，有人上山砍柴发现了她，就向主人报告了。主人派人抓捕她，但她身轻步健，人们很难追赶到她。有一天，人们发现她在一绝壁之下，就用大的渔网三面包围她，而她很快就攀上山顶。她的主人更加惊异，下决心非捉住她不可。有人认为她有了仙风道骨，才有如此的本领，也有人说："她只是一个婢女，哪有什么仙风道骨？不过是吃了一种什么灵药罢了。可以做一顿丰盛的饭菜，让味道特别香美，放在她来往的路上，看看她是否吃？"于是就按照这人说的去做，她果然来吃，而且吃完以后就不再远去，于是被主人家捉住。被捉之后，她详细地述说了前前后后，问她吃的那种草的样子，原来就是黄精。

从这个故事中可以得知，在婢女走投无路，饥饿难耐以草充饥的过程中偶然发现黄精可食，并进而发现了黄精养生健体的功效。这也进一步说明，中药的发现和对其功能的认识，都是劳动人民在长期的生活实践中，或因饥荒而食草果的过程中发现的，或因医疗条件有限而遍试身边各种植物而获得。那些确有疗效的药物被历代医家在临床实践中不断总结和充实，今天仍然在为人们的健康做贡献；而古代偶然发现但疗效不佳的所谓药物，则停留在历代的本草著作中，成为"僵尸药物"，但这些却明证了我们祖先在和疾病做斗争的过程中所做的种种努力与探索。

本草著作最早对黄精功效的描述，见于梁代陶弘景的

《名医别录》，书中指出黄精"味甘，平，无毒。主补中益气、除风湿、安五脏"。明代医家张景岳在《景岳全书》中指出，黄精"一名救穷草。味甘微辛，性温。能补中益气，安五脏，疗五劳七伤，助筋骨，益脾胃，润心肺，填精髓，耐寒暑，下三虫，久服延年不饥，发白更黑，齿落更生"。书中对黄精的功效虽然有溢美之嫌，但也可以发现后代对黄精功效的认识越来越深入。唐代医家孙思邈在其《千金翼方》中，还收载了"服黄精方"，言常服黄精"二百日病除，二年四体调"。四体调，就是四肢和调，身体健康。明代的高濂在《遵生八笺》中详细地介绍了黄精酒的酿造方法及功效。方中用黄精四斤配天冬、松针、白术、枸杞，水煎煮后去渣，然后以其"清汁浸曲，如家酿法。酒熟，取清任意食之。主除百病，延年，变须发，生齿牙，功妙无量。"

现代药理研究发现，黄精含有多种人体必需的微量元素，它的滋补效用和人参差不多，而且性味平和，身体虚弱的人较易接受。适用于脾胃虚弱、体倦乏力、精神萎靡、肺燥干咳、糖尿病以及阳痿的患者服用，更是冬令的最佳补品。人们把黄精切片纳入纱布袋中，放到粳米粥中慢火熬煮，食其粥可以治疗脾胃虚弱所致的体倦乏力、饮食衰少、肺虚燥咳诸症。体虚之人，服用黄精酒，则可以起补精血、健腰肾、延年益寿之功。

第七章

《生命贵养》

随着社会的发展和物质生活条件的提高，人们越来越重视健康与养生。具有悠久历史的中医药文化，为我们提供了哪些有益的经验呢？古人强调人要与天地自然和谐相处，养生的关键是顺应天地阴阳变化规律，所谓"法于阴阳，和于术数"。春生夏长，秋收冬藏，"顺之则生，逆之则死"，故养生要求"春夏养阳，秋冬养阴"，如果不慎伤了人体的阳与阴，纠正之法，则如民间谚语所言"冬吃萝卜夏吃姜，不劳医生开药方"。"百病生于气"，严重时真能气死人！所以养生之要在于心态安和，不大悲，不过喜，恬惔虚无，形神相亲，同时要注意避免声、色、滋味这"养生三患"，而清心、寡欲、淡食则是治疗养生三患的"无价之药"。处世以善心，勤于动脑，起居有常，因为圣人早就告诉我们"仁者寿，智者寿"。让我们汲取古人的智慧，成为一个既有仁心又有智慧的健康长寿之人！

第一节　该怎样养生

1. 法于阴阳，和于术数

"法于阴阳，和于术数"这个养生名言出自《黄帝内经》：

上古之人，其知道者，法于阴阳，和于术数。食饮有节，起居有常，不妄作劳，故能形与神俱，而尽终其天年，度百岁乃去。今时之人不然也，以酒为浆，以妄为常，醉以入房，以欲竭其精，以耗散其真。不知持满，不时御神。务快其心，逆于生乐。起居无节，故半百而衰也。（《素问·上古天真论》）

古本《黄帝内经》汉代以后分为《素问》和《灵枢》两部著作。大约成书于秦汉时期，距今 2000 余年，是中医理论的渊薮，为习中医必读的经典著作。今天社会条件、生活条件较古人都有巨大的进步，人们非常重视养生保健，那么我们能从古人那里汲取哪些有益的养生经验呢？古人没有现在完善的科学技术体系，他们是怎样养生保健的呢？中国人民在长期和疾病做斗争的过程中，根据当时已有的条件，不断地总结先辈的经验，形成了一套行之有效的养生祛疾法。古人认为有病了再去治疗，无异于渴而掘井，所以《黄帝内经》强调未病先防，特别是在医疗条件很有限的古代。

《黄帝内经》指出，上古时期懂得养生之道的人，他们"法于阴阳"。"法于阴阳"就是效法阴阳变化的规律，按规律办事。这里的"阴阳"是什么意思？又有什么规律呢？在《黄帝内经》中，阴阳是用二分法为事物属性分类，天为阳地为阴，男为阳女为阴，山南为阳山北为阴，等等。当然，我们也可以给自己身体分阴阳，角度、标准不一样，可以分出无数的阴阳。古人养生延年要效法的阴阳，肯定不是男女阴阳，也不是山南山北阴阳。他们日出而作，日落而息，昼观夜察，观察出的最大的阴阳及其规律是天地阴阳。《素问·阴阳应象大论》："阴阳者天地之道，万物之纲纪，变化之父母，生杀之本始。"古人认为，天地阴阳，是万事万物生化存亡的总纲，是万物生死的根本。为什么天地阴阳这么重要呢？按阴阳属性分类，天为阳，天产生阳光、雨露、阴晴风雨，变化无定，有时候人们还讨厌这些东西，比如太热太冷。但是，没有阳光雨露和风雨，这个世界只是死寂的空间而已，不会有任何生命。古人总结得比较简练：天阳化气，即天属性是阳，产生阳光雨露滋润万物。地的属性是阴，有土、水、石头等有形的物质，生长万物，曰地阴成形，长成万事万物。天地阴阳之所以被古人如此高度重视，认为是万物化生的总纲、事物生与死的根本，是因为自然界没有阳光雨露，什么都不能生长，但是仅有阳光雨露，没有土地、山水，万物也无以生长。天阳地阴结合，才能生育万物。好比男人为阳，女人为阴，仅有男人或者仅有女人则不能繁育新生命。生孩子靠女人，但需要男人化气，即阴阳结合，才能诞生新的生命。所以古人总结出了第一个规律：阴阳合，万物生。

其次，古人发现天地阴阳有明显的变化规律：万物春天生长，夏天繁茂，秋天结实，冬天衰亡。这个规律都要顺应，违反了会受到大自然的惩罚，就像20世纪60年代，人们战天斗地，改造自然，大炼钢铁，大量破坏森林植被，最终受到了自然的惩罚。人生天地间，要想延年益寿，第一要务是顺从天地阴阳的规律。违反这个规律，轻者生疾，重者殒命。如果有人一定要逆自然规律，冬天穿背心吃雪糕，夏天穿棉袄喝羊肉汤，就很容易生病。我们的人生也是如此，有经验的家长都懂得顺应天地阴阳规律。比如孩子中学的时候要是谈恋爱，向同学暗送秋波，不好好听课，老师和家长都非常紧张，这是因为孩子还小，就像植物在春天属于生长期，不到开花结果的时候，如果读了研究生，都毕业了，还是一个人，不会暗送秋波，那爸爸妈妈就会着急了，因为到了开花结果的时候，不谈恋爱结婚，则违反秋收冬藏的自然规律。花开堪折直须折，莫待无花空折枝。法阴阳，从养生的角度，就是要效法春生、夏长、秋收、冬藏这个天地阴阳规律。

顺应自然规律，是对养生的基本要求，是被动的；积极的养生则是要求"和于术数"。和是调和、调养。就是用术数调养身体而使延年益寿。东汉班固《汉书·艺文志》将天文、历谱、五行、蓍龟等六方面列入术数范围。《中国方术大辞典》把诸如天文、历法、数学、星占、卜筮、相面、堪舆、符咒、择吉、养生术、房中术等都归入术数的范畴。中医则指养生保健的方法，即古人调摄精神、锻炼身体的一些方法、技术。王冰曰："术数者，保生之大伦，故修养者必谨先之。"指出术数是我们保护生命健康的最高伦常准则，修身养性的人都要小心认真地掌握。明代医家张介宾《类经·摄生类一》注："术数，修身养性之法也。"《抱朴子·论仙》："若夫仙人，以药物养身，以术数延命，使内疾不生，外患不入。"那些在深山老林，练功、服食以求长生不老的人，他们用药物养生，用气功等方法延长性命，使内疾不生，外患不入。数术，一般指导引、按跷、吐纳、五禽戏等调摄精神、锻炼身体的方法。也就是说，古代懂得养生之道的圣人，不仅效法四时阴阳的变化规律，还积极地用气功、导引、按摩等方法锻炼身体，以祛疾延年。古人早就意识到"生命在于运动"，《吕氏春秋·尽数》提出："流水不腐，户枢不蠹，动也。形气亦然，形不动则精不流，精不流则气郁。"流动的水不会腐臭，经常转动的门轴不会被虫蛀蚀，都是因为运动不息。形体和精气也是一样，形体不动，精气就不流，精气不流动则会郁结。华佗更明确指出："人体欲得劳动，但不当使极尔。动摇则谷气得消，血脉流通，病不得生，譬犹户枢不朽是也。"（《三国志·魏志·华佗传》）人需要不断地运动锻炼，只是不要运动过度，让人疲惫罢了。活动能使饮食得以消化，血脉流动不休则不会生病，就像不断转动的门轴不会腐朽一样。所以他根据古代导引法，模仿禽兽特点创"五禽戏"用以延年益寿，华佗的徒弟吴普经常用五禽戏锻炼身体，在那个年代活了九十多岁，而且耳聪目明、牙齿完好。

　　古人除了顺应自然规律，注重用术数锻炼身体之外，也十分重视饮食起居。首先，《黄帝内经》强调要起居有常。就是日常作息，比如起床、睡觉等日常的活动要有规律，不能高兴了熬到半夜两点，第二天睡到中午。其次，食饮有节。所谓饮食有节，就是一年四季的饮食有规律，不暴食暴饮，不贪吃肥甘厚腻，而应粗茶淡饭，营养搭配合理。在两千年前，古人就总结出了华夏民族合理的膳食结构：五谷为养，五果为助，五畜为益，五菜为充。五谷应该是饮食的主食，水果、蔬菜和肉类要合理搭配，作为补充。今天有的人不顾民族特点、地域特点，而过食肉类和水果，并不完全符合中国人自古以来形成的饮食特点，容易出现各种病症。所以有经验的老中医，会经常告诫病人，不要过食非本地反季节的水果。人赖饮食五味以充养身体，五味不和则伤及五脏。五味和调，气血流通，筋骨强劲，五脏安和，才能健康长寿。第三是不妄作劳。劳动、运动不过分。中国人的运动锻炼观和西方很不一样。西方的极限运动和竞技体育，强调追求运动的极限，但这对运动员的健康并不利，他们的职业运动员很少能高寿。中国古人强调要适度，强调中和，以和为度，不能过节。华佗说人们运动不能过度使身体疲惫就是这个道理。同时，古人还强调节制"房事"，不要妄泄肾精，不能"以妄为常，醉以入房，以欲竭其精，以耗散其真"。即平时不妄作劳，就会精神饱满、体力充沛。第四，形与神俱。形体和精神紧密结合，互相促进。中医讲，人身三宝，精、气、神。三者充盈，互相促进，则人健康长寿。形、神分离，则为病态。身体非常健康的人，学习的时候精力旺盛、集中，睡眠很好。相反，身体虚弱的人，则精力不集中，容易想入非非，睡眠不好。这种状况就是形神不相亲，是一种不健康的表现。

《黄帝内经》指出，古代长寿的人，他们根据礼仪来获取声色滋味，不妄视妄听，按照礼仪而行动，不做有害于养生之事，能形神相亲，活完应该活的寿数。天年，指应该活的寿数。我们今天由于各种忧愁烦恼围绕着，喜欢吃垃圾食品，大折其寿命，多不能尽天年。《黄帝内经》产生于战国至秦汉时期，随着社会的发展，人们的贪欲也越来越多，所以《黄帝内经》的作者说，当时的人已经不懂养生之道了，把酒当作饮料喝，把沉溺于声色滋味作为正常，喝醉了还行房事，从而伤损精血，耗散真气，使人精虚气亏。不知道保持人的精血元气盈满，不知道内观守神而使神驰伤精。这样饮食起居没有规律，人不到半百就衰老了。

法于阴阳，和于数术，是强调我们要想延年益寿，必须效法四时阴阳变化的规律，随自然规律而动，并用养生之术加以调理，这样才能像上古之人那样能年过百岁，尽其天年。后代的人贪于物质享受，纵情于声色滋味，这样就会竭其阴精，耗散阳气，年过半百而衰。古人的论述虽然已过了 2000 余年，但对我们今天的养生，仍然具有重要的意义。令我们深思的是，人生活的目的到底是什么？是拼命挣钱，透支生命，最后用钱买命，还是恬淡纯真，追求心灵的安乐，让我们健康地成长以尽天年？

2. 春夏养阳，秋冬养阴

"法于阴阳，和于术数"，强调的是养生要顺应四时阴阳的变化规律，并利用导引、按摩、五禽戏等健身方法来调养身体，使气血和调，从而年过百岁，尽其天年。四时阴阳变化的规律：春夏为阳，春生，夏长；秋冬为阴，秋收，冬藏。《黄帝内经》养生理论进一步阐述了四时气候的不同，人们要有目的地根据季节特点进行养生保健：

> 是以圣人春夏养阳，秋冬养阴，以顺其根，故与万物沉浮于生长之门。逆其根，则伐其本，坏其真。故阴阳四时者，万物之终始也，死生之本也，逆之则灾害生，顺之则苛疾不起，是谓得道。（《素问·四气调神大论》）

《黄帝内经》指出，懂得养生之道的人，在春夏的时候注意调养人的阳气，在秋冬季节注意调养人的阴气，这样做的目的，是主动地调整人体顺应四时阴阳变化的规律，使人能和自然界的万事万物一样，生长收藏，也就是正常的从幼年到壮年，由壮年到老年。违反了这个规律，就会伤害人的根本。所以春生夏长、秋收冬藏这个规律，是万物生命的终和始，是盛衰存亡的根本，违逆了它，就会产生灾害，顺从了它，就不会发生重病，这就是所说的懂得养生之道。古人惜墨如金，言简意赅，下面我们具体来解释它所蕴含的深刻意义。

春夏养阳，就是在春夏季节调养阳气以适应生长的需要，或者说适应夏季暑热的需要；秋冬养阴，在秋冬季节调养阴气以适应收藏的需要，或者说适应秋冬气候干燥、寒冷的需要，目的是顺应自然规律，与万物一道在生、长、收、藏的生命过程中成长。人养生不能违其时，违其时则害生。这是顺应自然规律的一面。"春夏养阳，秋冬养阴"，除了要顺应四时气候变化的规律，还强调要利用四季的变化规律来调养人体的阴阳平衡。

那么，人体最根本的阴阳是什么？如何顺应四时阴阳变化规律并调养它呢？古人道法自然。把人的胆、胃、大肠、小肠、三焦、膀胱这六个器官叫六腑，六腑的功能就像天的功能。六腑中的肠、胃大家都清楚，但是三焦是什么？为什么能和大小肠、膀胱等器官并列？中医理论是关于人体生理、病理的科学。任何一门医学，都要解释营养是如何吸收、糟粕是如何排出的问题。饮食入胃之后，水液是如何进入膀胱的？在当时的历史条件下，古人通过基本的解剖发现，尿道和我们口腔的食道并不直接相通，那么，喝的水是如何从小便出来的呢？同样，血管和我们的口腔也没有直接的管道相连，饮食生成的精微物质，是如何变成血液在血管内流动的呢？古人认为，可能是五脏六腑下面那些虚而软的组织发挥的作用，给这些组织起个名字，就是"焦"，分为上、中、下三焦。胃上口下面的部分叫上焦，胃中口下面的部分叫中焦，肚脐下面的部分叫下焦。天出阳光雨露，给大地以温暖，故万物才不至于冻死，有阳光雨露的滋润而繁茂地成长。人六腑的功能也是这样，出阳气，用来温煦我们的肌肤，抵御病邪的侵犯。没有阳热之气的温煦，我们的血液就没法流动，不能健康成长。所以医经说，人的阳气象天与日，不能须臾离开。六腑出阳气，指饮食水谷入胃之后，能让我们有活力、肌肤腠理温暖，具有抵御病邪侵犯的功能。比如在寒冷的冬天，人们在外面冻得手脚冰凉，到家之后赶紧喝碗热汤，很快就感觉热乎乎的，古人认为这就是六腑发的阳气到了我们的肌肤手脚了。所以在冬天有的人手脚凉，就认为是阳气不足。东汉张仲景《伤寒论》中有一个医方叫"四逆汤"，四逆就是手脚逆冷，阳气不足，是阳虚之象，四逆汤中有附子和干姜，这两个药都是热性的，用来补阳气。

　　人体的阴气是什么呢？从何而出？中医学认为，心、肝、脾、肺、肾五脏的功能像大地，大地有土有水，只要有阳光的温暖、雨露的滋润，就能生长万物，所谓地阴成形。我们吃了水谷之后，经过肠胃等器官的一系列生化活动，使水谷变成了津液。无营养的津液叫糟粕，下行被排出体外。有营养的津液上行，经过三焦的作用变红而成为血液，从手太阴肺经进入五脏，五脏得到血液的滋养，再把各自的功能注入血液中，通过经络流注到四肢百骸、五脏六腑，让人能健康成长，就像大地有土和水能生长万物一样。医经指出，手得血而能握，足得血而能步，眼得血而能视。血液的功能是营养身体，所以又叫营气。血液从五脏出来，运行于经脉之内，为阴，叫阴气。血液得以流动，需要脉外肌肤腠理充满阳气，没有阳热之气的温煦，则身寒而血瘀滞。所以五脏所出的阴气，六腑所出的阳气，是人体最根本的阴阳，二者相生相伴，不能偏盛，偏则产生疾病。从这里可以看出，中医治病，主要是调整人体内原有的平衡关系，系统平衡，正气存内，邪不可犯。"邪之所凑，其气必虚"，就是说邪所犯的，都是不注意养生身体虚衰的人。

明白了什么是自然界的阴阳，什么是人体的阴阳，就比较容易理解为什么春夏要养阳。按阴阳划分四季，春夏为阳，但春天刚开始变暖，风寒之邪容易伤害身体，所以春天应该注意御寒保暖，民间谚语讲，春捂秋冻，就是春天不宜过早减衣，也是这个道理，这是御寒以养人体之阳。夏天暑热邪盛，大热耗气。炎热的夏天如果出汗过多，就会感到没有精神，这就是耗了过多的气。气属阳，故大热伤人体之阳，这是避暑热伤阳。夏夜人们喜纳凉，易受寒湿之邪，这是避寒湿伤阳。夏季炎热，人们喜冷饮，饮冷太过则易伤阳，这是避过食冷饮伤阳。春夏养阳，就是在春夏季节，要护养我们体内的阳气不被伤害。

暑热的夏天万一伤了阳，又该如何保养呢？民间谚语说："冬吃萝卜夏吃姜，不劳医生开药方。"夏天养阳为什么要吃姜呢？由于夏季炎热，人们往往贪凉饮冷，容易损伤脾胃。而我们靠脾胃获得营养和功能，《灵枢·五味》："胃者，五脏六腑之海也，水谷皆入于胃，五脏六腑皆禀气于胃。"胃是五脏六腑之源，饮食水谷进入胃之后变化而为血液，所以五脏六腑都从胃纳水谷中获得营养和功能。脾胃受伤，最明显的是阳热之气不能输布于肌表，表现为恶风怕冷、疲乏无力、腹疼腹泻、食欲不振等。这时候可以喝一点生姜汤。姜是我们日常生活中经常用到的东西，也是一种很好的中药材。梁代陶弘景《名医别录》说，生姜微温，下气，止呕吐，除风邪寒热。《本草纲目》说生姜益脾胃、散风寒，并引用金元时期著名医家李杲的话："古人言：秋不食姜，令人泻气。盖夏月火旺，宜汗散之，故食姜不禁。"意思是说，秋天植物开花结果，是万物收藏的季节，人养生，气宜藏而不宜散。生姜辛辣散气，多吃生姜令人泄气。夏天炎热火旺，生姜辛辣发汗，可以散火热之邪。同时人们喜欢纳凉饮冷，吃生姜能温中散寒。辛辣的食物功能是发散，能让体内的气迅速通透外出，比如怕辣椒的人吃了之后冒汗就是这个道理。生姜辛温，吃了之后可以散寒温中，正好治疗贪凉饮冷导致的胃中之寒。

秋冬为什么要养阴呢？秋冬为阴，秋冬之时天气干燥，燥伤阴，故秋冬之季节，宜服用滋阴之品或涂抹滋润护肤之品以防燥，保持室内空气的湿润也有助于避免燥邪。这是秋冬防燥以伤人体之阴。秋时渐寒，冬时大寒，人们喜欢吃辛辣之物，好饮酒以御寒。辛辣之品易生内热，酒易生湿热，故需要防饮食太过伤阴。冬季人们习惯进补，活动又相对较少，因而体内易生痰热。这是冬季进补少动生热伤阴。以上所谓养阴，就是在秋冬季节注意养护我们体内的阴液不被伤害。

秋冬养阴，是根据秋冬季节的气候特点，防止耗伤人的阴精。万一伤了阴，病情较轻则可以像民间谚语说的那样"冬吃萝卜"。冬吃萝卜，是中华民族在长期的生活实践中总结出来的宝贵养生经验，是根据萝卜的特性总结出来的。唐代孟诜《食疗本草》指出，萝卜消食下气。萝卜主要生长在土地里，含水分比较多，所以特性是阴、凉，功能是消食下气。萝卜味辣，能通气。有的人不喜欢吃生萝卜，是因为吃了之后会打嗝。打嗝就是通气。冬天进食萝卜，就可以利用萝卜比较温和的凉性特点清热化痰，利用萝卜通气的功能消积除胀。

冬吃萝卜夏吃姜，就是利用了生姜温热的特性和萝卜寒凉的特性，配合了季节的寒热特点，进行阴阳调理，做到热者寒之、寒者热之。夏天饮冷，寒聚于内，姜辛热散之；冬天厚衣滋补，热聚于内，萝卜寒性，消食、顺气、散内热。萝卜和生姜，既是日常生活之品，又是我们养生保健的必备之品，故医家和民谚称"家备小姜，小病不慌"。

第二节　真的气死人

1. 百病生于气

要想身体健康，延年益寿，必须注意养生。但是，养生最重要的是避免生气。"气"字，在我们平时的话语中，几乎是无处不在的。比如，高兴了叫喜气洋洋，失落了叫垂头丧气；萎靡不振叫泄气，精神抖擞叫神气十足等。大家都有这样的体验，有时候生气比较厉害，胸腹胀满，不思饮食，严重的能气得昏厥过去，真能气死人。那么中医经典中，"气"又是什么意思呢？又怎么能置人于死地呢？

"余知百病生于气也。怒则气上，喜则气缓，悲则气消，恐则气下，寒则气收，炅则气泄，惊则气乱，劳则气耗，思则气结。"（《素问·举痛论》）

《黄帝内经》指出，各种疾病都源于"气"，很明显，这里的"气"是产生疾病的原因，"气"是一种因素还是多种因素呢？这就需要确定《黄帝内经》中"气"的意义和用法了。在这段文章中，列举了产生疾病的九种"气"：怒、喜、悲、恐、寒、热、忧、劳、思。另外，《黄帝内经太秦·卷二·六气》篇讲到六气：精、气、津、液、血、脉；《素问·四气调神大论》中的四气：春、夏、秋、冬；致痹证的三气：风、寒、湿；中药的药性四气：温、凉、寒、热。除了《黄帝内经》，其他非医学著作中也提到"气"，比如《左传》中的六气：阴、阳、风、雨、晦、明。今天人们高兴了叫喜气，发怒了叫怒气，人不时髦曰土气，时髦曰洋气，等等。由上面的例子可以看出，"气"指各种现象。北宋哲学家张载《正蒙·乾称》指出："凡可状，皆有也；凡有，皆象也；凡象，皆气也。"即一切可以表述的都是有，都是存在；一切存在都叫象；一切象都是气。现代汉语中的"气象"一词，就是由气与象两个同义词构成的双音词。

《黄帝内经》中的"气"指各种现象，具体指什么现象，是物质的还是非物质的，需要根据上下文来确定。现代中医教科书给"气"下的定义是："气是人体内活力很强运动不息的极细微物质。"这个定义内涵过于狭隘，不是从中医的经典著作《黄帝内经》中归纳概括出来的。这其中的原因，大概是因为近代国运衰微，中国人对自己传统文化的自信降到了冰点。在全面学习西方、倡导科学和技术的同时，对自己的文化往往自卑过甚，中医界不时出现中医不科学、废除中医的声音。在这样的环境下，中医界的同仁，自觉不自觉地让中医理论向现代科学靠拢，或者说让中医理论看起来更符合现代科学，编纂出来的教材往往不中不西。现代中医理论的基本概念不能用以指导阅读《黄帝内经》等经典著作，诸如上面列举的九气、六气、四气，都不是什么精微物质。《黄帝内经》中人放的屁都叫气，比如"与糟粕俱下者，名曰余气"。糟粕就是大便，和大便一块从肛门排出的就是俗话说的屁，不是什么精微物质。所以，先学了现代中医教科书关于气、阴阳等概念，然后用这些概念去阅读中医的经典著作《黄帝内经》，往往凿枘不符，越看越糊涂。

"气"对生命健康的巨大影响，从一种习惯的说法中可见一斑：人不是老死的，不是病死的，是气死的。但人非圣贤，喜怒忧思悲恐惊，乃人之常情。过度的生气产生哪些危害，怎样才能避免生气，保持心态的和谐呢？这里对"九气"造成的伤害以及基本的预防处理方法介绍如下：

怒则气上：很多人都发过怒，怒的时候脸红脖子粗，中医认为这就是"怒则气上"，指发怒的时候气血往上走，从而产生面红目赤，严重的还吐血，甚至昏厥。怒，对应脏腑是肝。暴怒、盛怒导致肝气亢奋，过度消耗肝血从而使肝血不足，破坏了体内的阴阳平衡关系，出现阳亢而阴不足。病理表现为，肝气逆行，血液运行失常，消化功能出现障碍，常出现腹胀、腹痛、腹泻，严重时还会出现吐血、中风等危及生命的情况。《素问·本病论》："人或恚怒，气逆上而不下，即伤肝也。"人暴怒，从而使气上逆而不下，伤害人的肝脏。《素问·举痛论》："怒则气逆，甚则呕血。"怒则人的气逆乱，严重的话让人吐血。调养方法是转移注意力，适当排泄舒缓愤怒情绪，使情志舒畅。也可以在医生指导下服用逍遥丸等，或者推拿按摩

第七章　生命贵养

279

肝经和胆经通畅肝气，保持肝脏正常的疏泄功能，调整血液和津液的运行输布畅达。

喜则气缓：得意忘形，乐极生悲，这些成语描述了人们在过度兴奋的时候往往精力不集中，容易出错。中医理论认为，在正常情况下，适度的喜能缓和精神紧张，使营卫通利，心情舒畅，所以养生要求人经常保持心情愉悦。《素问·举痛论》："喜则气和志达，营卫通利。"但暴喜过度，又可使心气涣散，神不守舍，出现精神不集中，甚则失神狂乱等症状，所谓乐极生悲，像范进中举那样。七情过则伤脏，脏伤则精血伤。在中医理论体系中，喜对应的是五脏中的心，过喜或暴喜会使心气消耗过度，病理表现为注意力下降、头晕、心悸、入睡不深，时常惊醒。严重时可引起精神失常，或突然晕厥。调养之法是注意改变引起心情过激的环境，转移注意力以舒缓心情，或者推拿按摩心经使血脉通畅，神志安宁。

悲则气消：大家在过度悲伤的时候是什么感觉呢？比如你深深地爱上了一个人，却失恋了，明显的表现是整个人都没有生气，心情沉重、闷闷不乐、精神不振、胸闷、气短、吃不下饭，严重的会迅速消瘦，等等。就如《灵枢·本神》所说："忧愁者，气闭塞而不行。"忧愁悲伤，让人体内的气瘀滞而不能正常地流行。忧，对应的脏器是肺。愁忧过度导致肺气闭塞，持续时间过长，就会使气机闭塞而致病。病理表现为肺气阻滞，导致胸闷、气短、呼吸不利，进而出现喘促咳嗽等症。调养的方法，主要的还是改变引起悲伤的环境，淡忘引起悲伤的诱因。"月有阴晴圆缺，人有悲欢离合，此事古难全"。思想上想开，精神放松，慢慢就会从悲伤的情绪中走出来，再辅以适当的锻炼和药物调理，从而使气血平衡，恢复正常。

恐则气下：在生活中，有的人被突然的惊吓吓得两腿酸软，站不起来，甚至尿裤子，这就是中医所谓的"恐则气下"。指恐惧过度而致气血下行，面色苍白、头昏，甚则昏厥，严重的出现大小便失禁，或男子遗精、孕妇流产等现象。"非典"时期，只要人一发烧，体温上升，就怀疑他可能是非典，如临大敌。有人只是正常的发烧，并不是得了非典，但在送医院隔离的过程中，想到自己得了不治之症，很快会异常痛苦地死去，就非常惊恐，到医院的时候大小便都失禁了。惊恐，对应的脏器是肾。惊恐过度，损伤肾精，使诸脏气血失调，出现精神萎靡、嗜睡、神经衰弱、人体免疫力紊乱或低下、心悸，甚至休克、痴呆等症。《灵枢·本神》："恐惧而不解则伤精，精伤则骨酸痿厥，精时自下。是故五脏，主藏精者也，不可伤，伤则失守而阴虚，阴虚则无气，无气则死矣。"五脏藏精舍神，神不可伤，神伤则脏失其守。脏无神的守护则脏阴虚，阴虚精亏无以滋养五脏六腑、四肢百骸，遂致死。无气，即精血虚，人没有精血的滋养就会死亡。所以养生之道，在于养五神。神安于其所舍之脏则人安和。怵惕思虑，则伤神；悲哀动中，则伤魂；喜乐无极，神魄散扬；愁忧不解，志意悗乱；盛怒无止，失志多忘；恐惧惊神，伤精骨痿，遗精滑泄。

思则气结：中医认为，思伤脾。思虑过度会影响脾脏运化水谷。一个人多愁善感，思虑太多往往食欲不旺或不思饮食。有机构调查了500名肠胃病患者，结果发现因情绪不好，思虑过度得病的占74%，这是因为"思则气结"。思虑劳神过度，导致气淤积在那里，脾胃不能把水谷消化运走，出现没有食欲、腹部胀满、心悸、失眠、健忘等。思，对应的脏器是脾。长时间思虑太过，气血受阻，郁结在一处而不能通畅运行到周身，从而产生各种疾病。病理表现为气机郁结，脾胃功能失常，消化吸收功能紊乱，出现食欲下降、食后腹胀、消化不良、便秘、腹泻等症状。严重者则会有贫血、水肿、严重的营养不良。

惊则气乱：人们突然受到惊吓，会慌乱失措。这是因为突然受到外在的惊吓，精神不能集中，心气紊乱，神无所归，虑无所定，惊慌失措，出现心悸心慌等。《素问·举痛论》："惊则心无所倚，神无所归，虑无所定，故气乱矣。""惊则气乱"，气指气机，人受惊会引起机体气机紊乱，进而造成脏腑功能的实质损伤，伤害最大的是五脏的心和六腑的胆，成语"心惊胆战"描摹的就是这种情况。因为受惊引起的心慌，称为心悸；相反，没有受惊也时时心慌，古代叫怔忡。心气虚，身体弱的时候容易受惊，胆气虚也容易受惊，所以有"心虚胆怯"之说。对于心气虚容易受惊的人，除了必要的药物治疗外，还要进行心理辅导。俗话说"疑心生暗鬼"，心虚胆怯的病人容易胡思乱想，更容易受到外界的惊吓，除了药物治疗外，加强锻炼，增强心理承受能力也很重要。

寒则气收聚：皮肤是人体的一道天然防护墙，热则汗孔开，寒则毛孔收缩，使阳热之气不得外泄。如果突然受凉，身上的毛会竖立起来。中医认为，寒为阴邪，易伤阳气，寒性凝滞，主收引而使阳气不得宣泄。寒邪无论来自外部还是饮冷，其致病都会引起脏腑气机收敛凝闭，阻滞不通。《素问·举痛论》指出"寒则腠理闭，气不行，故气收矣"。

热则腠理开，气泄：热了大汗出，就是所谓的气泄。热则肌肉松弛，卫气随汗外泄，阳卫之气不足，外邪得以随时侵入。为什么出了大汗之后怕凉风吹呢？这时候汗孔开，寒邪容易入侵导致受凉。腠理是外邪入侵人体的门户。腠理致密可以提高人体抗病能力，防止外邪入侵。若腠理疏松或腠理不固，则风寒外邪易于侵袭人体，发作感冒等病证。《素问·举痛论》说："炅则腠理开，荣卫通，汗大泄，故气泄。"。

劳则气耗：劳役过度易耗伤精气，常见喘促、汗出，继而倦怠乏力、短气懒言、精神萎靡、食欲差等。明代医家张景岳在《类经》中指出："疲劳过度，则阳气动于阴分，故上奔于肺而为喘，外达于表而为汗，阳动则散，故内外皆越而气耗矣。""劳"有形劳、神劳和房劳。这里所谓的"劳"主要指形劳和房劳。疲劳过度，能使阳气外张，因此肺气不降而喘息，卫气不固而汗出，如长期过度疲劳，就会引起正气亏损，消耗精气。神劳，指思虑用心过度，所谓曲运神机损心耗血，血虚不能荣面充脉而神失所养，出现心劳；尽心谋虑，损肝伤阴，目睛干涩，视物无神。房劳即性生活。性生活过度也会导致丧精失气。名医华佗就对他的弟子说，人需要适当的运动，但不能疲惫过度。过度的劳作，对人体不但无益，反而有害。《黄帝内经》"五劳所伤"中的"久视伤血，久立伤骨，久行伤筋"以及"多言伤气"等，都告诫人们过劳可以导致疾病的发生。有些人不顾身体状况，片面追求运动量，进行超负荷的运动，可能导致猝死的发生，所以，锻炼身体也不能过度。

《素问·阴阳应象大论》指出，怒伤肝，喜伤心，忧伤肺，思伤脾，恐伤肾，百病皆生于气。"气"能引起各种疾病，过度的"气"导致五脏功能失调，五脏功能失调又会引起不同的情绪反应。所以养生健体，应做到不狂喜、不大悲、不嗔怒、不惊忧、不暴恐，做到不以物喜，不以己悲，心态安和。

通过上面对"气"的分析可知，气既指外在的风雨寒暑，更多的是指内在的七情忧伤。对身体伤害最大的，是不良情绪导致的神不守其舍。五神不和则五脏不安，五脏伤则百病由生，所以养生延年之要，在于恬惔虚无，神情安和，内节情欲，外避寒暑。隋代医家杨上善指出，人生病，莫不是内因喜、怒、悲、忧、恐等情志因素，外因风雨寒热等贼风邪气。善于养生的人，要消除产生于内的喜怒哀乐等不良情绪，外避寒暑等贼风邪气，这样在人生的路途中就不会中途因病早夭，得以延年益寿，尽其天年。

2. 人有三宝精、气、神

把"精、气、神"称为三宝，出自清代尤乘的《寿世青编》：

老子曰：天有三宝日月星，人有三宝精气神。此其皆可得而知也。余自少慕道，夙有因缘。幸遇高贤异士，得读古圣法言，乃知性命之理，简易渊微，舍精气神，别无了道之门。而老子一言，固已悉之矣。人自离母腹，三元真气，日可生发，后为情欲所蔽，不知保养，斫伤者多，于是古圣传授救人修补之法，呼吸吐纳，存神运思，闭息按摩。（《寿世青编·导引却病法》）

尤乘，字生洲，号无求子，清代江苏吴县（今江苏苏州）人。早年习儒，弱冠时，拜名医李中梓为师，后遍访良师，得针灸之传。曾任太医院御前待值，三年后回归乡里，在苏州虎丘悬壶行医，求治的人非常多。著有《寿世青编》《脏腑性鉴》《食治秘方》等书。尤乘这里主要讲了两个问题：第一，人最根本的是精、气、神，谓之三宝。尤乘自小就喜欢养生之道，很幸运地遇到了高人，有机会读了古圣的经典理论，也就是中医经典著作《黄帝内经》，逐渐明白了生命科学的奥理，除了精、气、神，再也没有别的了。第二，人出生之后，饮食入胃，精、气、神可以不断地生长，人得以健康成长。但是，人生于世，充满了各种诱惑。饮食不节，美色情欲，七情忧恼，贼风邪气，都伤精耗神失气。所以古代的圣人传授救人修补之法，比如呼吸吐纳，闭息养神，导引按摩、气功、五禽戏等方法。这些方法今天还广泛传播，用来锻炼身体，延年益寿。

现在，"精、气、神"已经是语言中一个习惯语，比如我们常说："这个人精气神真足！"精、气、神何以被称为人身三宝呢？《灵枢·本脏》指出："人之血气精神者，所以奉生而周于性命者也。"人的精血、阳气、神志这三者，是用来奉养身体，周全性命的。精是人体生命活动最根本的精血，气指阳气，神指人的神志，三者正常且相互影响，共同养育我们的身体使我们得以健康成长。

那么，什么是人体的精呢？精，自然是精华，最好的东西。中医理论认为，精分先天之精和后天之精。先天之精指男女阴阳交合诞生新的生命之精，又叫生殖之精。《灵枢·经脉》："人始生，先成精，精成而脑髓生，骨为干，脉为营，筋为纲，肉为墙，皮肤坚而毛发长，谷入于胃，脉道以通，血气乃行。"男女阴阳二精合而成形，在母体的孕育下，逐渐生长脑髓，骨骼是人体的骨干，脉内流动的血液营养一身，坚韧的筋像网络那样约束四肢百体，肌肉充实于筋骨之内好比城墙，皮肤逐渐坚韧，毛发逐渐生长。脱离母体之后，饮食入胃，化而为血气，周流全身，使人得以健康成长。所以血液是我们生长的关键，合称精血。传统中医理论认为，饮食入胃，有营养的部分化为津液，经过中焦气化变红色成为血液。血液从手太阴肺经开始流注，经过五脏并把五脏的功能通过血液，由经络输布全身，由内到外，再从外回流到五脏，一天到晚周流不休。血液的功用是滋养五脏六腑、四肢百骸。按照当时古人的认识，血液来自属性为阴的五脏，运行于脉络之内，内为阴，所以叫阴气。因为血液的功能是营养周身，故又叫营气。在生活中也能很容易发现，如果一个人吸收能力强，则气血旺盛，筋骨坚强，健壮有力。血液提供了身体生长所需的各种精微物质，也称精血。失血伤精的人，明显的表现是脸色苍白无力、消瘦、筋骨软弱。所以，人体最基本的精是血液，以及由血液生成的生殖之精和骨髓之精等。

中医理论源自生活，来源于先人在和疾病做斗争的过程中总结的经验。什么是气？在古代汉语中，气指各种现象，这里作为人身三宝的"气"又是什么意思呢？为什么能称为宝呢？通过一个例子就能明白。寒冷的冬天，我们在外面冻得手脚冰凉，回家后喝碗热汤身上立马就暖和了。这种能让身体迅速温暖的功能，古人叫阳气。传统的中医理论认为，上焦对饮食水谷所化的津液进行气化，使其如雾露那样弥漫全身，温煦充养我们的肌肤，抵御病邪，这样一种功能就是气。由于它出自属性为阳的六腑，运行的区域是脉络之外的肌肤腠理、头面四肢，这些地方按阴阳属性分也是阳，所以又叫阳气。又因为这种气的功能主要是温煦护卫身体，是身体防御疾病侵犯的第一道墙，故就其功能而言，叫卫气。由于它浮行于脉外的肌肤腠理，又叫浮气；这种气能迅速到达肌肤手脚，古人又叫悍气。总的来说，一个东西，古人根据功能、特点取了不同的名字，迷惑了很多人。阳气之所以成为人身三宝之一，是因为身体如果没有阳气的温煦护卫，病邪就可以随意侵犯，使身体冰冷，血液凝滞而不能流动，生命就会停息。《黄帝内经》指出，人身体的阳气，就像天上的阳光。自然界如果没有阳光雨露，地球则死寂一片，不会有任何生命现象。身体没有阳热之气的温煦，精血就会瘀滞而不动，人的生命就会停息。所以，阳气是我们身体的三宝之一。

人身三宝中的"神"指精神意志。我们看一个人思维是否正常，有看神志是否清醒之说。传统的中医理论认为，人在胚胎发育过程中，只有具备了"神"才算发育成为有生命的人。《灵枢·天年》："血气已和，营卫已通，五脏已成，神气舍心，魂魄毕具，乃成为人。"意思是说，小孩子出生以后，营卫气血运行顺畅，五脏已经长成，神舍于心，魂魄等情志都具有了，才能称为真正意义上的人。由此可见，神在人的生命活动中的重要性。中医理论认为，神具有以下功能：一、统御精神。神志就像一个统领千军万马的将军，没有将军，部队就溃散而没法打仗。同理，如果人神不守舍，精神恍惚，就是病了，或者说是精神病。二、调于寒暑。精神正常，能让身体对四季寒热的变化做出适当的调整。没有了神，人连寒热都感觉不到，很多精神病患者夏天穿棉袄，冷天穿拖鞋，对于寒暑的感觉完全麻木。三、和于喜怒。及时调节喜怒，使人不大喜大悲。喜怒无节、大哭大笑被认为是精神病的表现。神在人体内具有如此重要的意义，故古人强调要"闭目养神"，内观以去除杂念，恬淡虚无，使内无忧虑之患，外无邪气之扰，始终神气健旺。如果神衰则病健忘、心悸，诸证蜂起。所以，中医有"得神者昌，失神者亡""精神内守，病安从来"的说法。

需要指出的是，中医认为神舍于心，具体来讲，就是心主管一身血脉，脉舍神。成语有心神不定之说，即精神不能集中于心。《灵枢·大惑论》："心者，神之舍也。"心是神志所住舍的地方。在古人看来，心主管一身血脉，脉内流动着血液，营养一身。血液是人所需的各种营养和功能的源泉，没有血液的滋养，人虚衰不堪，不可能思维敏捷。神不守舍，精神不集中，则人的免疫力低下，不能抵抗病邪的入侵。《素问·调经论》："神不定则邪客于形，洒淅起于毫毛。"意思是说，神是身体各种活动与功能的主管，精神安和则百体和适，血脉周流，阳气温煦，腠理周密，风寒暑湿等贼邪无从侵犯，能尽天年而不会早夭。如果心神不定，忘神纵情，哀乐无度，喜怒无常，导致腠理松弛，腠理开则邪气容易进入人体。神伤则精伤，神伤会导致其所处的五脏之精伤。比如，年轻人失恋了，短时间内就消瘦憔悴、精神恍惚，这就是神伤导致精伤，表现为精血不能充养身体，出现明显的消瘦。

总之，在中医理论体系中，精是维持生命活动的精微物质。神是统率一切的精神。精强则神、气皆旺，神、气旺则精有守，二者相互促进，则健康无病。精神是人们健康调摄的重要环节，精神旺盛，机体适应环境和抵抗疾病的能力就强，从而起到防病的功能。即使患病之后，良好的心理状态也会有助于加速康复，反之，不良的情绪会导致疾病的恶化。中医有"精脱者死""气脱者死""失神者亡"的说法，可见"精、气、神"三者，是人体生死存亡的关键所在。只要人能保持精足、气充、神全，自然会祛病延年。清人石成金在其《通天乐》中把养护精、气、神编成歌诀，对我们今天养生仍具有一定的借鉴意义：

> 保养三般精气神，少言少欲少劳心。
> 食惟半饱宜清淡，酒止三分莫过醺。
> 常把戏言多取笑，每怀乐意不生嗔。
> 炎凉变诈都休问，让我逍遥过百春。

第三节　谁的医术最精

1. 不治已病治未病

古代有一部书叫作《鹖冠子》，相传是战国时期楚国的隐士鹖冠子所作。鹖冠子不是他的名字，因为这位老兄平常总喜欢戴一项用鹖鸟的羽毛装饰的帽子，大家就给他取了一个雅号，叫鹖冠子，他写的书也叫《鹖冠子》。在这本书的《世贤》篇，讲了扁鹊三兄弟的故事：有一次魏文王问扁鹊："你家兄弟三人，哪一位最精通医术呢？"扁鹊说："大哥医术最精，二哥次之，我最差。"文王很困惑，就问道："那为什么你的名气最大呢？"扁鹊说："我大哥治病，重在教人预防，在疾病还没有形成的时候就戒除，所以他的名气只在家庭范围之内；二哥治病，是在疾病刚刚发生的时候就加以治疗，所以名气在乡里之间；而我扁鹊治病，则运用各种技术，针刺、汤药、手术，所以名声远扬，传布诸侯。"这个故事我们今天也非常熟悉，说的是强调养生健体、防病重于治病的医生，却没有以汤药、手术祛疾的医生名气大！一般的人如嵇康在《养生论》中批评的那样："是由桓侯抱将死之疾，而怒扁鹊之先见，以觉痛之日，为受病之始！"桓侯病在肌肤尚不明显的时候，责备扁鹊洞察先机是好利的行为而不予理睬，最后病入膏肓而不可救药。所以普通人都把感觉疼痛的日子，当作得病的开始。需要指出的是，扁鹊不是一个人，而是对中国古代神医的统称，司马迁《史记》中所写的扁鹊，是战国时期的秦越人。扁鹊的名声很大，但他却说医术最高明的是他的大哥，因为大哥是治未病，在疾病尚未形成时加以预防，也就是中医所推崇的"不治已病治未病"，把治未病的医家称为上医。治未病理论明确记载在《黄帝内经》中：

是故圣人不治已病治未病，不治已乱治未乱，此之谓也。夫病已成而后药之，乱已成而后治之，譬犹渴而穿井，斗而铸锥，不亦晚乎！（《素问·四气调神论》）

《黄帝内经》指出，懂得养生之道的人，不是在病已经形成的时候才去治疗，而是在平时就注意防病健身，这就好像国家不是在动乱已经形成的时候才去治理，而是在动乱还没有形成的时候就加以预防。如果疾病已经形成了再去治疗，就好像人渴了才去挖井，这样就太晚了。中医讲的病主要是状态，也就是出现了病的症状，比如头疼、发烧、鼻塞等，就感觉自己病了。这里所说的"不治已病"，并不是说中医不主张治疗已经发生的各种疾病，而是强调把注意力放在有可能发生的疾病上，或者说把注意力放在平时的养生健体上。《黄帝内经》的核心思想不仅仅是教我们怎样治病，更重要的是教我们怎样不得病。"治未病"的核心是防重于治，在这种思想原则指导下，历代医家都十分强调防重于治。唐代大医家孙思邈就非常重视治未病，他将疾病分为"未病""欲病""已病"三个层次，指出："上医医未病之病，中医医欲病之病，下医医已病之病。"水平最高的医生，是宣传普及健身祛疾的知识和方法，让人们都健康长寿；中等水平的医生，是发现病人将要得病的时候及时帮助病人；下等的医生，是医治已经得病的病人。他反复告诫人们要"消未起之患，医之于无事之前"。其所著《千金要方》中载有一整套养生延年的方法和措施，很有实用价值，值得我们发掘继承。

《黄帝内经》提出"不治已病治未病"的养生思想，对于今天养生保健有哪些指导意义呢？

首先，强身健体，是祛除疾病，养寿延年的关键。《黄帝内经》明确提出"邪之所凑，其气必虚""正气存内，邪不可干"。病邪侵犯，是因为身体虚衰。如果身体强壮，邪气就不容易侵犯。人体健康的维护，重点是通过养生对人体正气进行保养，使精足、气充、神全，气机旺盛、平衡、畅达，从而增强人体调节能力和抵抗能力。所以，增强体内正气，强壮身体，就可以提高机体抗御病邪入侵的能力，即使发病，病情也轻微，易于治愈康复。我国人民创造了许多保健强身的方法，如气功、太极拳、五禽戏、八段锦、保健按摩及其他的武术运动等，都可以增强体内正气，提高机体抵抗力，抵制外邪的入侵。

其次，顺应四时气候的变化。人类生存在自然界中，与自然界气候的变化息息相关，如果这些变化超过了人体的适应能力，就会导致人体发病。在日常生活中，根据季节的变化和气温的升降，合理安排作息时间，及时调整衣食住行。冬日不可受寒，但也不宜保暖过度；夏日不可在炎炎烈日下劳作，但也不宜贪凉露宿，暴食生冷。如果超越了人体的承受能力，不顺应四时气候的变化，就会得病。

第三，避免消耗正气。体内正气对抵抗外邪起着重要作用，保持良好的生活习惯，注意环境和个人饮食卫生，不饮生水，不吃不洁、腐败变质的食物，不吃过于辛辣肥腻之品，不嗜烟酒，劳逸结合，保持心情舒畅，都是预防疾病的有效手段。养生是以调摄精神意志为宗旨，思想上要保持安闲清静，没有杂念。避免过度的情绪变动，心胸开朗，乐观愉快，这样就能达到补养真气的目的。

第四，有病早治不要拖延。做到早期诊断、早期发现、早期治疗，积极采取措施，防止疾病发展。司马迁《史记·扁鹊仓公列传》记载了扁鹊见齐桓侯的故事。扁鹊告诉桓侯疾病在表，容易治疗，劝桓侯把握治疗的时机，桓侯讳疾忌医，怀疑扁鹊是用治疗没有病的人作为骗钱的方法，后来疾病发展到骨髓，扁鹊认为就是管生命的阎王爷对桓侯的病也无能为力，就逃走了，几天后桓侯不治而亡。这说明有病要早治，不能讳疾忌医。譬如老年人，随着年龄的增长，脏腑功能趋于衰退，如能正确保健，听从医嘱，就能防微杜渐。同时，平时注意饮食结构，提高健身防病意识，多做健康咨询，做到饮食有节，起居有常，锻炼有恒，不打破生活规律，就能有效提高机体抵抗力，避免疾病的发生，达到预防疾病的目的。

2. 仁者寿，智者寿

"仁者寿，智者寿"这两个名言出自《孔子家语·五仪解》：

哀公问于孔子曰："智者寿乎？仁者寿乎？"孔子对曰："然！人有三死，而非其命也，行己自取也。夫寝处不时，饮食不节，逸劳过度者，疾共杀之；居下位而上干其君，嗜欲无厌而求不止者，刑共杀之；以少犯众，以弱侮强，忿怒不类，动不量力者，兵共杀之。此三者，死非命也，人自取之。若夫智士仁人，将身有节，动静以义，喜怒以时，无害其性，虽得寿焉，不亦可乎？"

据《孔子家语》记载，有一天鲁哀公问孔子："有智慧的人能长寿吗？有仁爱之心的人能长寿吗？"孔子说："是这样的。人有三种死法，并不是他寿命到了，而是由自己的不良行为折损掉的。比如起居没有规律，饮食没有节制，劳逸过度，从而产生疾病而早早夭折。其次，以下犯上，嗜欲无度，贪得无厌而触犯刑法死亡。第三，以少犯众，以弱欺强，喜怒无常，不自量力，因暴力行为而殒命。这三种情况，都是死于非命，是咎由自取。至于智士仁人，他们饮食起居有规律，行为符合道义，喜怒有度，不会伤害人的心性，获得高寿，不是很正常的吗？"

儒家学说的创始人孔子，提出了养生学上一个非常重要的命题：仁者寿，智者寿。认为人不能尽其天年而早夭，第一因素是起居无常，劳逸无度。这和《黄帝内经》讲的完全一致。

《黄帝内经》强调，善于养生的人要效法四时阴阳变化的规律，并用五禽戏等健身方法调养自己，饮食起居有规律，不妄劳作。饮食起居蕴含着丰富的养生学问，善于养生的人长寿，不善于养生的人多病早夭，已经被今天的医疗实践充分证明。现在的三高病——高血压、高血脂、高血糖以及其他疾病，都和人们不良的饮食起居习惯有关。其次是不能"知止""克己""有度"，嗜欲无度，以少犯众，喜怒无常，违反了"中和"之道。

孔子关于养生的理论，《论语》中没有专篇系统的论述，但从其与弟子的对话交流中，可以窥个大略。"仁者寿"，可以说是孔子论养生的总纲。什么样的人是"仁者"？就是"仁爱""仁厚""仁义"的人。孔子的核心思想是仁，其主旨是人与人互相亲爱。孔子谈人格修养，讲了三个重点："知者不惑，仁者不忧，勇者不惧。"（《论语·子罕》）意思是说，真正有智慧的人，遇事不迷惑；真正仁爱的人，不因环境不好而动摇，不患得患失，没有烦忧；真正勇敢的人，坚持正义，为民众做好事，没有什么可怕的。"仁者不忧"，说起来容易做到难，生老病死是自然法则，人生一世哪有不遇到困难挫折的。怎样才能做到没有忧愁呢？孔子认为要做一个有仁爱之心的君子。"君子坦荡荡，小人长戚戚"（《论语·述而》），是孔子的名言。仁人君子胸怀开朗，无论得意或失意的时候，都乐观豁达，不骄不躁，"不怨天，不尤人"（《论语·宪问》）。小人呢，处世以自己为中心，以名利为半径，总觉得自己吃亏，心理上常是苦闷的。孔子更对老年人谆谆告诫说："……及其老也，血气既衰，戒之在得。"（《论语·季氏》）。这个"得"字不外逐名逐利，岁数越大，越应警惕，晚清小说《官场现形记》中描写一个当过官的老人，久病在床，早就"门前冷落车马稀"了，可是在病危的时候，还要过把官瘾。于是两个仆人站在房门口，拿出旧名片来，一个念道："某某官长驾到!"另一个人说："老爷欠安，挡驾。"这样演习了几遍，他才合上了眼睛。试想这样对失去官位耿耿于怀的人，能长寿吗?

心地善良，不为名利所累，这样的人能健康长寿，和《黄帝内经》强调的"恬淡虚无，真气从之"的道理是一致的。恬淡，就是心态平和；虚无就是少私寡欲，心灵纯净。一个心态安和的人，其气血自然旺盛。当今社会，我们过多地关注物质生活，追名逐利，俗务缠身，纯净的心灵被污染，所以忙乱、烦恼、焦虑、孤独、忧闷，总是感觉心太累。长期忧愁焦虑，怎么可能长寿?

《论语·先进》里记载，孔子的几个学生谈论各自的志向，曾点说："暮春者，春服既成，冠者五六人，童子六七人，浴乎沂，风乎舞雩，咏而归。"暮春三月，穿上春衣，约上五六个成人，带上六七个小孩，在沂水里洗洗澡，在舞台上吹吹风，然后一路唱着歌回家。孔子非常赞同这样的一种生活情调。这么简单的事，孔子为啥赞赏呢?因为做到这样需要一种安和无争的心态。心态安和，不因做了恶事、坏事而整天忐忑不安，战战兢兢，夜不能眠，这样有仁爱之心的人，怎么会不长寿呢?

现代医学研究也证实，心理因素对机体的健康有明显影响。仁慈宽厚的人往往心胸豁达，性格开朗乐观，机体的神经内分泌系统都处于最佳的调节水平，免疫功能也处于最佳状态。心理不健康的人则神经内分泌功能失调，免疫功能下降，其疾病的发病率明显增高。国外有研究机构对2700多人进行长达14年的调查，得出一个结论:一个乐于助人，和他人相处融洽的人，其预期寿命会显著延长；相反，心怀敌意，损人利己，和他人相处不融洽的人，死亡率比正常人要高出 1.5倍。孔子本身就是"仁者寿"的典范，他一生中致力于追求"仁"并且身体力行，在当时人均寿命仅 20 多岁的情况下活到 73 岁，是常人的 3 倍，说明孔子提出的"仁者寿"的观点是非常科学的。

　　仁者寿，是因为仁者心地善良，心胸宽广，性格开朗。那么智者寿是因为什么呢？古人认为智者寿，是因为"智者动""智者不惑"。所谓智者动，是说智者每天孜孜不倦地学习，以求日有所获，如潺潺流水不知止息，并且智者善于运用其才智去治理社会。智者不惑，是说智者头脑清晰，明于事理，不为物欲和淫乱所惑。科学研究证明，人类的平均寿命是随着脑的发育，即智力水平的提高而逐渐延长的。随着脑的发达，人类寿命从早期的十几岁发展到今天的 70 多岁。当然，生产力的发展水平、生活条件、医疗条件的改善等等是基本的因素，但脑的发育程度和人的寿命确有密切关系。现代神经生理学家研究证明，人的大脑接受的训练越少，衰老越快，而脑的紧张工作开始得越早，持续时间越长，脑细胞的老化过程就越慢。俗话说，大脑越用越聪明就是这个道理。有学者根据上海《自然科学大事年表》所提供的 848 位已故科学家的材料，作出古今中外杰出科学家的寿命曲线图，结果表明，杰出科学家的平均寿命比普通人要高十几岁。孔子"发愤忘食，乐以忘忧，不知老之将至"的话，不仅道出孔子的为人，也说明了用脑同长寿之间的关系，尽管这种关系在当时并未得到多少科学的论证。

　　喜静的仁者和好动的智者都长寿之说，道出了传统医学关于动静对立统一的辩证法。所谓动静的对立统一，指形动而神静。五禽戏、八段锦、太极拳等导引之术，讲究形神兼备，练神为主，那些坚持练拳、舞剑等传统养生之术者，每每体健寿延。另外，古称四大雅趣的琴、棋、书、画，与气功有异曲同工之妙，操琴、下棋、挥毫之时，神凝志定，杂念全无，且不觉疲劳，既可以休息消遣，又能养性益寿。

仁者寿，智者寿，对我们今天的养生仍然具有指导意义。大德必得其寿，做人有高尚的道德修养，乐观豁达，心胸坦荡，宽厚待人，无忧无虑，处此状态，必能长寿。社会上那些不讲文明、自私自利、不讲道德之辈，整天财迷心窍，为非作歹，惶惶不可终日，怎么可能神安意定、健康长寿？另外，把学习作为养性的重要内容，勤于动手动脑，乐于助人，也能长寿。对于老人而言，"学不因老而废""心不可无所用"。通过不断地用心学习和思考问题，保持思维的清晰、敏捷，使身心健康。既有仁心，又有大智，岂能不寿？

第四节　养生不只是跳广场舞

1. 养生三患

随着社会的发展和人们生活水平的提高，锻炼身体，延年益寿，越来越被大家重视，公园、街边，随处可见锻炼身体的身影，风靡全国的大妈广场舞，更是中国一景。但是，这样的锻炼方式，是不是最佳的呢？或者说，古人是如何强调养生的呢？我们的祖先非常重视养生之道，在先秦时期，就提出了系统的养生理论和方法，并提出了养生应该注意的"三患"：

今有声于此，耳听之必慊已，听之则使人聋，必弗听。有色于此，目视之必慊已，视之则使人盲，必弗视。有味于此，口食之必慊已，食之则使人瘖，必弗食。是故圣人之于声色滋味也，利于性则取之，害于性则舍之，此全性之道也。……贵富而不知道，适足以为患，不如贫贱。贫贱之致物也难，虽欲过之，奚由？出则以车，入则以辇，务以自佚，命之曰"招蹶之机"。肥肉厚酒，务以自强，命之曰"烂肠之食"。靡曼皓齿，郑卫之音，务以自乐，命之曰"伐性之斧"。三患者，贵富之所致也。（《吕氏春秋·本生》）

文章指出，假如有一种声音，耳朵听了以后一定会很满足，但过分地听就会使人耳聋，就一定不要听；有一种颜色，眼睛看了以后一定会很满足，但过分地看会使人眼盲，就一定不要看；有一种美味，吃了以后一定会很满足，但过食则会让人变哑，就一定不要吃。懂养生之道的人对于声色滋味这些东西，有利于性命的就采用，有害于性命的就舍弃，这就是保全性命的道理。……富贵而不懂养生之道，足以成为祸患，还不如贫贱之人。贫贱之人获得物质比较困难，即使想纵情于声、色、滋味，也没有途径啊！富人出门就坐车辇，致力于谋求享乐安逸，这是导致身体痿蹶的关键；烈味厚酒，极力勉强自己多吃多喝，这是腐烂肠胃的食品；娇艳的美色和淫靡之音，极力追求享受，实际上是伤伐性命的利斧。这三种祸患，都是富贵所招致的。

"本生"就是把保全生命作为根本。古人认为外物既可以养生，又可以伤生，而保全生命，延年益寿的关键在于正确地处理人与外物的关系，也就是怎样正确处理声、色、滋味这些人之大欲。古人强调，对于身外之物，"利于性则取之，害于性则舍之"，不能以物害性。在今天的商品社会，很多人过度追求身外的名利而忽略了生活本身的意义，今天学习古人的论述，具有十分重要的现实意义。

声、色、滋味此三者是人之常欲，但过度追求，就是三种灾患。在《吕氏春秋·情欲》篇中，又有进一步的论述。文章指出，欲望是出于人的本性。人的感官对于"五声""五色""五味"的追求是合乎人性的自然之情；人生下来本来就有贪心有欲望。欲望产生感情，感情具有节度。圣人为什么能成为圣人呢？是因为圣人遵循节度，能克制自己的贪欲，不会放纵自己的感情。养生贵在让人保持适当的感情。从珍爱生命出发，就会具备适度的感情，不从珍爱生命出发，就会失掉适度的感情。真爱生命与否，是决定生死存亡的根本。也就是说，你要是爱惜性命，就不会吸烟酗酒，不会享乐无度。同时指出，有节制的情欲，有利于健康。人之所以为人，就是因为有情欲，顺应合理的情欲则能延年益寿。如果耳朵听到声音不感到快乐，眼睛看到美色不感到愉悦，嘴巴吃到美味不感到香甜，这就跟死人没有什么两样了。在古人看来，欲望是不能控制的，贵贱愚智贤不肖都一样。能控制的是由欲望产生的情感。为什么要控制情感呢？明明是喜欢的，却要去拒绝；明明是厌恶的，却要去接触。这是因为喜欢的未必是有益的，厌恶的未必是有害的。人总是喜欢看美丽的东西，喜欢听动听的音乐，喜欢吃美味的食品。但是如果没有节制，盲目地去追求这些享受，就会对身体造成伤害。比如我们喜欢在网上看电影玩游戏，一直玩到半夜甚至天亮；喜欢听歌，就整天戴着耳机；晚上熬夜白天睡觉，一天就吃两顿饭，这样日子一长就会降低身体的免疫力。不懂得节制，经常超负荷透支，人就很疲劳。因为疲劳，工作没精力，学习没精神，生活质量就下降。善于养生的人能控制自己的情感，不使情感过度而影响生活。

需要强调的是，古人认为适度的欲望是合理的，因为这出自人的本性。人如果没有各种欲望的话，和草木无异。圣人之所以为圣人，在于圣人在对待欲望问题上能够做到适度，且方法得当。面对欲望，他们既不压制，更不会放纵，而是"利性则取""害性则舍"，做到取舍得当、恰如其分。其次，传统医学承认情欲是人类的基本需求，养生需要满足合理的情欲。对于成年男女正常的性生活，也是强调"乐而有节，则和平寿考"。快乐而有节制，不纵欲，则能让人心情舒畅，血脉调和，寿命长久。王充《论衡·道虚》："夫草木无欲，寿不逾岁，人多情欲，寿至于百，此无情欲反夭，有情欲者寿也。"以上说明，性欲是人们的生理需要和正常要求，无情无欲反而是一种病态。从心理学和生理学的角度看，人是有情有肉的血肉之躯，由于性激素的主导作用而使人们有性欲的要求，所谓"男子精盛则思室，女子血盛则欲动"讲的就是这个道理。精血旺盛是生理现象，动情动欲是心理需求。所以，正确合理的性生活对维系家庭的稳定和提高男女身体的健康有十分重要的意义。唐代医学家孙思邈说得非常明确："男不可无女，女不可无男。无女则意动，意动则神劳，神劳则损寿。"（《备急千金要方》卷二十八）男子不能不结婚，女子不能不嫁人。到了一定的年龄不结婚就会有性幻想，思异性，思虑过多则伤神，神不安体，夜不能眠就会损伤寿命。

总之，声、色、滋味，是人之大欲，延年益寿不仅是跳广场舞，还要注意声、色、滋味不能过，过则为养生的三大患。

2. 无价之药

我们谈了养生要力戒纵情于声、色、滋味。过分纵情于声色，喜好肥腻烈酒，百病由生。那么，古人针对养生三患，有没有开出有针对性的治疗方法呢？答案是有。清末医家袁开昌，晚年取诸书精要，撰《养生三要》一卷，为养生者开出了三剂无价之药：

愚爱谈医，久则厌之。客言及者，告之曰："以寡欲为四物，以食淡为二陈，以清心省事为四君子。无价之药，不名之医，取诸身而已。

这三味药就是：寡欲、食淡、清心。所谓"无价之药"，是说这些药物极其贵重，非金钱所能买的，但是这些药物又不必花钱购买，唾手可得，不名一文，但功效巨大，只是一般人不知道罢了。袁开昌又把这种无价之药谓之"不药之药"：

有有病素不服药者，不为无见。但须得知病从何来，当从何去，便是药饵。如饥则食，食即药也；不饥则不食，不食即药也；渴则饮，饮即药也；不渴则不饮，不饮即药也。恶风知伤风，避风便是药；恶酒知伤酒，戒酒便是药。逸可以治劳，静可以治躁，处阴以却暑，就燠以胜寒，衰于精者寡以欲，耗于气者守以默，怯于神者绝以思。无非对病药也，人惟不自知耳。

文章指出，有的人一向有病不服药，但是这样做需要知道疾病的病因，病从哪里来，能怎样消除。知道病因，采取对证的方法解除疾病，这方法便是药。比如饥饿了就吃，吃饭就是药；不饥饿就不吃，不吃也是药；渴了就喝水，喝水就是药；不渴则不喝，不喝也是药；恶风就避风邪，避风邪就是对证药；恶酒即知道是伤酒，戒酒就是药。安闲可以治疗劳苦，安静可以治疗躁动，居处阴凉之地可以避酷暑，靠近暖热之地可以战胜寒冷，阴精亏虚的人可以减少房欲，气亏的人可以沉默少语，胆怯的人可以少思，这些没有什么不是对证之药，只是一般人不自知罢了。

人如果知道病因，采取相应的方法去应对、去预防，这些方法都是药，而且是不用喝苦药的无价之药。而对于多数不知道病因的人来说，以下三种方法，即是无价之药。

以寡欲为四物：四物，即中医的著名方剂四物汤。"四物汤"最早见于晚唐蔺道人著的《仙授理伤续断秘方》，后来被收入宋代《太平惠民和剂局方》，是中医补血、养血的经典方药。所谓"四物"，就是四味药，当归、芎䓖、芍药、熟地黄，四物汤在中医临床应用中，已经有千余年的历史，被称为妇科圣方。为什么呢，因为女人一是容易血虚，也就是我们常说的贫血；二是容易血瘀；三是容易月经不调。四物汤针对女人三易的生理特点，具有非常好的补血、活血、调经的作用。王子接方解曰："物，类也，四物相类而仍各具一性，各建一功，并行不悖。芎、归入少阳主升，芍、地入厥阴主降……能使肝胆血调，阴阳气畅，故谓妇人专剂。"（《绛雪园古方选注》）王子接指出，四味药虽然都是血药，但是芎䓖、当归辛温入胆经，为阳主升，芍药、熟地黄入肝经，为阴主降，肝胆气畅，阴阳和谐，则妇人不病。寡欲就是减少自己的各种欲望，目的是为了葆精养血。人如果过分追求名利，则欲望起于心，谋虑算计过度，就会劳心耗神，心劳则心血因此暗耗。孟子说："养心莫善于寡欲。"养心，没有什么比寡欲更重要了。房事不节，色欲过度是造成精血损伤的两大诱因。中医认为，肝藏血，肾藏精，清心寡欲就是为了养精养血。平时注意葆精、惜精则能养血，精血充足，就能起到服用四物汤的治疗效果。

以食淡为二陈：二陈即二陈汤，也出自《太平惠民和剂局方》，由半夏、橘红、白茯苓、甘草组成，主治痰湿内阻，脾胃不和，呕吐恶心，咳嗽痰多等症。中医认为，我们的五脏六腑都从胃纳水谷中获得营养和功能，脾是帮助胃运化水谷的器官，因此，饮食不当，伤了脾胃，会产生各种疾病。中医非常重视脾胃，强调饮食有节，避免饥饱失常。暴食暴饮，饥一顿饱一顿，不忌生冷，最易损伤脾胃，让我们消化不良，虚衰多病，自然精血无以化生，四肢九窍无营血滋养，皮肤干涩，毛发干枯。阴虚体弱则气虚，阳气虚衰不能温养肌肤，抵御病邪，容易为贼风邪气所伤，这就是为什么越是身体弱的人，越容易得病的原因。另外，乱服补药补品，也容易损伤脾胃。我们看历代的帝王贵族，都喜欢吃滋补用品，服延年益寿、长生不老之药，没有几个能高寿的。所以，养生防病当以保护脾胃功能为重，"有胃气则生，无胃气则死"讲的就是这个道理。二陈汤主治痰湿。痰湿的产生，一是由于脾气虚弱，运化无力，水谷不化，精微不布，停滞日久，成湿成痰；二是由于喜欢吃肥甘厚味、生冷油腻之物，损伤脾胃，脾失健运，而产生痰。方中的陈皮，即陈橘皮。清代医家王子接指出，二陈汤"功在利三焦之窍，通经隧之壅，而痰饮自化"（《绛雪园古方选注》），故古人强调，橘皮、半夏以陈者为良，不使其燥散之性，损伤人体正气，再以甘草缓之，达到利水湿、通经隧、祛痰饮之功。而饮食清淡是防止痰湿内生的有效方法，也是养生保健的重要举措。所以，日常生活中如果能够保持饮食清淡，则痰湿不生，有服用二陈汤的妙用。

以清心省事为四君子：四君子即四君子汤，是中医补气虚的要方。由人参、甘草、茯苓、白术四味药组成，功用补气健脾。王子接曰："汤以君子名，功专健脾和胃，以受水谷之精气，而输布于四脏，一如君子有成人之德也。"（《绛雪园古方选注》）脾胃和则能纳谷，水谷精微上注于心、肝、脾、肾四脏，在肺气的推动下流布全身，长养身体。而生姜通胃，助胃阳生发，温煦肌肤，使阴阳得和。清心省事是指心境清静，杂务简省，通俗而言就是不管闲事，保持内心清静，如此就不会伤神耗气。中医素有"多言耗气"、急躁动怒而劳神伤气之说。真正做到清心省事，就相当于服用了补气的四君子汤。

对于袁开昌提出的三味"无价之药"，今人于智敏有详细的解读，可供参考：清心寡欲、清心省事、清淡饮食是养生的"无价之药"，这些无价的药物不在别处，就在自己的内心以及行走坐卧中。养生力戒声、色、滋味三患，寡欲、清心、淡食，是我们养生延年应当牢记并亲自躬行的三味无价之药！

第五节　大医奇技

1. 以情胜情

养生不仅要锻炼身体，跳广场舞，更重要的是养心，力戒声、色、滋味，做到清心、寡欲、淡食。但大儒孟子就指出，食、色，性也，即喜欢美色和美食，是人类的本性。所以古往今来，为情所伤、为食所害而生病的人比比皆是。那么，中国古代的医家，在治疗因七情产生的疾病时，有哪些高超的技艺呢？这里给大家介绍两个治疗情志疾病的故事：

一女子病不食，面壁卧者且半载，医告术穷。翁诊之，肝脉弦出左口，曰："此思男子不得，气结于脾故耳！"叩之，则许嫁丈夫入两广且五年。翁谓其父曰："是病惟怒或解。盖怒之气击而属木，故能冲其脾土之结，今第触之使怒耳。"父以为不然。翁入而掌其面者三，责以不当有外思。女子号泣大怒，怒已进食。翁复潜谓其父曰："思气虽解，然必得喜，则庶不再结。"乃诈以夫有书，旦夕且归，后三月，夫果归而病不作。（元·戴良《九灵山房集》）

元代学者戴良的《九灵山房集》，记录了金元时期著名医家朱丹溪治疗情志疾病的一则奇特医案。有一个女子已经许嫁定亲，但要嫁的男人到两广去了，且一去就是五年不归。这件事对那个女子是个天大的事，因为那个年代，女子一旦许嫁，哪怕没有拜堂成亲，许嫁的男人死了或者外出无音信，女子终身也不能再嫁，要守寡。其次，女子在待嫁之年，一等就是五年，且杳无音信，自己的前途未卜，不免忧思成疾。心思沉重自然没有食欲，积而为病，面壁不食半年，一般的医生束手无策。丹溪翁为当时名医，他诊了女子的脉之后指出："这是得了相思病，气郁结于脾，导致脾不运化水谷，不想吃东西。"进一步了解了该女子的病因之后，对其父说："这个病只有让她发怒，或许能治好。怒气上冲，能消除郁结之气。现在需要触犯她让她发怒。"女子的父亲由于不懂中医理论，认为朱丹溪不开药方，只是让女子发怒，这么简单的方法不一定有效。但是朱丹溪为了病人，还是采取中医特有疗法，掌掴其面而责备她不当想男人，从而触怒她让她发怒。这种方法也就是今天所说，一个人过度地忧愁悲伤，当让他发泄一下，发泄之后会好一些。该女子号哭发怒之后，忧思之情虽然有所缓解，但病因并没有解除。所以接下来采取的办法是，哄骗她许嫁丈夫有书信过来，很快就回来。幸运的是，该女子的许嫁之夫果然三月之后回来，病自然不再发作。

朱丹溪治疗该女子的情志疾病，采取的是以情胜情的方法，就是七情中某一种情绪过度，用和这种情绪相克的情绪去制约缓解。心理类疾病，比如强迫症、自闭症、焦虑症、恐惧症等，中医归纳为情志类疾病。主要特征是喜、怒、忧、思、悲、恐、惊七种精神活动失常，比如敏感、烦躁、悲观、忧愁、悲伤、易怒、心情沉重、紧张、惊慌、惶惶不可终日等，病因呢，不外是外部刺激和自身的负面因素。传统中医理论认为，外界刺激和自身负面情绪积聚，会导致情志过度，从而影响气血阴阳平衡，造成脏腑功能的紊乱而发病。情志疾病的治疗方法，传统医学称之为"意疗"，治疗上大多采用移情，即转移注意力等心理疗法与药物疗法，目的是为了重建病人体内气血阴阳的平衡。七情过度，超越生理活动所能调节的范围，就会引起脏腑、经络、气血功能紊乱，导致诸多疾病的发生。不少科学家甚至提出，有60%~80%的病，都是由于精神因素所引起。有学者指出，在对人的一切不利影响中，最能使人短命夭亡的莫过于不好的情绪和恶劣的心境。

那么，怎样治疗因情志引起的疾病呢？历代医家一致认为，情志之病，必以情治，针药难效。俗话说"心病还要心药医"，讲的就是这个道理。所以，七情不仅是引起疾病的主要因素之一，而且还是治疗和防止某些疾病的有效方法，这就是以情制情康复法。这种方法早在《黄帝内经》中就有记载。《素问·阴阳应象大论》指出"喜伤心，恐胜喜"，意思是，过度的喜伤心，用恐可以抑制喜；"忧伤肺，喜胜忧"，过分的忧愁伤害肺，用喜气可以冲淡忧愁。七情互相制约的原则，为以情制情法奠定了理论基础。吴敬梓《儒林外史》中讲了范进中举的故事。说范进看了他中举的报帖之后，看了一遍，又念一遍，自己把两手拍了一下，笑了一声道："噫！好了！我中了！"说着，往后一跤跌倒，牙关咬紧，不省人事。老太太慌了，慌将几口开水灌了过来。他爬将起来，又拍着手大笑道："噫！好！我中了！"笑着，不由分说，就往门外飞跑，一脚踹在塘里，挣扎着爬起来，头发都跌散了，两手黄泥，淋淋漓漓一身的水。范进因为喜而发疯了，他娘子哭哭啼啼，不知道该怎么办。有人问："范老爷平日可有最怕的人？他只因欢喜狠了，痰涌上来，迷了心窍。如今只消他怕的这个人来打他一个嘴巴，说：'这报录的话都是哄你，你并不曾中。'他吃这一吓，把痰吐了出来，就明白了。"大家都知道，范进最怕他岳父胡屠户，最后胡屠户凶神似地走到跟前，说道："该死的畜生！你中了什么？"一个嘴巴打将去。结果是范进醒了过来。这就是典型的以恐胜喜的方法。

朱丹溪的这则医案，就是巧妙应用以情胜情的方法加以治疗，以怒胜思，以喜解思，终于让该女子因思夫而抑郁不食的顽病得以治愈。中医理论认为，脾助胃消化水谷，在志为思，思虑过度，导致气机郁结，使神经系统功能失调，消化液分泌减少，出现食欲不振、纳呆食少、形容憔悴、气短、神疲力乏、郁闷不舒、失眠多梦等。该女子因思夫伤脾而不食，朱丹溪先以言语触怒她，又掌掴其面激怒她，让郁结之气得以升发，接着以喜告慰，终于让该女子痊愈。

陈先赋先生《四川医林人物志》，记载了名医李健昂治疗王姓儒生因抑郁而产生的怪病，也是用以情胜情的方法。王姓儒生忧思愁劳，抑郁成疾。喜欢独处暗室，不能接近灯光，偶尔出来则病情加重，遍访名医而屡治不验。一天，名医李健昂路过，家人赶忙请他诊视。李氏望、闻、问、切诊视完毕，不开一方，却要来儒生以前写的文章，故意打乱字句，大声朗读，错谬百出。儒生听了之后非常愤怒，大声叱问："读者何人？"李医生不仅不理他，反而提高声音。儒生异常愤怒，忘记了自己怕见光的毛病，跑出来夺过文章，就灯而坐，并斥责医生："你不解句读，为何在此高声嘶闹？"儒生大怒之后，郁闷得泄，病也就好了。以怒治疗思虑抑郁之疾，就是利用发怒时肝气升发的作用，来解除体内气机郁滞的一种疗法。

以上两个病案，都是医生巧妙地采用以情制情的方法，病人不劳汤药之苦，解除了非常顽固的忧思抑郁之疾。中医学中，有丰富的这一类治疗经验，值得我们今天继承并进一步发扬光大。

2. 习以平惊

金元四大医家之一的张从正，也是治疗情志疾病的大家。张从正（约1156—1228）字子和，号戴人。河南兰考县人。先在浑源刘从益门下学医，后来师从刘完素之学，在学术思想上深受刘完素影响，用药多主寒凉，治病多有奇效，以医术名闻天下。金代兴定时期（1217~1222），金宣宗征召张从正入太医院，不久便辞职归家，医名扬乡里，常与麻知几、常仲明等人谈论医术，辨析至理。在行医之余，将他平时撰写的论文和临床经验收集起来，辑为一书，名曰《儒门事亲》。其含义是，读书人要想更好地孝敬父母，必须懂医。在其著作中记载了一则治疗情志疾病的奇特医案：

卫德新之妻，旅中宿于楼上，夜值盗劫人烧舍，惊坠床下，自后每闻有响，则惊倒不知人。家人辈蹑足而行，莫敢冒触有声，岁余不瘥。诸医作心病治之，人参、珍珠及定志丸皆无效。戴人见而断之曰："惊者为阳，从外入也；恐者为阴，从内出也。惊者，为自不知故也；恐者，自知也。足少阳胆经属肝木，胆者，敢也。惊怕则胆伤矣。"乃命二侍女执其两手，按高椅之上，当面前，下置一小几。戴人曰："娘子当视此。"一木猛击之，其妇人大惊。戴人曰："我以木击几，何以惊乎？"伺少定击之，惊也缓。又斯须，连击三五次；又以杖击门；又暗遣人画背后之窗。徐徐惊定而笑曰："是何治法？"戴人曰："《内经》云：惊者平之。平者，常也。平常见之必无惊。"是夜使人击其门窗，自夕达曙。夫惊者，神上越也。从下击几，使之下视，所以收神也。一二日虽闻雷而不惊。德新素不喜戴人，至是终身厌服，如有言戴人不知医者，执戈以逐之。

张子和治病善用汗、下、吐三法，是攻下派的大家，还是一个心理治疗的大师。心理疗法，传统医学叫"意疗"，主要是借助语言、行为或某种场合来干预患者的心理活动，从而调动其自身的自愈能力，促进机体功能活动的恢复从而达到治疗的目的。前面讲的朱丹溪以怒治思、胡屠户以恐治范进的喜疯，都属于这类疗法。

习以平惊法，是根据《黄帝内经》"惊者平之"之理，用循序渐进的办法，让病人针对当初惊吓的声音或者情景渐渐习以为常而治愈受惊之疾，类似于现代心理疗法中的系统脱敏法，旨在循序渐进解除焦虑或惊恐，逐渐提高对刺激的适应性，最终消除恐惧，重建正常的心理行为模式。张子和在《儒门事亲》中，记载了他用习以平惊法治愈一个妇人的病案，非常有借鉴意义。

案例说，有个叫卫德新的人，他妻子在一次旅途中住店的时候，晚上碰到一群强盗抢劫烧屋，吓得她从床上跌到地上。从此以后，凡是听到一点点声响，她便会昏倒在地，不省人事。家里人只能轻手轻脚地慢走，一年多病也不好。医生都按心病治疗，什么人参、珍珠、定志丸等，服了都没有效果。为什么这些医生治疗没有效果呢？是因为他们没能深刻理解《黄帝内经》理论。《素问·至真要大论》言："寒者热之，热者寒之……惊者平之。"指出寒证用热法，热证用寒法，但对"惊者平之"，后世医家多理解为惊乱之疾，当以安神之药平定，所以治疗多采用安神、定志之法，用珍珠、朱砂、龙骨等矿物药，而张子和的理解与众不同，他指出："惟习可以治惊。《经》曰：惊者平之。平，谓平常也。夫惊以其忽然而遇之也，使习见习闻则不惊矣。"（《儒门事亲》卷三）受惊的病人渐渐习惯当初受惊吓的病因，才可以治疗好病人的惊吓。《黄帝内经》中"惊者平之"，"平"是平常的意思，就是受惊的人要让他对受惊的病因习以为常。所以张子和诊断之后指出，惊为阳邪，从外而入，由于事发突然，外界的刺激超过正常人生理所能承受的应激水平，导致气机逆乱，胆气失和，就是俗话所说的吓破了胆，而神无所依，心无所归，虑无所定。习以平惊法则是用突然而频繁的刺激去模拟病因，让病人逐渐适应，化突然为平常，进而消除患者对该刺激的病理性敏感，使气得以平，胆气正常，心有所依，神有所归。他就让两名侍女抓住病妇的两只手，将她按坐在高椅上，然后在她的面前放一张小茶几，指着茶几说道："请娘子看这里！"话音未落，"砰"的一声，用棍使劲打在茶几上。病妇见状大惊，张子和说："我用棍子打茶几，你怕什么呢？"待她心神稍定，张子和又敲打小茶几，这回她果然不那么惊怕了。过了一会，张子和连续敲击了三五次，又用手杖敲门，暗中让人划病妇背后的窗户纸。病妇渐渐惊定，笑问道："你这算什么治法呀！"张子和回答说："《内经》说：'惊者平之。'平，就是平常的意思，见惯了自然不惊。对受惊吓的患者，治疗时要设法让他对受惊的诱因感到习惯，觉得跟平常一样。"当晚，张子和又派人敲打病人的门窗，通宵达旦地折腾她。为什么敲击茶几呢？受惊的人神外越而不能守神，从下面敲击茶几，是让她下视收神，用来让她安定神志。这样持续一两日，即便听到雷声，病人也不惊恐了。

张子和治病用汗、下、吐法，大异于当时喜欢滋补的一般医生，所以不容易被人理解。卫德新以前也不喜欢张子和，但从此以后，对张子和那是真心佩服，如果有人说张子和不懂医，他会拿棍棒把他赶走。大家看《儒门事亲》时会发现，书的前半部分文辞比较俚俗，是张子和自己写的，后面的文雅，是文人麻知几等人帮写的，这些文人都是因为自己的顽疾被张子和治愈，才心悦诚服地跟他学医，帮他写书。

　　这个病例是突然遭受意外惊吓而病，其病机如《素问·举痛论》所述"惊则心无所倚，神无所归，虑无所定，故气乱矣"，即由于气机紊乱，心神失守，故尔后闻声则发病，再不能禁。这种暂时性的心理活动失控，如果治疗及时，很容易恢复。张子和根据《黄帝内经》"惊者平之"法，既不用金石之类药物，也不用语言威慑，而是别出心裁，以木击茶几发声，强使病人听之，经过反复多次运用，终于使患者对声响刺激由畏惧变为平常，甚至闻雷亦不惊。治法之巧，一至于此！